经络穴位养生一对一

【刘 莹⊙编著】

上海科学普及出版社

图书在版编目（CIP）数据

经络穴位养生一对一 / 刘莹编著. -- 上海：上海科学普及出版社, 2016

ISBN 978-7-5427-6665-6

Ⅰ. ①经… Ⅱ. ①刘… Ⅲ. ①经络－养生（中医）②穴位－养生（中医） Ⅳ. ①R224

中国版本图书馆CIP数据核字(2016)第062650号

经络穴位养生一对一

责任编辑　胡伟

上海科学普及出版社出版发行
（上海中山北路832号　邮政编码 200070）
http://www.pspsh.com

各地新华书店经销　　北京柏玉景印刷制品有限公司
开本 710×1000　1/16　印张 21　字数 270 000
2016年6月第1版　2016年6月第1次印刷

ISBN 978-7-5427-6665-6　　定价：29.90元

【前言】

经络是经脉与络脉的总称，意指周身气血运行的通道。经络是古人在长期生活保健和医疗实践中逐渐发现并形成理论的，它是以手、足的三阴和三阳经，以及任、督二脉为主体，网络遍布全身的一个综合系统，它内联五脏六腑，外布五官七窍、四肢百骸，沟通表里、上下、内外，将人体的各部分连接成有机的、与自然界阴阳属性密不可分的整体。它不仅指导着中医各科的临床实践，而且是人体保健、养生祛病的重要依据。

为了能使大家能有效地运用经络穴位来治病养生，我们特意编写了这本《经络穴位养生一对一》。本书首先告诉读者朋友们什么是经络、什么是穴位，如何运用正确的手法来刺激穴位，以及经络和穴位之间的联系等等。其次，本书针对人体的十二经脉与任脉和督脉做了系统、详尽的解说，包括人体日常养生大穴、防病治病的保健穴位。另外，我们还在最后对于常见病的穴位疗法做了简单的介绍，让你通过简单的手法操作达到治病防病的养生目的。

本书内容丰富，语言通俗，并且书中的手法简单、可操作性强。图文并茂的风格使读者朋友更加深刻地理解相应的手法。对于老百姓来说，经络穴位养生法是最直接、最安全且最有效的日常养生方法。我们相信，只要广大读者朋友们持之以恒，一定会有意想不到的收获。

由于编者水平有限，书中难免有不足和纰漏之处，望广大读者给予批评和指正，以便再版时加以改正。

编者

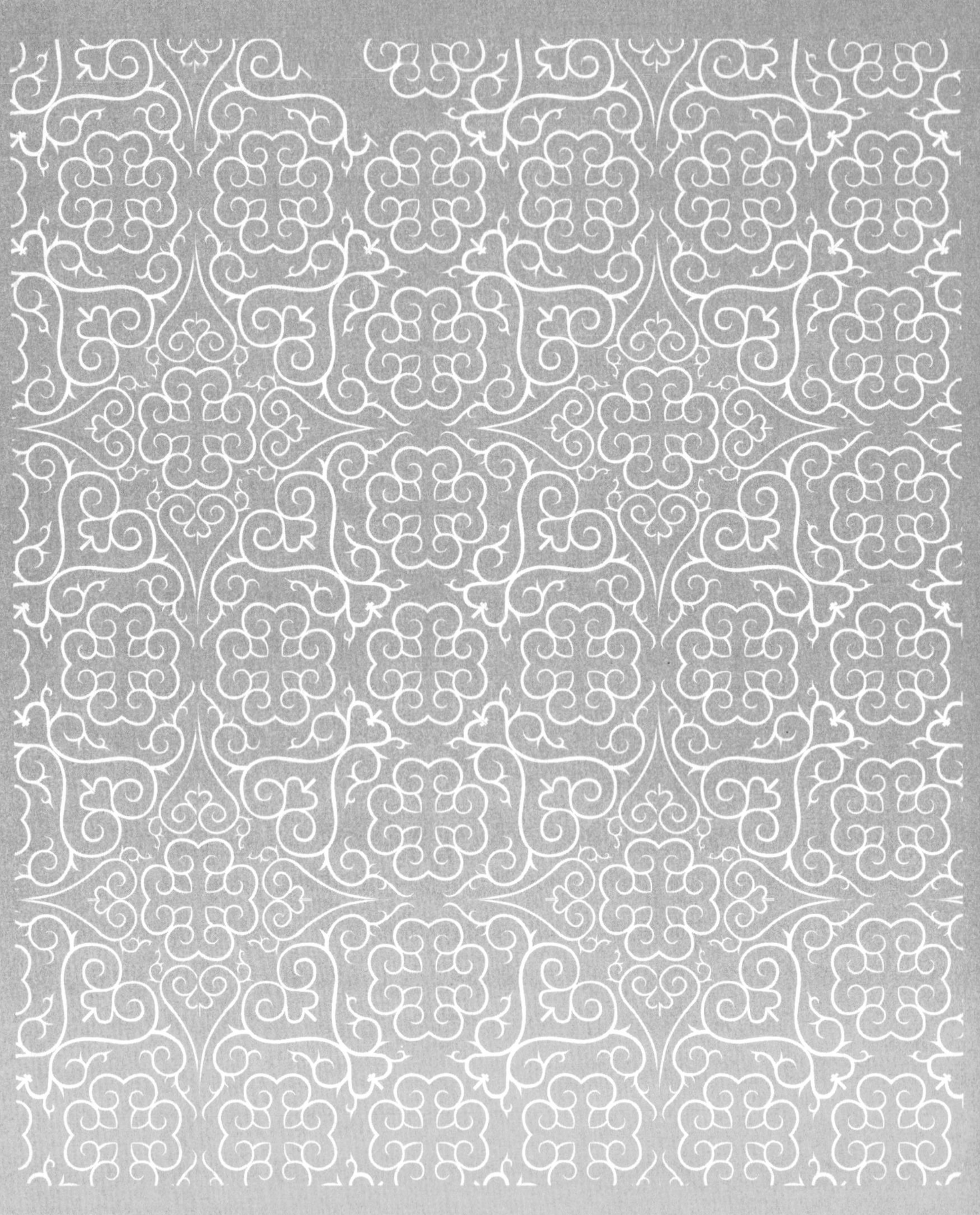

【目录】

第一篇 探秘神奇的经络穴位养生

第一章：人体内的河流——经络

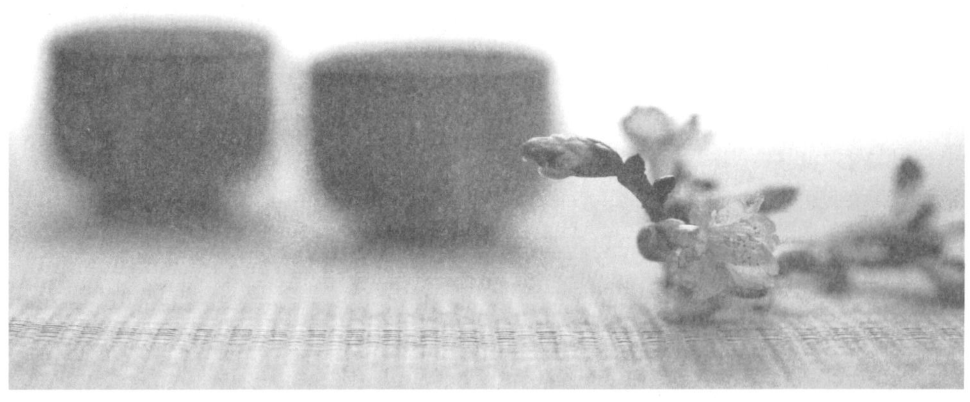

第二章：身体可以感应的密码——穴位

第二篇 保卫身体健康的秘密武器

第一章：手三阴经

第二章：手三阳经

第三章：足三阳经

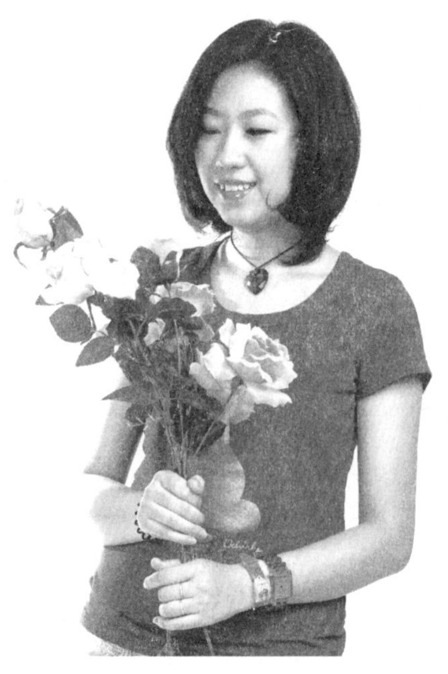

第四章：足三阴经

第五章：督脉和任脉

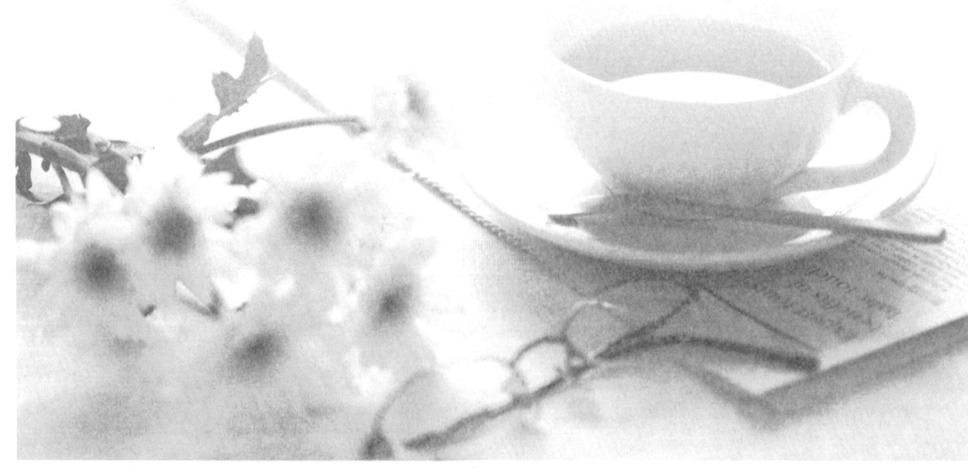

第三篇 妙手回春，常见病的经络祛病法

第一章：常见内科疾病的调理法

第二章：常见外科疾病的调理法

第三章：男科疾病的调理法

第四章：妇科疾病的调理法

第五章：儿科疾病的调理法

第六章：五官科疾病的调理法

第七章：皮肤科疾病的调理法

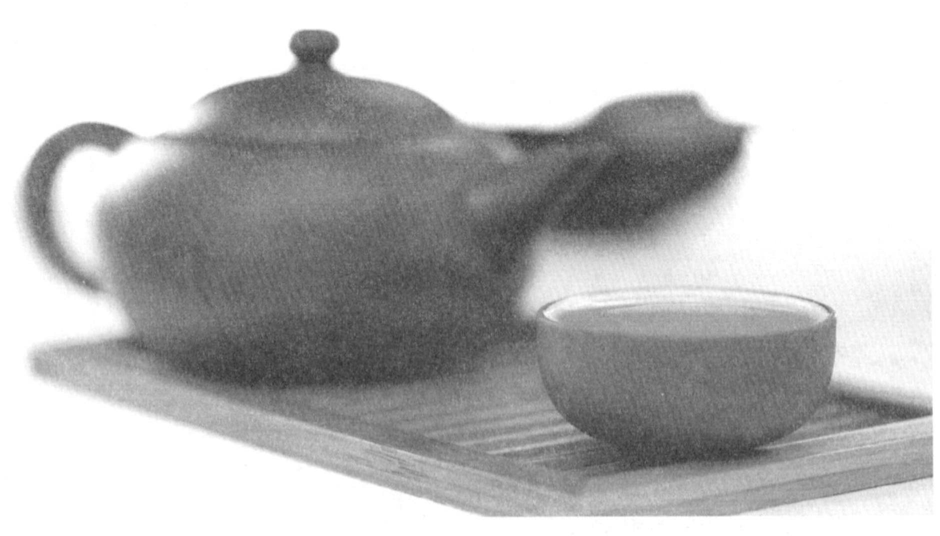

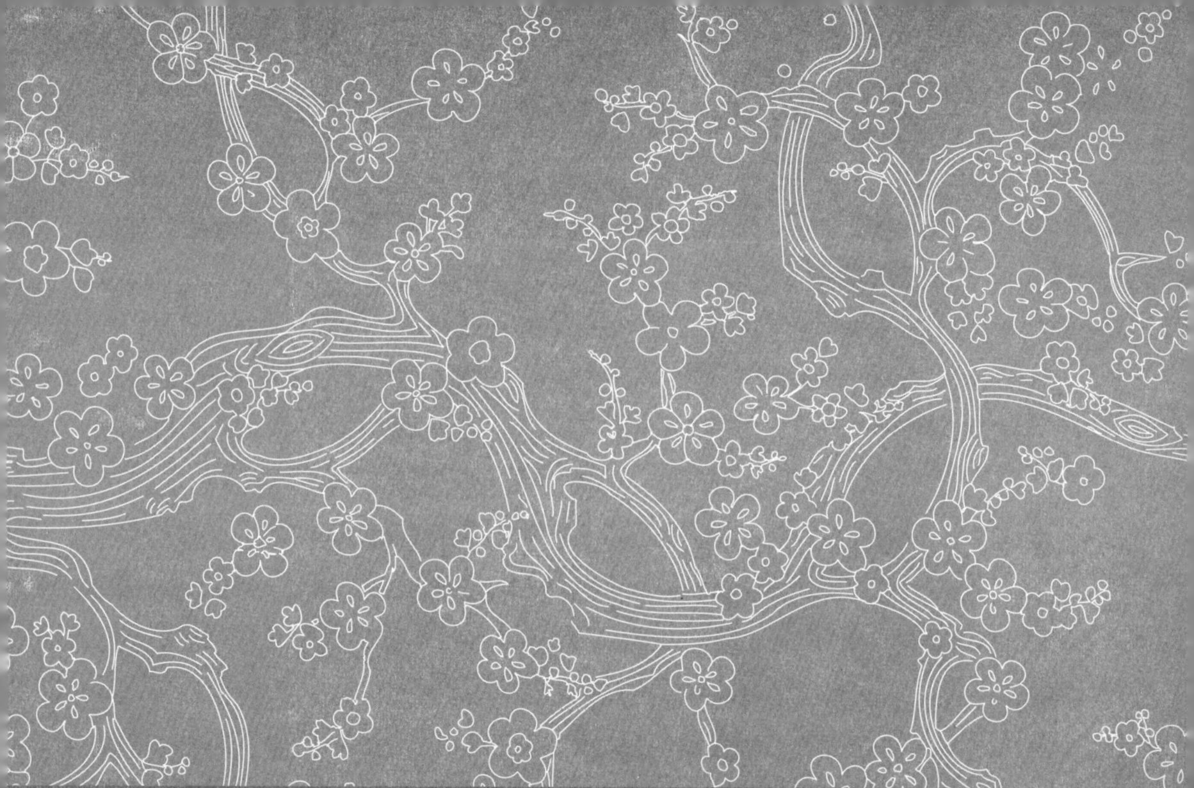

【第一篇】

探秘神奇的经络穴位养生

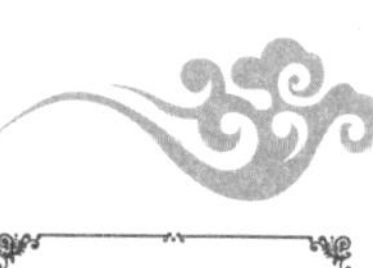

篇首语

经脉沿一定的循行路径分布于身体的较深部，是经络中直行的主干，与各脏腑密切联系。经脉的分枝称为络脉，横行于身体较浅表部，没有一定的循行路径。络脉上细小的分枝为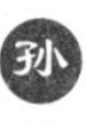孙络。

第一章：人体内的河流——经络

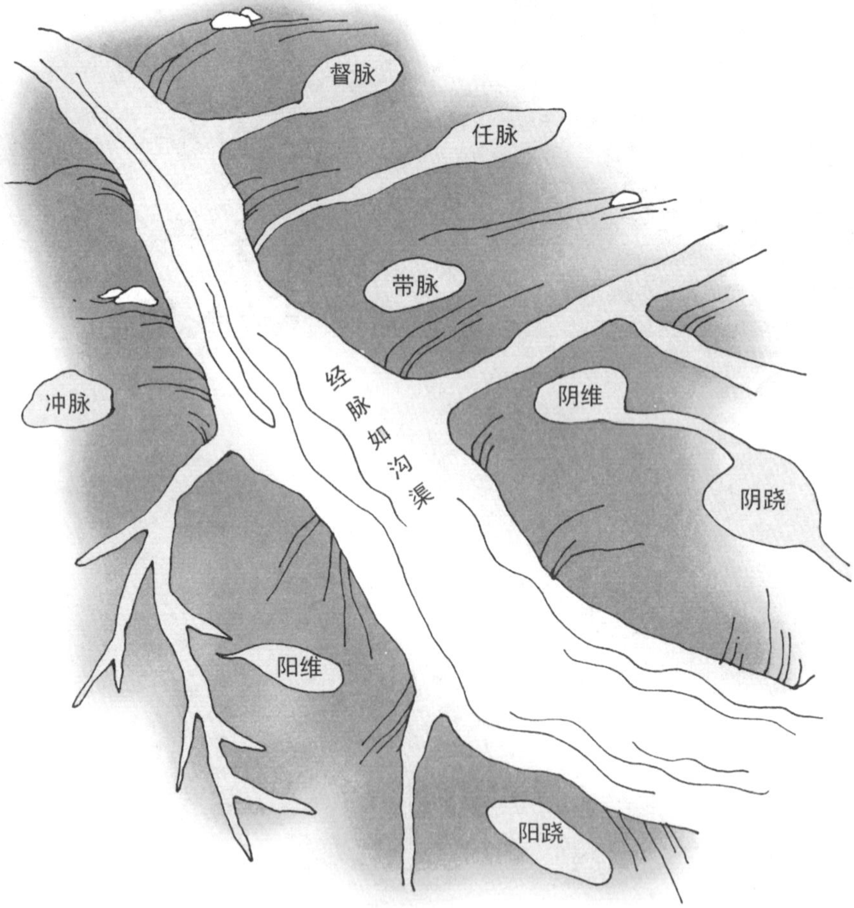

十二经脉如沟渠　奇经八脉如湖泊

了解一下什么是经络

经络有点像人体地图，标明了哪儿是出口，哪儿是入口。有人说，经络就像是一座城市里的排污通道，五脏六腑就相当于各小区的排污口。如果某个小区的排污口堵塞了，只要有关的工作人员来疏通一下，清理排污口处的堵塞物，那么整个小区的排污通道立马就会通畅，因此城市的排污系统又能通畅地运行了。现在就拿我们的脏腑说一说，比如胃痛就多按胃经；左臂麻木，麻到中指，那就是身体在告诉你心包经有问题，这时你只需要把心包经打通就能缓解。经络就好像是一条无形的触手，你只要一点揉它，它就会立马给你修复去了，很快见效。

中医认为，经络是人体全身气血运行的通路。经络，是经脉和络脉的统称。古人发现人体上有一些纵贯全身的路线，称之为经脉；又发现这些大干线上有一些分枝，在分枝上又有更细小的分枝，古人称这些分枝为络脉，“脉”是这种结构的总括概念。

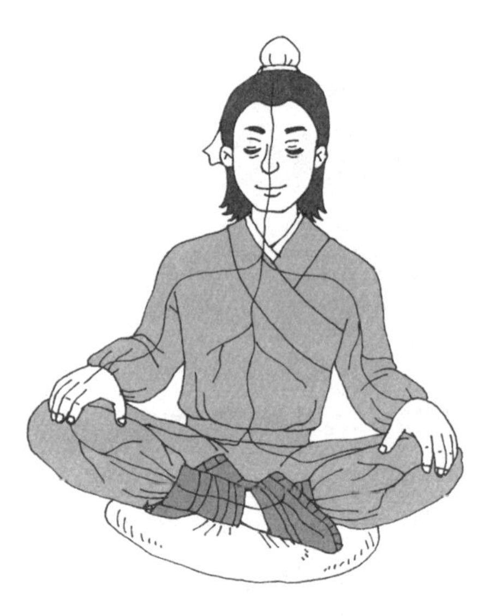

经犹如直行的路径，是经络系统的主干。络则有网络的含义，是经脉的细小分支。《黄帝内经》载：“经脉者，人之所以生，病之所以成，人之所以治，病之所以起。”经脉“伏行分肉之间，深而不见，其浮而常见者，皆络脉也”，并有“决生死，处百病，调虚实，不可不通”的特点。经络内属腑脏，外络肢节，行气血，通阴阳，沟通表里内外，网络周布全身。所有的这种关联，使生命有机体的各个部分相互联系，相互协调，相互促进，相互制约，从而成为一个统一的、内部协调而稳定，并与外部环境息息相关的有机整体。

经络概念的形成，最早肯定与血脉有关，即经络概念起源于人们对血脉的

认识。如1973年长沙马王堆三号墓出土的两本帛书《足臂十一脉灸经》和《阴阳十一脉灸经》，就论述了人体十一脉的循行、主病，且论述了灸法，全文体例与《灵枢经脉》很接近，如缺手少阴心经，余十一脉均有脉无穴，也没有五行的概念，虽涉及一下脏腑，但无十二经内系十二脏腑的关系，而且十一经脉彼此孤立，也无四肢和内脏由经脉相联系的记载等。从这两本灸经所记载的内容看，虽已涉及到经络学说的有关知识，但较为粗浅、简略，尚未形成完整和系统的经络学说。这两本帛书未提“经络”或“经脉”，只是有“脉”字，可见对有形之脉的原始观察，使人类对人体内物质结构（脉）有了初步的认识，这当是形成径路概念的基础。

经络学说是祖国医学基础理论的核心之一，源于远古，服务当今。在两千多年的医学长河中，一直为保障中华民族的健康发挥着重要的作用。

经络系统的组成

经络在内连属于腑脏，在外联络于筋肉、皮肤。经络系统是由经脉、络脉、经筋、皮部等组成。

经脉

经脉可分为正经和奇经两类。正经有十二，即手足三阴经和手足三阳经，合称“十二经脉”，是气血运行的主要通道。十二经脉有一定的起止、循行部位和交接顺序，在肢体的分布和走向有一定的规律，同体内脏腑有直接的络属关系，即《灵枢·海论》：“夫十二经脉者，内属于腑脏，外络于肢节。”

具体来说，心经属于心脏，络于小肠；肝经属于肝脏，络于胆；肺经属于肺脏，络于大肠；脾经属于脾脏，络于胃；肾经属于肾脏，络于膀胱；心包经属于心包，络于三焦；胃经属于胃，络于脾；大肠经属于大肠，络于肺；小肠经属于

小肠，络于心；胆经属于胆，络于肝；三焦经属于三焦，络于心包；膀胱经属于膀胱，络于肾。

奇经有八条，即督、任、带、冲、阴跷、阳跷、阴维、阳维，合称“奇经八脉”，有统率、联络和调节十二经脉的作用。

经别

经别，就是别行的正经。十二经别是从十二经脉别出的经脉，它们分别起自四肢，循行于体腔脏腑深部，上出于颈项浅部，它能补正经之不足。十二经别的名称和十二正经有关，从某经别出的，就称为某经经别。如从手太阴肺经别出者，则称为手太阴肺经别。

十二经别的循行特点，可用“离、入、出、合”来概括（见表1）。十二经别一般从四肢肘膝以上与十二正经分开（只有足厥阴经别是个例外），称为“离”；然后进入体腔脏腑深部，称为“入”；接着浅出体表而上行头项，称为“出”；最后阴经经别合入互为表里的阳经，阳经经别合于本经经脉，称为“合”。这样，十二经别按阴阳表里关系两两相合为六对，称为“六合”。

表 1　十二经别循引特点

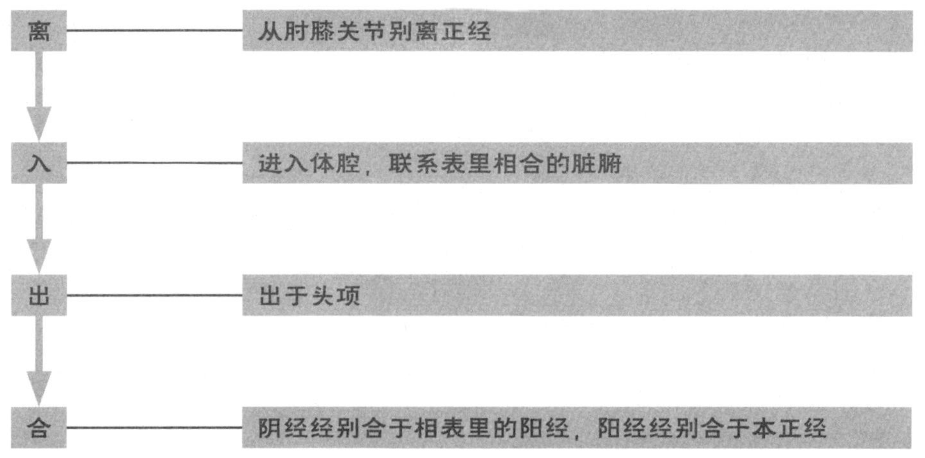

络脉

络脉是经脉的分支，有别络、浮络、孙络之分。别络是较大的和主要的络脉。十二经脉与督脉、任脉各有一支别络，再加上脾之大络，合为“十五别络”。浮络是循行于浅表部位而常浮现的络脉。孙络是最细小的络脉。它们主要是加强各部联系和网络经脉不及的部分。

经筋和皮部

经筋和皮部，是十二经脉与筋肉和体表的连属部分。经筋是十二经脉之气“结、聚、散、络”于筋肉、关节的体系，是十二经脉的附属部分，所以称“十二经筋”。经筋有联缀四肢百骸，主司关节运动的作用。

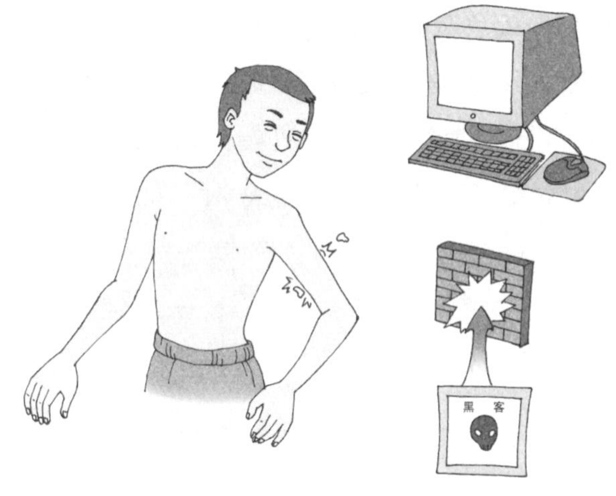

全身的皮肤是十二经脉的功能活动反映于体表的部位，也是经络之气的散布所在，所以，把全身皮肤分为十二个部分，分属于十二经脉，称“十二皮部”。众所周知，皮肤是机体的最外一部分，也是人体三大免疫系统的第一道防线。皮肤犹如我们现在网络中使用的防火墙，防火墙可以保护网络安全，防止病毒的侵入；皮肤可以保护机体，抵抗病邪入侵。另外，当我们身体内的脏腑和经络有问题时，会在皮肤上有相应的反映，比如会出现斑斑点点、不同寻常肤色的颜色等。因此，治疗这些疾病，我们不能单从外在的皮肤入手，我们应该从相应的脏腑和经络着手（见表 2）。

表 2　经络组成概表

内	脏腑——经络所归属（阴经连属于脏，阳经连属于腑）
经络	十二经脉——经络的主体，内属于腑脏，外络于支节，起运行气血的主导作用 奇经八脉——具有特殊作用的经脉，对各经络起统率、联络和调节气血盛衰 十二经别——经脉的深部分支，沟通脏腑，起加强表里经联系 十五络脉——经脉的外部分支，起沟通表里和渗灌气血的作用 三百六十五络——经络的小支，分布到全身各腧穴的作用
外	十二经筋——受经络支配的筋肉 十二皮部——皮肤按经络分布

经络对人体的作用

经络是人体组织结构的重要组成部分，它对人体的作用主要表现在五个方面：

生理方面

经络有沟通表里上下、连络脏腑器官、运行气血、抗御外邪、保卫机体的作用。人体的五脏六腑、五官百骸、四肢九窍、皮肉筋骨等组织器官，各有不同的生理功能，但又共同进行着有机的整体运动，使机体保持着协调统一，构成有机的统一整体。这种相互联系，有机配合，主要是依靠经络系统的沟通作用来实现的。同时，经络又是运行气血的通道，在心气的推动下，使气血周流全身，以营养各组织器官，并发挥抗御外邪、保卫机体的作用，从而维持人体正常的生理活动。

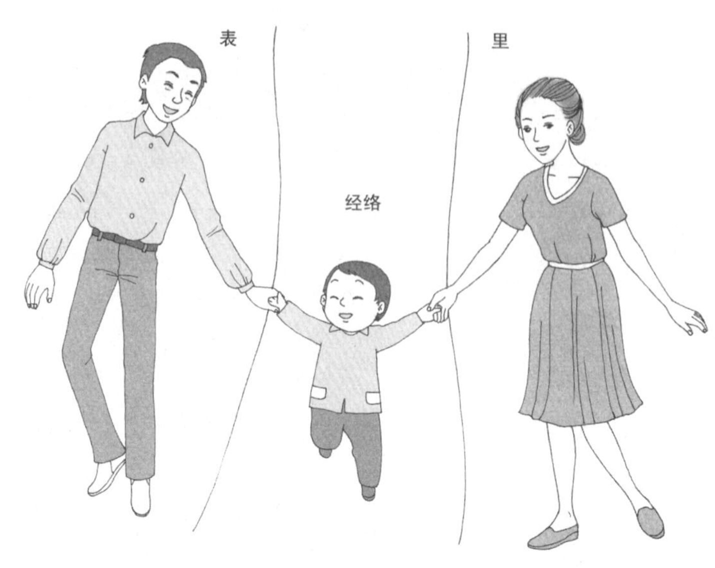

病理方面

经络在病理上与疾病的发生和传变密切相关。当人体正气不足，经络失去正常的功能时，就容易遭受外邪的侵袭而发病。疾病发生之后，病邪常沿着经络自外而内，由表入里地传变。因此，经络在生理上是运行气血的通道，在病理上又是疾病发展传变的通道。

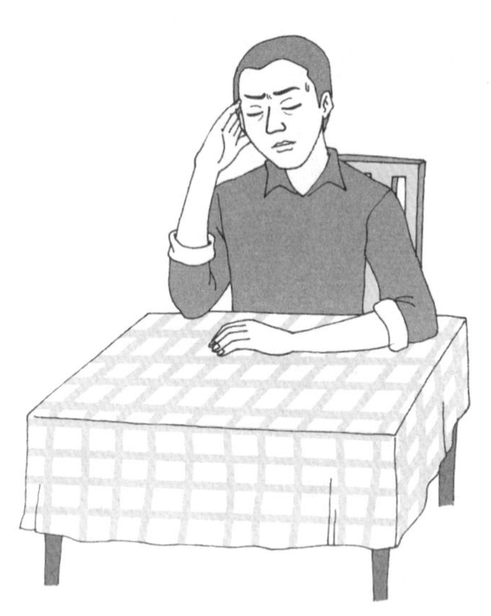

同时，经络不仅是外邪由表入里的传变途径，而且也是脏腑之间，脏腑与体表组织器官之间病变相互影响的重要渠道。通过经络的联系，脏腑病变可以相互影响。如肝病影响胃，心病移热于小肠等；内脏病变可以反映到体表的一定部位，如胃火引起牙龈肿痛，肝火引起目赤肿痛，胆火引起耳聋、耳痛等。

诊断方面

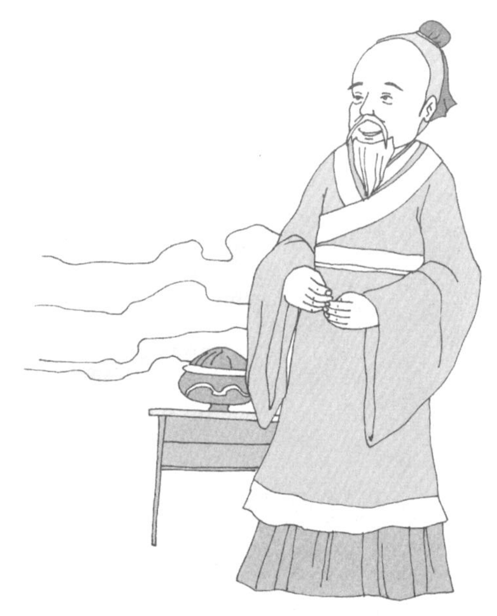

首先我们来讲一个关于扁鹊切脉奇诊赵简子的故事。晋国大夫赵简子，一日突患重病，卧床昏迷不醒，汤水难进。恰逢扁鹊行医来到晋国，被赵简子家臣董安于请至赵宅诊治。扁鹊来到赵简子的病榻前，屏息端坐，轻轻掀起赵简子的被角，摸准他的寸口，就切起脉来。接着又仔细察看了他的面部神色，又翻开眼帘端详一番，然后俯耳细听了他的呼吸，向其家人询问了他发病的经过和患病后的症状。一会儿，扁鹊便从容不迫地站起身来，拱手环视众人，说道："诸位不必担忧。简子大夫得的这病，叫血脉症，系劳累过度引起。以前秦穆公就得过这病，曾经七天七夜卧在床上，不省人事，后来自己慢慢苏醒过来"。果然，两天半以后，赵简子长长地嘘了一口，自己慢慢地苏醒了过来。古人最早的切脉不是像现在我们看到的老中医在寸口按诊，而是用手在身上以一定的循行路线触摸来感觉血气的变化，从而诊断疾病。这足以说明经络在诊断疾病中的重要作用。

经络内属脏腑，并在体表有固定的循环部位。因此，内脏病变可以在有关的经脉上反映出来。临床上根据疾病所出现的症状，结合经络的循行部位及其所属的脏腑，用作诊断疾病的依据，例如：胁肋疼痛多属肝胆疾病，腰痛多属肾病。不同脏腑的病变，也可以在所属经络的某些穴位上出现反映。如肺脏有病，在中府穴有压痛点；阑尾炎在阑尾穴有压痛点等。此外，根据经络的循行分布规律，也可以作某些疾病诊断的依据。如头痛一症，前额痛属阳明经；偏头痛属少阳经；头顶痛属厥阴经等。

治疗方面

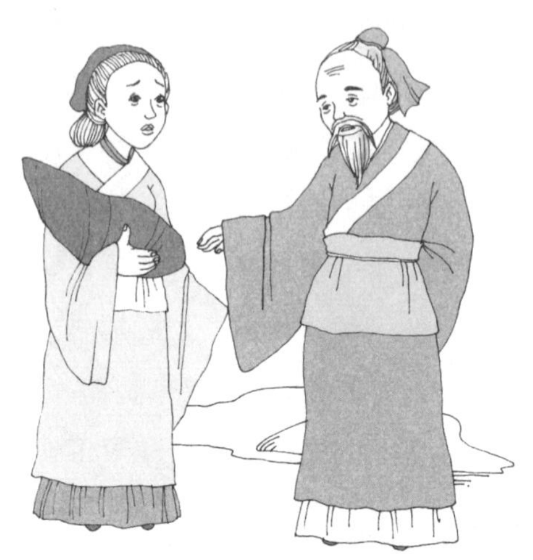

《三国志》有关华佗治疗疾病的案例也很多。有一个奇特的例子叫子病治母。当时东阳县（今安徽天长县）有一个2岁的小孩，吃完奶后总是拉肚子，久治不愈。华佗看明情况后，建议小孩停药。华佗认为病根儿在母亲身上，母亲的乳汁有虚寒，孩子吃了才会拉肚子。华佗为孩子的母亲开了10剂药，之后小孩果然不拉肚子了。

中医学认为，人的五脏六腑通过十二经络，组成了一个上下相连、内外相通协调的整体，一个脏腑的疾病可以通过经络和五行的关系影响到另一个脏腑，所以可以通过五行相克的理论来调治，而中医学治病的最终目的是让人体的内部达到阴阳平衡。

经络学说广泛地用于临床各科的治疗，具有普遍的重要的指导意义。在药物治疗方面，根据某些药物对某些脏腑经络有特殊的治疗作用，因而产生了“药物归经”的理论，对临床用药有一定的指导作用。如针灸中的“循经取穴法”，就是经络学说的具体应用。如胃病，常循经远取足三里穴；胁痛则取太冲等穴。中药治疗亦是通过经络这一渠道，使药达病所，以发挥其治疗作用。如麻黄入肺、膀胱经，故能发汗、平喘和利尿。金元四大家中的张洁古、李杲还根据经络学说，创立了“引经报使药”理论。如治头痛，属太阳经的用羌活；属少阳经的用柴胡。

预防方面

《黄帝内经》中指出，“经气盛则邪气不入”。因此，临床可以用调理经络的方法预防疾病。我们在日常生活中的许多健康活动，都离不开对经络的调理，有些是自觉的，有些是不自觉的。比如揉太阳穴、掐合谷穴、足底按摩等，这些常见的动作对防病健身都是非常有作用的。

汉代的名医淳于意就能通过察言观色来看病，他可以预先知道患者的生死，判断能否治疗，以及用什么方法治疗。有一次，淳于意给济北王的侍女们治病，其中有一个叫竖的女子，她看起来气色很好，但淳于意摸了一下她的脉说："竖伤了脾脏，不能太劳累，依病理看，到了春天会吐血而死。"过了一段时间，济北王看她的脸色没有变化，就认为淳于意说得不对。但到了第二年春天，竖果然吐血而死。其他的名医如华佗、张仲景等，也有用把脉的方法来判断潜证的例子。

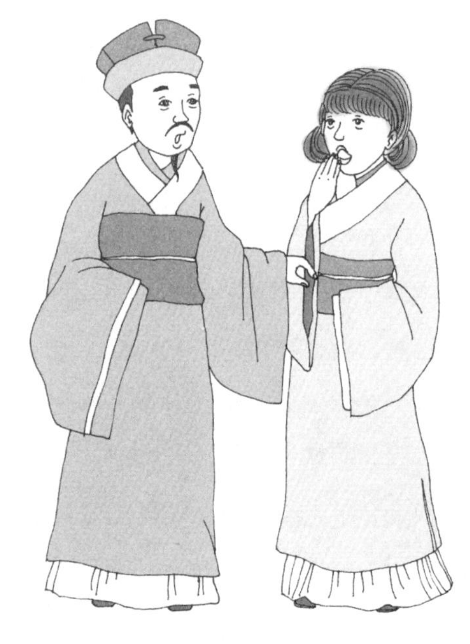

我们说的预防疾病，很多时候就是治这种潜证。比如说人冷了要取暖，可以有两种不同的方法让他暖和起来：第一是给他外来的能量，比如给他吹暖风；还有就是激发他自身的能量来取暖。其实这就体现了中医和西医这两种不同的治病模式。你营养不良，西医会给你输液；中医则调理你的脾胃，脾胃好了，吃的东西能转化成气血，营养自然跟上了。本书说的这些日常保健和治疗疾病的方法，也就是教人们如何调动人体自身的抵抗力和激发自身的潜能。

因此，经常按揉经络和穴位就显得特别重要，因为疾病在潜证阶段（潜伏期）是最容易痊愈的，这就是所谓"病向浅中医"的道理。何况人体有记忆功能，每次患病都会对人体功能产生损害，人的身体会把这些损害记录下来。所谓多病则体弱，久病则体虚。如果每天坚持花几分钟按揉本书介绍的穴位，使经络畅通，就算不知道自己的身体正在酝酿哪一种疾病，也能在无意间把它消灭于无形。

中医有“上工治未病”之说，即高明的医生能在病发前就搞定它。所以健康是从日常生活中的一点一滴做起的，只要每天关注经络，抽一点时间维护自己的身体，使体内垃圾和毒素及时排出，我们自然就能保持健康。

经络之气是养生的根本

中医学认为：精、气、神，是生命活动最基本、最重要的物质及功能，精、气、神三者关系密切，生理上相互转化，相辅相成。所谓精，从广义上说，精包括精、血、津液，一般所说的精是指人体的真阴（又称元阴），不但具有生殖功能，促进人体的生长发育，而且能够抵抗外界各种不良因素影响而免于发生疾病。因此阴精充盛，不仅生长发育正常，而且抗病能力也强。精的来源，有先、后天之分，先天之精是秉受于父母的，它在整个生命活动中作为“生命之根”而起作用，但先天之精需要不断地有物质补充才能保证人的精不亏，才能发挥其功能，这种物质即是后天之精。后天之精是来自饮食的营养物质，亦称水谷精微。有了营养物质的不断补充，才能维持人体生命活动。古人云：“肾为先天之本，脾胃为后天之本。”人脾胃功能的强健，是保养精气的关键，即《黄帝内经》所强调的“得谷者昌，失谷者亡”；古人云“高年之人，真气耗竭，五脏衰弱，全赖饮食以自气血”。故注意全面均衡营养的饮食，才是保证后天养先天的重要手段。

所谓气，即生命活动的原动力。气有两个含义，既是运行于体内微小难见的物质，又是人体各脏腑器官活动的能力。因此中医所说的气，既是物质，又是功能。人体的呼吸吐纳、水谷代谢、营养敷布、血液运行、津流濡润、抵御外邪等一切生命活动，无不依赖于气化功能来维持。《寿亲养老新书》中说：“人由气生，气由神往，养气全神可得其道。”

所谓神，即精神、意志、知觉、运动等一切生命活动的最高统帅。它包括魂、魄、意、志、思、虑、智等活动，通过这些活动能够体现人的健康情况。

如：目光炯炯有神，就是神的具体体现。古人很重视人的神，《素问·移精变气论》也说：“得神者昌，失神者亡。”因为神充则身强，神衰则身弱，神存则能生，神去则会死。中医治病时，用观察病人的“神”，来判断病人的预后，有神气的，预后良好；没有神气的，预后不良。这也是望诊中的重要内容之一。

精、气、神三者之间是相互滋生、相互助长的，它们之间的关系很密切。从中医学讲，人的生命起源是“精”，维持生命的动力是“气”，而生命的体现就是“神”的活动。所以说精充气就足，气足神就旺；精亏气就虚，气虚神也就少。反过来说，神旺说明气足，气足说明精充。中医评定一个人的健康情况，或是疾病的顺逆，都是从这三方面考虑的。

《内经》中的养生思想非常重视养精、养气、养神，其中《素问·上古天真论》中强调养精，说明寿命长短与精气相关，通过养生可以天寿过度，肾气有余，精气充盛，其脉畅通，年皆百数能有子也，说明先天后天之精充足，寿命及生殖能力超过常人。《素问·四气调神大论》则注意调养五脏之精，提示人们要顺应四时的养生之道。而《素问·生气通天论》则强调养生命之气。

气，在人体内是无处不到、无器不有、无时不行的精微物质和动力，它是人生命活动的重要物质，如《素问·调经论》曰：“人之所有者，血与气尔。”说明气的重要意义和作用。《灵枢决气》专门阐明人体多种气的概念和功能，而养气、养精、养神中养经络之真气，又是三养中的核心、根本。在《内经》养生理论的指导下，后人通过养生的气功锻炼达到把人体的真气调动充实，汇聚，储存于丹田部位，并循着经络运行于周身及脏腑，这就是通过调动经络之真气达到养生强身目的的重要手法。真气是有人体元气、大气和谷气组成的。《灵枢·刺节真邪》曰：“真气者，所受于天，与谷气并而充身也。”就是说，人之周身无处不在、无器不有，均得到此真元之气的充养，真气又依于经络之中，构成经络之气（真气）而运行充养于周身上下内外。

总之，经络是真气运行的通路，养生的目的是使经络之真气充足，而起到行气血、通阴阳、濡筋骨的作用。经络之气充足则得以化精、充神。养经络之气又有很多具体的方法，如马王堆帛书的导引图、华佗五禽戏等多种养生的方法，均

为养经络之真气的行之有效的方法。

经络能决生死、处百病

经脉为什么重要？因为经脉是人体气血的通道。第一，气要通过它输送到各个器官；第二，血要通过它抵达各个部分。没有了气、离开了血，人就没有了支撑，就会死亡。

在《内经·灵枢》中，对经脉和十二经脉的作用进行了阐释："经脉者，所以能决生死、处百病、调虚实，不可不通。"意思是经脉能决定人的生死、治疗各种疾病、调节气血虚实，必须畅通。

然而现代人对经络养生懵懵懂懂毫无概念，经络养生理疗也一直被人们抛诸脑后，未能引起足够的重视。其实中医师开中草药方调理病患，偶尔施以针灸理疗，整复师帮人推拿筋肉，以及运用指压、刮痧、拔罐、温灸、放血、整脊等民俗疗法，皆有其特殊保健优点，最终目的也都是帮助病患实现气血的通畅、调和，提升脏腑组织器官功能，实现身体的健康。

人们常说"气通则不痛，气滞则血瘀"、"气虚血虚"，可见气血在生理上、病理上的关系非常密切、互为因果，经络养生常常利用特殊手法，将阻碍经络气行的筋脉（肌腱、韧带、筋膜）硬块组织疏通，达到气行血行，气血调和，进而强化身体脏腑功能。

经脉的循行规律

十二经脉的名称是根据经脉起止点在手或在足，而分为手经、足经；根据经脉的主要循行部位而分阴阳、脏腑，如阴经多循行于四肢内侧，阳经多循行于四肢外侧，阴经属于脏，而阳经属于腑，其中阴阳又有三阴三阳之分，即太阴、少阴、厥阴，太阳、阳明、少阳，分别代表阴气或阳气的盛衰（见表 3）。

表 3　经脉循环的阴阳属性

	阴	阳
初生	少阴	少阳
旺盛	太阴	太阳
介于少阴、太阴之间	厥阴	
最旺盛		阳明

假设十二经脉是从肺经开始循行的，它们按照肺、大肠、胃、脾、心、小肠、膀胱、肾、心包、三焦、胆、肝的顺序依次循行，从肝经又回到肺经，像一个圆一样，没有起点和终点，也不会停止，像一个环似的完美无缺。

排列上，十二经脉也有一定的规律。比如手三阴经在胳膊上的走行，略曲肘，掌心向内时，胳膊的内侧从大（拇）指为肺经，中指指尖为心包经，小指内侧是心经。外侧示（食）指处是大肠经，无名指处是三焦经，小指是手太阳小肠经的起点。

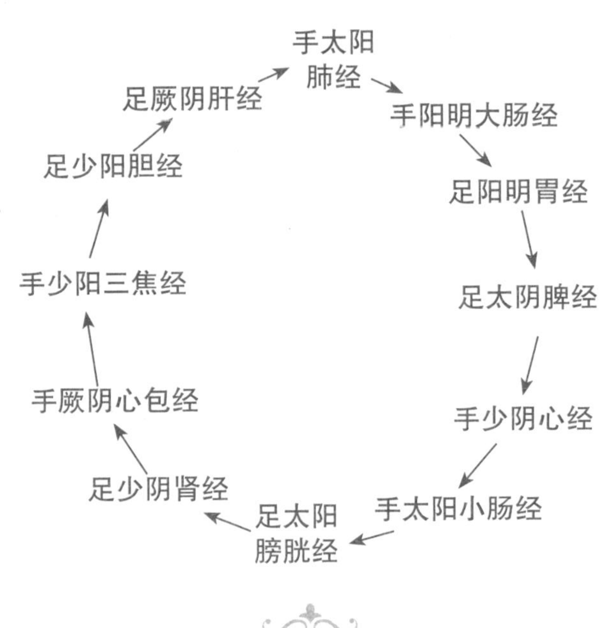

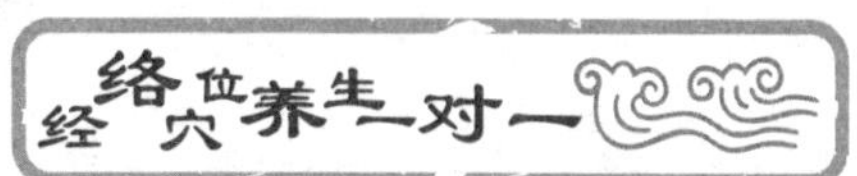

经络养生与十二时辰

《针灸大成》:“肺寅大卯胃辰宫,脾巳心午小未中,申胱酉肾心包戌,亥焦子胆丑肝通。”歌诀的意思是说气血寅时出于中焦,上行注入肺经,卯时转注入手阳明大肠经,辰时注入足阳明胃经,所以才有“肺寅大卯胃辰宫……”的配合。在“子午流注”观的基础上,养生家们又针对老年人的身心实际制定了“十二时辰养生法”,明代石室道人称为“二六功课”,清代医学家尤乘又叫“十二时无病法”。

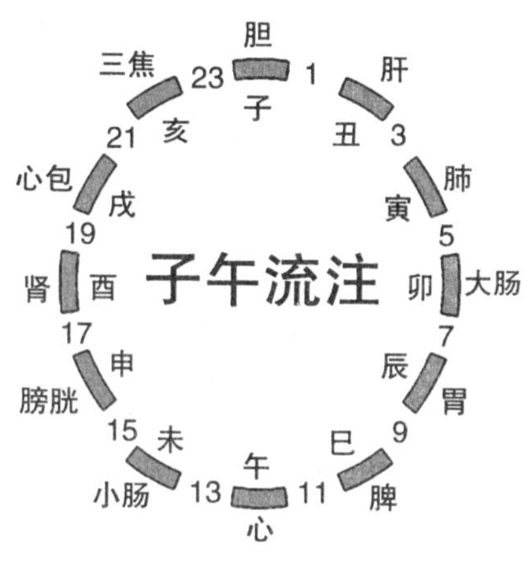

中医医理讲“因天之序”,就是要因循身体这个“天”本身的运动顺序,就是东南西北,就是春夏秋冬,就是生发、生长、收敛、收藏。违背了这个顺序,就要生病,顺应这个顺序,就健康长寿。因此中医时间医学将十二地支作为日节律的指称。日节律就是指人体一昼夜中阴阳消长、盛衰的情况。

子时:胆经当令

子时,是指晚上 11 时到次日凌晨 1 时,这个时候是胆经当令。“当令”就是当班、值班的意思。

胆经从人的外眼角开始,一直沿着人的头部两侧,顺人体侧面而下,一直到脚的四趾。生活当中有一个特别奇怪的现象,我们晚上吃完饭以后,8～9 点钟就昏昏欲睡,但一到 11 时就清醒了,所以现在很多人习惯晚上 11 时以后开始工作。还有的人到了晚上 11 时总想吃点东西,在屋子里找点食,这是为什么呢?这是因为这个时候恰恰是阳气开始生发了,所以一个很重要的原则,就是最好在晚上 11 时前睡觉,这样才能慢慢地把这点生机给养起来。人的睡眠与寿命有很大关系,睡觉其实就是在养阳气。

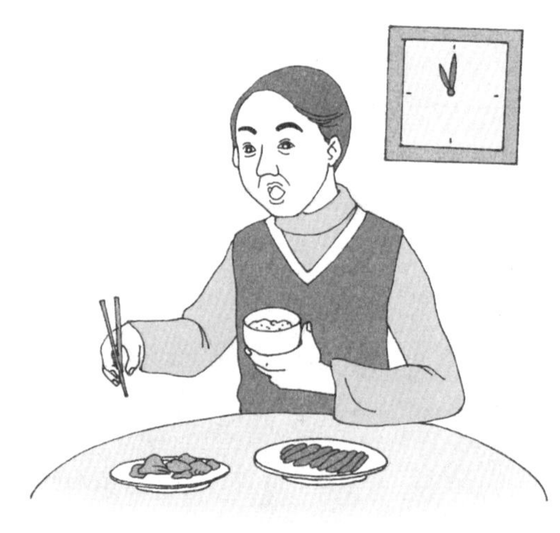

人们常说：万物生长靠太阳。人体也是一样的，靠的就是阳气的温煦保护。阳气在中医术语里面被称做“卫气”，也就是保护人体的卫士。阳气不足，表现在脏腑上就是肾阳虚，脾阳虚，身体气血滞不前，对食物的运化能力不足，整个身体处于一种阴暗潮湿的环境当中，湿浊内聚，疾病丛生，连性格都会变得“内有忧愁暗恨生”，所以历代医家最重视的就是调动人体的阳气。

子时是一天中最黑暗的时候，阳气开始生发。《黄帝内经》里有一句话叫做“凡十一藏皆取于胆”。取决于胆的生发，胆气生发起来，全身气血才能随之而起。春天把生发之机养住了，一年都好；少年时把生机养好了，对一生至关重要；子时把睡眠养住了，对一天至关重要。

丑时：肝经当令

丑时，是指凌晨 1 ～ 3 时，这个时候是肝经当令。如果想要养肝的话，这个时候一定要有好的睡眠，否则你的肝就养不起来。如果一夜一夜地打牌，是养不起肝的。

“丑”字从字形上看像是手被勒住了，就好比这个时候阳气虽然生发起来，但是你要有所收敛，你不能让它一下子就生发上去，所以一定要让它有所控制，就是说升中要有降。

《素问・五脏生成论》中说：“故人卧则血归于肝，肝受血而能视，足受血而能步，掌受血而能握，指受血而能摄。”意思是当人躺在床上的时候，血液会回到肝脏中，肝脏有了血液的滋养才能让人有良好的视力，脚有了血液的滋养才能走路，手掌有了血液的滋养才能弯曲把握，手指有了血液的滋养才能抓住东西。

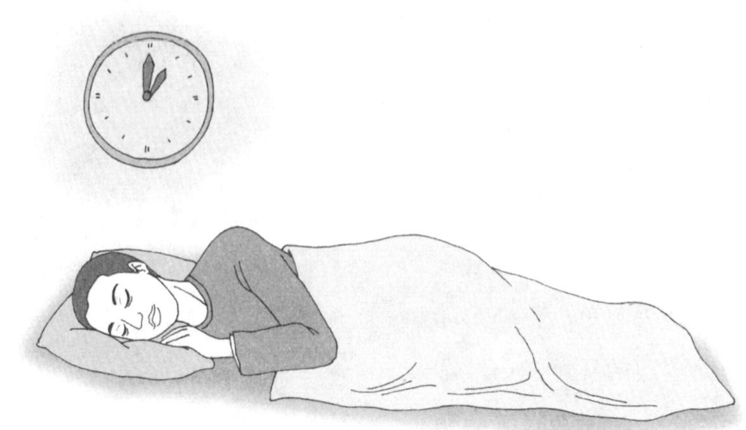

很多人白天起来没有精神，这是因为丑时没有好好睡觉，或丑时没有深度睡眠，初生之阳气没有得到厥阴的滋养，缺乏能量和动力。如果白天没精神，千万不要白天贪睡，以免晚上再次睡不着，陷入恶性循环。要打起精神，全神贯注于工作或学习，减少不必要的妄想和忧思。

还有的人早上起来容易发生肝上火的现象，肝上火的临床症状一般为头痛，胁痛，眼睛干涩，耳鸣耳聋，情绪激动，口干口苦，舌红苔薄，形体消瘦，小便短赤，大便燥结，心烦气躁，失眠多梦。女性患者还可能会出现月经提前，量多色暗甚至血崩的现象。这些都说明丑时睡眠不足，造成“阴不养阳”而导致内火上升的缘故。

寅时：肺经当令

寅时，是指凌晨 3 ～ 5 时，这个时候是肺经当令。中医的经脉也是从肺经开始的，现在所谓的正月也是从寅时开始的，这就告诉我们，一天真正的开始是从寅时开始的。

人体的气机都讲顺其自然，也就是从肺经开始的。这个时候是阳气的开端，所以这个时间是一天中人从静变为动的开始，是转化的过程，这就需要有一个深度的睡眠。人睡得最深沉的时候应该是 3 ～ 5 时，这个时候恰恰是人体气血由静转动的过程，它是通过深度睡眠来完成的。

人睡眠最深的时候应该是后半夜 3 ～ 5 时，所以小偷常常是在后半夜三四点钟时偷窃。这个时候恰恰是人体气血开始由静转动的过程。有些老年人常常说自己的“觉少”，会到早上四五点钟的时候醒过来再也睡不着。这是什么原因呢？按中医养生的理论来讲，就是老年人的身体各项机能比以前都差多了，肃降的能力也越来越差了，是因气血太虚而引起的，如果这个时候醒来同时伴以大汗淋漓的话，就更要注意了。

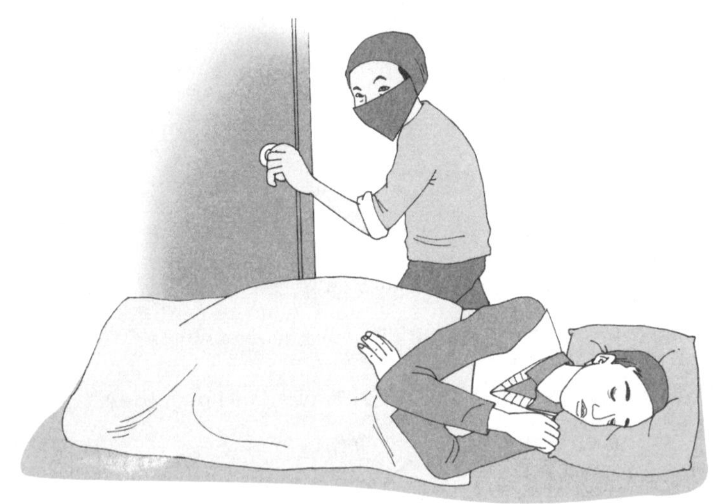

寅时，肺经最旺，是呼吸运作时间，其特点是“多气少血”。“肺朝百脉”，肺将肝所储藏的新鲜血液送往全身，迎接新的一天到来。所以，人在清晨面色红润，精力充沛。

心脏病患者死于后半夜三四点钟的原因就是气血不够，所以这个时候心脏病患者容易出现死亡。老年人心脏功能不太好的话不提倡早锻炼，心脏病患者一定要晚点起床，还要慢慢地起床，而且不主张早上锻炼。晚上是一片阴霾之气，而早晨是阳气生发的时候，就顺其生发好了。比如《黄帝内经》里讲春天的时候要散步，但是要慢慢地散步，让生发之机慢慢起来，不要一下子就起来。第一要缓缓地生发，第二要精神放松，实际上精神放松就是最好的。为什么跑步容易精神放松？因为跑步的时候不会想问题，同样，游泳也是容易放松的。

另外需要注意的是，如果熬夜的话，一般能熬过一两点，但是感觉到三四点钟是最难熬的。为什么人到三四点钟感觉最难熬？这是因为，寅时为肃降之气运行的阶段，要是再熬，对人体的伤害最大。

卯时：大肠经当令

卯时，是指早晨 5 ～ 7 时，这个时候是大肠经当令。这个时候，天也基本上亮了，天门开了。这个时候我们应该正常地排便，把垃圾毒素排出来。这个时候代表地户开，也就是肛门要开，所以要养成早上排便的习惯。

肺与大肠相表里。说一下表里是什么概念，有一点像夫妻，若是家里的妻子好，男人在外面工作就会很好，所谓表里就是一阴一阳组合。肺是阴主内，大肠是阳主外，因此排便不畅，应该憋一口气，而不是攥拳。中医问诊里面有一步是需要医生来问二便（大小便），就知道你心肺功能如何。比如心血旺的话，大便是成形的，而且是很粗的，所以小孩的大便和老年人的大便是不一样的。小孩的大便是又粗又大又长。有时候不可思议，小婴儿排便的时候，大便特别粗，可是到年老的时候，都拉得特别细。当拉特别细的大便时，说明心肺特别差，这就叫肺与大肠相表里。心肺功能好的话，排便功能就好。吃泻药治疗便秘的方法是错误的，它消耗了人体很大的元气。

还需要注意的是，大便形状和颜色可辨疾病。一般来说，大便以黄色成形为原则，如果大便不成形，可能是身体不够健康的警讯。此外，大便太硬或太软，颜色偏红、偏黑、偏棕色，甚至偏绿、带有油脂，都必须特别留意。

一般而言，大便的颜色是很淡的黄色，有的甚至接近于白色，可能是消化不良；如果带有鲜红色，表示肛门或直肠处出血；暗红则可能是肠道出血；黑色则表明胃部有出血。残渣和剩余水分，将其中部分水液吸收，使食物残渣形成粪便，即常说的燥化作用。

辰时：胃经当令

辰时，是指早晨 7 ～ 9 时，这个时候是胃经当令。人在 7 时吃早饭最容易消化，如果胃火过盛，会出现嘴唇干裂或生疮。胃经是人体很长的一条经脉，胃疼

是胃经的问题，其实膝盖疼也是胃病，脚面疼也是属于胃经病，这些地方都是胃经循行路线。

从子时开始到卯时，实际上是人体的重新再分配，这时候吃早饭，就是要补充营养。此时是天地阳气最旺的时候，所以说吃早饭是最容易消化的时候。如果不吃早饭，长期下去对人体的损伤非常大。

记住晚饭要吃少，而早饭吃多了是不会发胖的。因为有脾经和胃经在运化，所以早饭一定要吃多、吃好。按照天地自然的规律去吃饭、去睡觉，就不容易生病。很多人把晚饭当成正餐，忽略了中午饭和早饭，这都是不正确的。

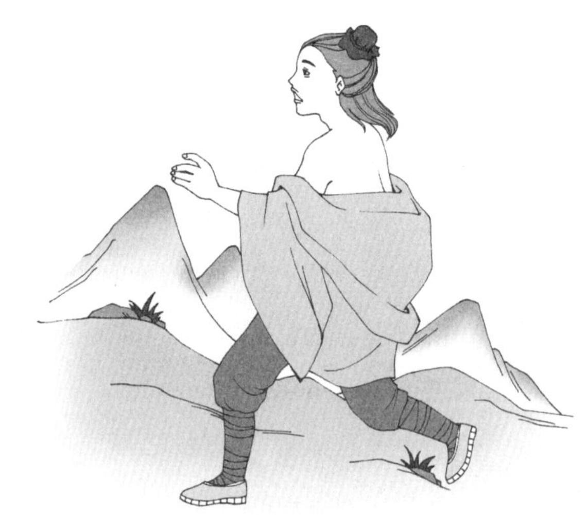

胃经走乳房的正面。乳汁的营养是什么？气血的来源是什么？全是靠吃饭生成的。现在有一批人在极力反对喝牛奶，这是有问题的，为什么要反对喝牛奶？乳汁是只有在生殖的时候才会分泌的一种汁液，营养很好。饮食中小米粥就很好，小米是什么？是种子，它很小很小，但是播撒在地上就长了一大片，它是生发的东西，所以说刚刚生了孩子的母亲，一般都是喝小米粥和鸡汤，这是几千年的文化，有一定的道理。胃经的病在《黄帝内经》有一段描述，胃经病发展到一定的阶段就是“登高而歌，弃衣而走”，即是爬到山上唱歌、弃衣而跑——“裸奔”，这种人通常都送到精神病医院去，这些患者其实都是胃经的毛病，可以从胃经里治。辰时对应的生肖是龙，是集中各个动物的优势而成的，这就是告诉你，吃饭可以让你变成像龙一样的，有各种各样的能量。

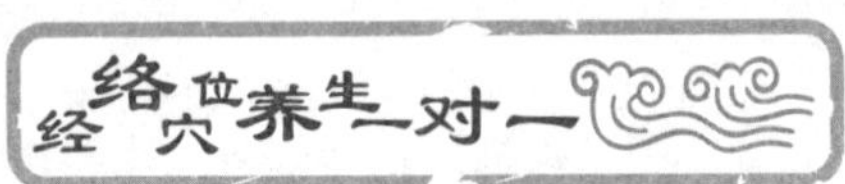

巳时：脾经当令

巳时，是指上午 9 ～ 11 时，这个时候是脾经当令，是脾脏最活跃的时间。脾是主运化的，早上吃的饭在这个时候开始运化，因此吃早餐不会发胖。我们的胃就像一口锅，吃了饭怎么消化？那就靠火，把脾胃里的东西一点点腐化掉。

还有肌无力的问题，不要小瞧它。到了老年的时候，每个人都有一些这样的症状，都有点肌无力。有些人年轻的时候是大大的三角眼，老了就是一个小小的三角眼，这就是脾虚弱的现象。嘴唇滋润、丰满，脾的运化功能就好。脾功能好的话，这个人的肌肉就会很发达。如果人体出现消瘦、流口水、湿肿等问题，都属于脾病。

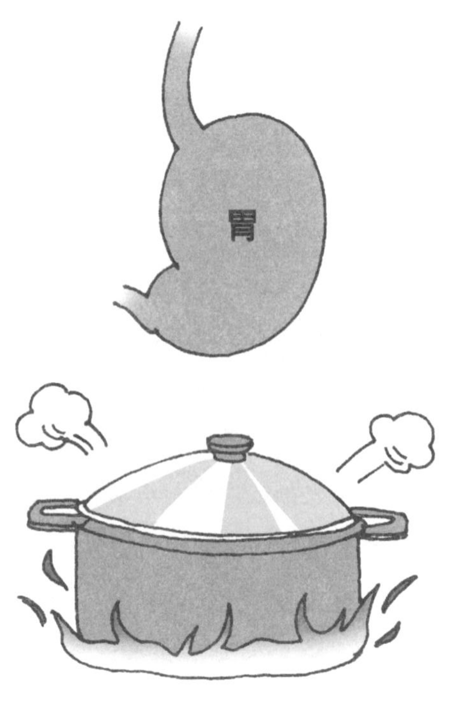

脾主身之肌肉，很多思虑过度的人特别消瘦，所以古代人讲心宽体胖。人心宽的话，就特别放松，浑身长得都是大疙瘩肉，所以不要思虑过度。现在小孩子老被逼着学习，不让他活动，就变成虚胖。有的小孩身体越来越差，这和脾有关。人体自身的脾需要运动，而我们的肌肉也需要运动，运动以后才能转化成肌肉。巳时是蛇的属相，蛇在古代就是大蚯蚓，它有钻土的能力，它能把土地疏松，所以脾具有这种功能。

午时：心经当令

午时，是指中午 11 时到下午 1 时，这个时候是心经当令。中国文化特别重视子时和午时，午时的特点就是午时一阴生。

一上午的运化全是阳气，这个时候就是一阴生。子时和午时是天地气机的转

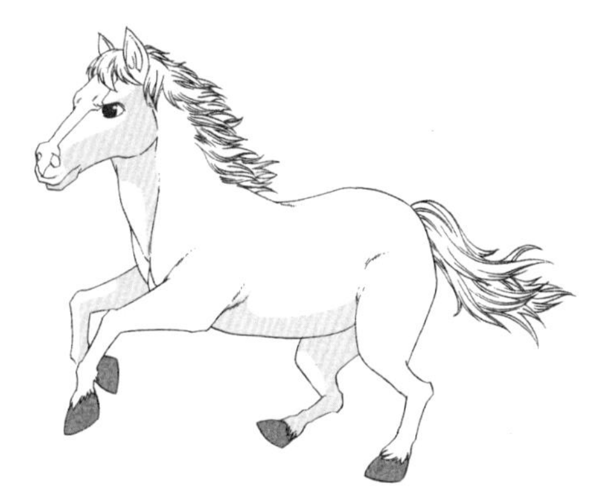

换点，人体也要注重这种天地之气的转换点。

对于普通人来说，睡子午觉最为重要，晚上 11 时睡觉和中午吃完饭以后睡觉，睡不着闭一会儿眼睛都有好处。因为天地之气在这个时间段转换，转换的时候我们别搅动它，你没那么大的能量去干扰天地之气，那么怎么办呢？歇着，以不变应万变。

午时属相是马，马有什么特性？马的性子非常烈，马属火，用这个来代表心比较恰当，因为心就像马一样，一直不停地跳动，除非死了。马就是这样，只要给它一鞭子，它就会一直往前跑。一匹真正的好烈马，你不叫它停的话，它会跑死为止，所以要善待马。而驴不一样，很倔，驴是土地之性，你越抽它，它就越不动、越犟，所以中国文化里面有叫顺毛驴。你应该哄着它，或者骗着它，你越给它来硬的，它越不吃你那一套，你再拿鞭子抽它，它就撂蹶子了。

著名笑星马季去世时是在厕所里，为什么呢？自古就有这样的问题。凡是心脏病患者一定要很小心地解大便，这时候肺气不够了，就从心那儿调了。因为排大便的力量不足，就要调气，这口气只要一下去，心脏就会衰下去，那就会死掉。所以心脏病患者一定要注意，解大便的时候不要过分用力，如果太过用力的话身边一定要有人，否则会很危险。这种情况一般都在上午 9 ～ 10 时发生，特别危险。心脏病患者在临死前其实是很高兴的，就是因为心火外散的那一瞬间，人显露出喜悦之相。

未时：小肠经当令

未时，是指下午 1 ～ 3 时，这个时候是小肠经当令。小肠是主吸收的，它的功能是吸收被脾胃腐熟后的食物精华，然后把它分配给各个脏器。如果吸收不好的话，就会在人体形成垃圾。比如说有些女人长了蝴蝶斑，这就是典型的小肠有

病，这靠美容是没用的，按西医的说法是内分泌问题。

所谓午餐要吃好，就是营养价值要高，不见得要多，一定要好，午餐的营养元素一定要丰富。健康的午餐应以五谷为主，五谷杂粮既含有丰富的糖类、蛋白质、脂肪，也有较多的膳食纤维和维生素，再配合大量蔬菜、瓜类及水果和适量肉类、蛋类、鱼类食物，并减少油、盐及糖分，这样就能保证丰富的营养。

心和小肠相表里。表就是阳，里就是阴。阳出了问题，阴也会出问题，反之亦然。心脏病在最初很可能会表现在小肠经上。有的患者每天下午 2 时多就会胸闷心慌，可到医院又查不出心脏有什么问题。因为小肠属于阳，是外边。外边敏感的地方出了问题，里边的心脏肯定也会出现问题。如果下午 2 ～ 3 时出现胸闷心慌，并伴有脸色潮红，就说明你心脏出问题了，因为脸红是一种心火外散的现象。因此，这时的红光满面不是好事。

申时：膀胱经当令

申时，是指下午 3 ～ 5 时，这个时候是膀胱经当令。膀胱经是很重要的经脉，在中医里号称是太阳。它是从足后跟沿着后小腿、后脊柱正中间的两旁，一直上行到脑部，是一条大的经脉。

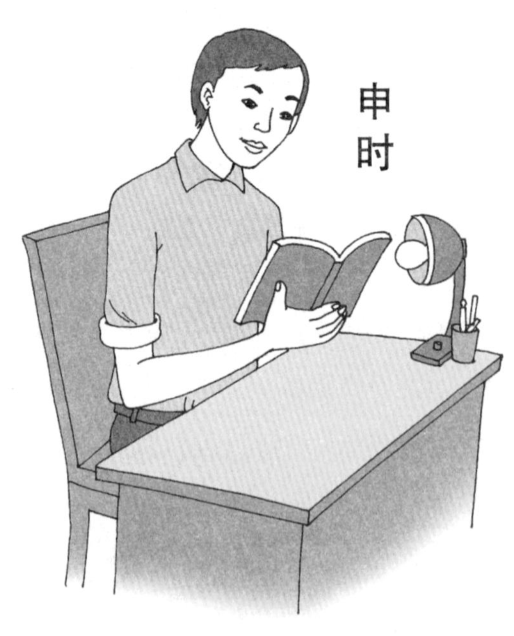

比如说小腿疼，那就是膀胱经的问题，而且是阳虚，是太阳经虚的相。后脑疼也是膀胱经的问题。记忆力衰退也和膀胱经有关，主要是阳气上不来，上面的气血不够，所以会出现记忆力衰退的现象。

千万别把膀胱经理解为储尿器。申时在十二生肖里是猴子，猴子是上窜下跳的，是可以上窜下跳的经脉。申时正是人体新陈代谢率最高的时候，肺部呼吸运动最活跃，人体运动能力也达到最高峰，这个时候锻炼身体不易受伤，而且此时阳光充足、温度适宜、风力较小，可谓是锻炼的最佳时间段。所以古代讲“朝而受业，夕而习复”，这个时间段是学习的好阶段。如果是正常人，这个时间段的判断力应该非常好。有的人也许会说“我这个时候就是难受”。这说明身体出现了问题，如果这个时候特别犯困，就是阳虚的毛病。

申时，膀胱经活跃，这个时候要有意识地多喝水，喝水多有利于膀胱的清洗和排泄，通过大量的排尿，对身体的排毒效果更为明显。

酉时：肾经当令

酉时，是指傍晚 5 时到晚上 7 时，这个时候是肾经当令。我们中国人对肾最为关注。肾主藏精。什么是精？打个比方：精就像“钱”，什么都可以买，什么都可以变现。人体细胞组织哪里出现问题，“精”就会变成它或帮助它。精是人体中最具有创造力的一个原始力量，它是支持人体生命活动最基本的一种物质。当你需要什么的时候，把精调出来就可以得到这个东西。比如你缺红细胞，精就会变现出红细胞。

从另外一个角度讲，元气藏于肾，元气是我们天生带来的，也就是所谓“人活一口气”。这个元气藏在哪里？它藏于肾。所以大家到一定年龄段都讲究补肾，而身体自有一套系统，经脉要是不通畅的话，吃多少补品都没用。不是想补就能补进去的，一定要看自己的消化吸收能力。

肾精足的一个表现就是志向。比如：老人年精不足就会志向不高远，小孩子精足志向就高远。所以人要做大事，首先就是要保住自己的肾精。自然，肾足则人体健康，延年益寿，反之，则百病丛生，短命早衰。肾中所藏的“肾精”充盈与否，直接影响人体的强弱和寿命的长短，人体生长、发育、衰老的过程，就是由肾精之盛衰决定的。肾与人们的体力、智力、寿命都有着密切的关系。说了这么多，实际上，是在层层剥离中让大家更清晰地看到养肾和生命之间不可分割的必然联系。

戌时：心包经当令

戌时，是指晚上 7 ～ 9 时，这个时候是心包经当令。什么是心包呢？心包是心脏外膜组织，主要是保护心肌正常工作的，人应在这时准备入睡或进入浅睡眠状态。

心是不受邪的，那么谁来受邪呢？心包来受邪。很多人出现心脏的毛病，都可以归纳为心包经的病。如果你心脏跳得特别厉害，那就是心包受邪了，先是心怦怦地跳，然后毛病就沿着心包经一直走下去。中医治病的原则就是从脏走到腑，所以当你懂得经脉的道理，就可以治疗这类病。

心的外围专门负责心的一个功能叫“喜乐”——“喜乐出焉”，心包经主喜乐。所以说句实在话，人体在这个时候应该去参与一些娱乐。另外，如果我们每天能以愉快的心情吃晚饭，对身体就是大大的补益了。因为，心包经通畅，食物能得到很好的利用，动用的肾气和脾胃之气相对会少些。女性 30 岁后常常出现心慌心悸的症状，多数是功能性的问题，其实是心包经受邪，疏通心包经，症状就消失了。

如果你觉得中指发麻，那就是心包出问题了，因为心包经走中指；如果你觉得小指发麻，那是心脏有问题。另外，大（拇）指为肺经所主，所以大鱼际发青就是肺寒。老年人一方面要多观察手指，也要多活动手指，对身体会有好处。

亥时：三焦经当令

亥时，是指晚上 9 ～ 11 时，这个时候是三焦经当令。在中医里，三焦经是个很特殊的概念。

什么是“三焦”？三焦指连缀五脏六腑的那个网膜状的区域。一般来说，人体心肺属上焦，中间脾胃属中焦，肾属下焦。“三焦”的性质是温煦的，如同小火，就是说我们的人体要保持一个不温不火的度，那就是“三焦”。而且三焦一定要通畅，不通则生病。

亥时的属相是猪，猪的形象是什么样？吃饱了哼哼唧唧就睡，也就是说到了

亥时，人就要享受，只有在这个前提下，人才有可能孕育新的生命，才可以让子时的阳气生发。所以，在亥时我们就要休息了，让身体和灵魂都沉浸在温暖的黑暗中，让生命和身体在休息中得以轮回。

这就是我们一天 24 小时里的十二时辰养生法则。

亥时是一天中承前启后的关键时刻，阴气极旺将衰，阳气已尽将生，我们晚上最佳的入眠时间是在亥时睡着。这样不仅能让身体得到很好的休息和调养，有利于孕育新的生命力量，促进阳气的生发，还是养阴的至要之法。古人讲“先睡眼，后睡心”，亥时你不能上床，不能让自己安静下来，做到“先睡眼”，那么到子时，你就不可能熟睡，也就谈不上“后睡心”了。

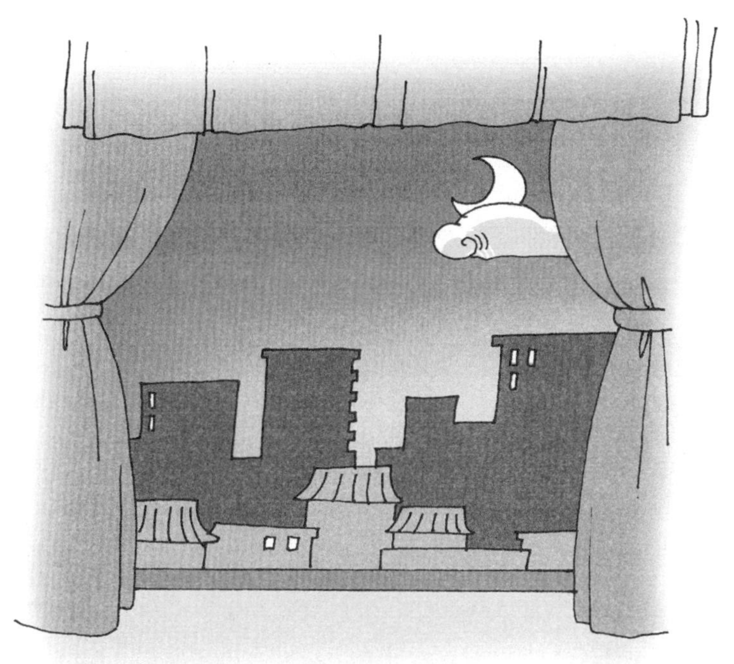

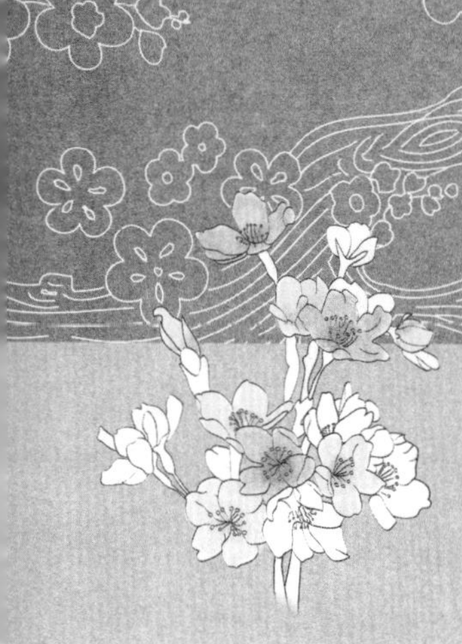

第二章：身体可以感应的密码——穴位

我们身边的一草一木，时时刻刻散发着动人的气息，但我们常常不为所动。我们身边的一石一沙，处处昭示着生命的玄机，但我们依旧不以为然。我们身上有许多防病治病的密码，大多数人却对此浑然不知。我们要相信自己，相信我们每个人都是上天降下的独特个体，无可替代。

了解一下什么是穴位

《类经·人之四海》载："输、腧（shù）、俞，本经皆通用。""腧"有转输的含义，"穴"即孔隙的意思。腧穴在《黄帝内经》中有"节""会""气穴""气府""骨空""溪"等名称，《针灸甲乙经》中称为"孔穴"，《太平圣惠方》中称为"穴位"。因此，腧穴又有输穴、俞穴之称，也有叫穴位、穴道或孔道的。穴位是脏腑、经络之气输注交会于体表的部位。腧穴，是人体脏腑经络之气输注出入的特殊部位，既是疾病的反应点，又是针灸临床的刺激点。

人体的腧穴大多位于筋骨、肌肉之间，与经络相连，借助于经络，又与脏腑器官相通。所以腧穴是人体经络、气血聚集和出入于体表的部位。一般来说，腧穴不是体表上的一个点，而是有一定广度和深度的部位。腧穴的大小、深浅，主要取决于腧穴处的皮肤、皮下组织、肌肉层的厚薄。因此，身体各个部位的腧穴，有的小些、浅些，如眼部的睛明穴，手指上的少商、少泽穴，足趾上的至阴、隐白穴等；有的大些、深些，如臀部的环跳穴、小腿上的足三里穴等。

人体上的腧穴名称，在中文中大多有一定意义。一般是根据腧穴局部的象形、功用，或中医理论，或当时的解剖知识，或治疗效应命名的。

（1）根据象形命名的腧穴。如把肢体的凸出部分比做山、丘而命名为承山、梁丘等；把人体十二经脉比做十二条“水系”，并把肘、膝关节部位，视为经脉、经气会合之处，所以在肘膝关节部位附近的腧穴，多以泉、池、泽、海命名，如尺泽、少海、曲池等。

（2）根据人体器官的部位或其功能命名的腧穴。如耳前的听宫、眼下的承泣、手心的劳宫、鼻旁的迎香等。

（3）根据阴阳、脏腑、经络、气血等理论命名的腧穴。如气海、血海、三阴交、三阳络、百会、肺俞、心俞、神门等。

（4）根据有关的解剖知识命名的腧穴。如第7颈椎下的大椎、乳房下的乳根、腕部的腕骨、小腿外侧的绝骨等。

（5）根据治疗作用命名的腧穴。如治疗眼病的睛明、光明，治疗喑哑的哑门，治疗脾胃疾患的脾俞、胃俞等。

穴位的具体分类

经穴

经穴是指十四经脉上的腧穴，共有361个穴名，是腧穴中最主要的部分。其中十二经脉腧穴均为左右对称的一名双穴；任脉穴和督脉穴分布于前后正中线上，一名一穴，为单穴。

在十四经脉腧穴中，有许多特殊作用的腧穴。根据它们的分布和主治作用不同，区分为五输穴、原穴、络穴、郄穴、背俞穴、募穴、交会穴、八会穴和八脉交会穴等。

五输穴

十二经脉在肘、膝以下各有井穴、荥穴、输穴、经穴、合穴5种腧穴。它们的次序是从四肢末端向肘、膝方向排列。井穴，指经气始出之处，位于指（趾）端；荥穴，指经气稍盛，如水之微流；输穴，指经气渐盛，如水流注入之处；经穴，指经气更盛，如水流通行（经过）之处；合穴，指经气充盛，如水流汇入之处。

井穴多用于昏迷、厥证，井穴是十二经脉之“根”，阴阳经脉之气相交之所，有疏通气血、开窍醒神、泄热清神作用；荥穴一般主治发热病；输穴一般主治风湿痹痛；经穴一般主治咳嗽、咽喉病症；合穴一般主治肠胃等六腑病症。

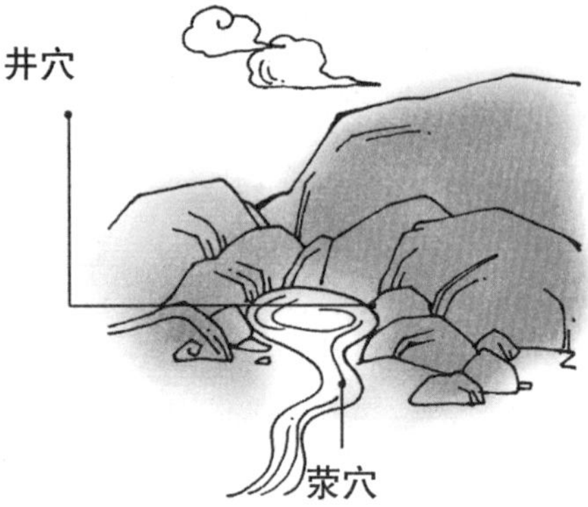

井穴

荥穴

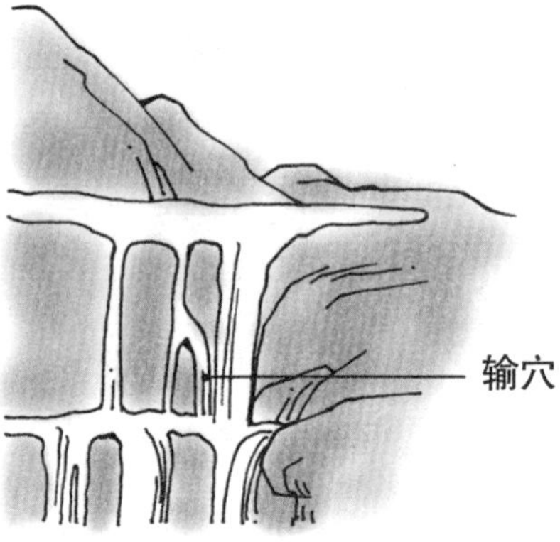

输穴

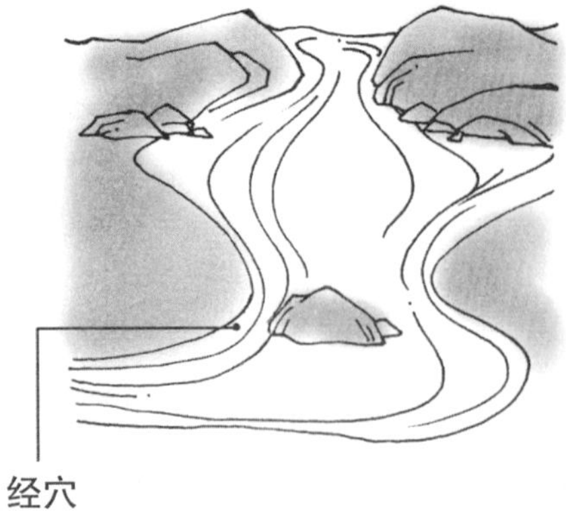

经穴

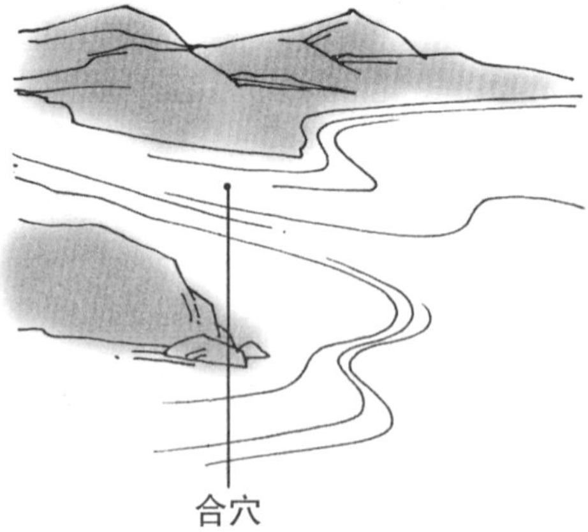

合穴

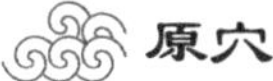

原穴

是脏腑原气经过和留止的腧穴。十二经脉在腕、踝关节附近各有一个原穴，合为十二原穴。阴经的原穴即本经五输穴的输穴，阳经则于输穴之外另有原穴。原，含本原、真元之义。原气来源于脐下肾间，是人体生命的本源，是维持生命活动最基本的动力。原气通过三焦输布于全身脏腑、十二经脉，其在四肢驻留的部位就是原穴，由此可见原穴在人体的重要性。

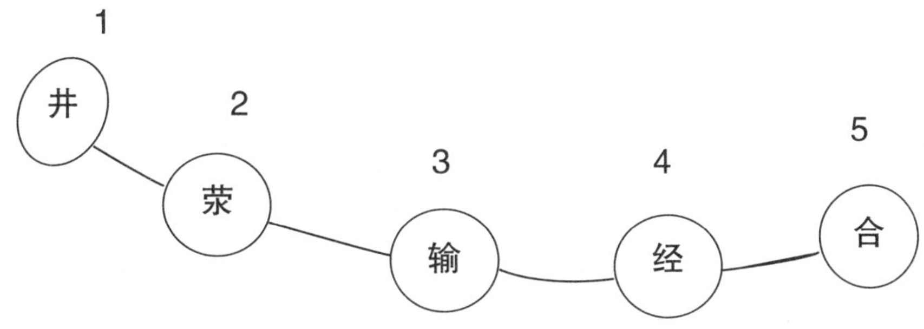

络穴

在四肢部，十二经脉各有一络脉，使阴经与阳经之间表里相通；在躯干部，又有督脉络、任脉络及脾之大络，分布于身后、身前及身侧。各络脉都有一络穴，总称十五络穴。络穴可治疗与表里两经相交及其分布部位的病症。

郄穴

郄，间隙的意思，指经气在深部集聚的部位。在四肢部十二经脉各有一郄穴，奇经八脉中的阴维、阳维、阴跷、阳跷也各有一郄穴，合称十六郄穴。郄穴为治疗本经循行所过部位及所属脏腑的急性病症，阴经郄穴多用于治疗血分病症，阳经郄穴多用于治疗气分病症，如急性疼痛、气形两伤等。

背俞穴

脏腑之气输注于背部相应的腧穴，称为背俞穴。背俞穴都位于背部脊柱两侧，多与脏腑相近。某一脏腑有病时，常在其相应的背俞穴处出现压痛等反应。背俞穴对于诊治有关脏腑病症具有重要作用。

募穴

募穴是脏腑之气输注于胸腹部的腧穴。它们的位置多与相应的脏腑相近。如果某脏腑有病时，常于相应的募穴部位出现压痛等反应。募穴对于诊察和治疗有关脏腑的病症也具有重要作用。

交会穴

经脉与经脉之间常互相会合，其会合部的腧穴称交会穴，如三阴交即为足三阴经相交会之穴。交会穴大多数分布在头面、躯干和四肢上。交会穴一般可主治与月经有关的病症。

八会穴

八会穴是脏、腑、筋、脉、气、血、骨、髓八者精气会聚的腧穴。八会穴的临床应用一般各以其会取治，如“血会膈腧”，凡咳血、咯血、吐血、血崩等血证均可取膈俞治疗；“腑会中脘”，六腑病证如胃痛、霍乱吐泻等均可取中脘。

附：难经之八会

八会穴首载于《难经》，它与其所属的八种脏器组织的生理功能有着密切关系。此难说，六腑之气会聚于太仓，五脏之气会聚于季胁，筋会聚于阳陵泉，髓会聚于绝骨，血会聚于膈俞，骨会聚于大杼，脉会聚于太渊，气会聚于三焦膜之外的两乳之间。凡属内热病变（今临床已不限于热病），都可以取其所属的穴位进行针疗。

**\ 众医家之观点 **

◆ 滑寿认为：六腑气会之太仓，即中脘穴，位于脐上四寸；六腑取禀于胃，所以为腑会。五脏气会之季胁，即章门穴，为脾之募，五脏取禀于脾，故为脏会。筋会之阳陵泉，为足少阳胆经之腧穴，胆与肝为配，肝者筋之合，故为筋会。髓会之绝骨，也叫阳辅，位于足外踝上四寸，辅骨前，绝骨端，如前三分诸髓皆属于骨，故为髓会。血会之膈俞，位于背部第7椎下，去脊两旁各一寸半，为足太阳膀胱经的脉气所发处，太阳多血，又血乃水之象，故为血会。骨会之大杼，位于项后第1椎下，去脊两旁各一寸半。脉会之太渊，在手掌陷中动脉处，即所谓寸口者，脉之大会也。气会之三焦，即两乳中间的膻中穴，为气之海，位于玉堂穴下一寸六分。

八会	穴名	经属
脏	季胁（章门）	脾经
腑	太仓（中脘）	任脉
气	膻中	任脉
血	膈俞	膀胱经
筋	阳陵泉	胆经
脉	太渊	肺经
骨	大杼	膀胱经
髓	绝骨（阳辅）	胆经

**\《千金要方》认为，绝骨，即悬钟穴，位于足外踝上三分处 **

◆ 四明陈氏认为：髓会之绝骨，与足少阳胆经无关，因脑为髓海，脑后有枕

骨穴，则绝骨当为枕骨之误。血会之膈俞，位于第7椎下两旁，因血者心所统、肝所藏，膈俞上为心俞，下为肝俞，故为血会。骨会之大杼，因骨者髓所养，髓自脑下注于大杼，再渗入脊心，下贯尾骶，继而渗诸骨节，故骨之气皆会于此。

◆ 元朝谢坚白认为：三焦当为上焦。

与滑寿同时代的古益袁氏认为：人能健步，以髓会绝骨也；肩能任重，以骨会大杼也。

**\ 八脉交会穴 **

八脉交会穴是十二经脉与奇经八脉在四肢部相交会的8个穴，是临床治疗常用的穴组，如公孙配内关，治疗心、胸、胃等病症。

经外奇穴

经外奇穴，是在十四经穴之外具有固定名称、位置和主治作用的腧穴，简称奇穴。按世界卫生组织（WHO）制定的国际标准有穴名48个。经外奇穴的分布较为分散，有的在十四经循行路线上，有些不在经脉循行路线上，但却与经络系统有密切的联系。如头面部的太阳、印堂等穴，小腿上治疗急性单纯性阑尾炎的阑尾穴等。有些奇穴并不指某一部位，而由多穴位组合而成，如十宣、八邪等。经外奇穴对某些病症具有特殊的疗效，其主治作用一般比较单纯。

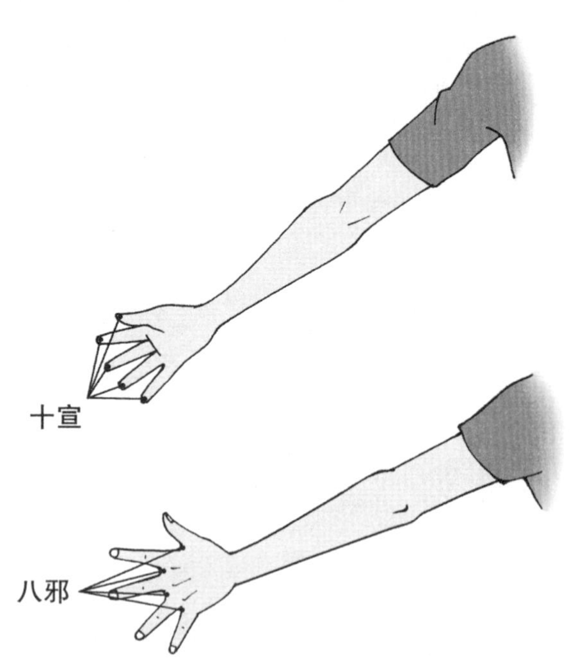

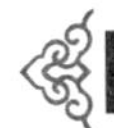

阿是穴

阿是穴，是无具体名称、无固定位置、无固定主治病症，而以病痛局部或与病痛有关的压痛点、敏感点作为腧穴。当按压某一局部时患者反应敏感，出现疼痛、酸胀，发出“啊”的声音，“啊”处即作为施术的穴位，故称阿是穴。

穴位的神奇功效

按照中医基础理论，人体穴位主要有三大作用，它既是经络之气输注于体表的部位，又是疾病反映于体表的部位，还是针灸、推拿、气功等疗法的施术部位。穴位具有“按之快然”、“驱病迅速”的神奇功效。

输注气血

腧穴从属于经脉，通过经脉向内连属脏腑，是脏腑经络气血渗灌、转输、出入的特殊部位。《灵枢·九针十二原》说：“所言节者，神气之所游行出入也，非皮肉筋骨也。”说明腧穴是气血通行出入的部位，脏腑、经脉之气在腧穴这一部位游行、出入，因此腧穴就具备了抵御疾病（出）、反应病痛（出）、传入疾病（入）、感受刺激、传入信息（入）等功能。

护卫肌表

当人体内部发生病变时，内在的病理状态可通过经脉腧穴反映于体表，因此，腧穴部位的变化可以作为诊断疾病的依据。

与经脉反应病症不同，腧穴所反应的病症主要限于腧穴范围的压痛、酸楚、结节、肿胀、瘀血、丘疹、虚陷等现象。腧穴反应病症的作用近年来有不少新发现，如呼吸系统病症多在中府、肺俞、孔最处出现反应；肝胆系统病症多在肝俞、胆俞、胆囊穴出现压痛等。

防治疾病

腧穴不仅是气血输注的部位，也是邪气所克的处所。当人体正气亏虚、肌腠空疏时，邪气就会通过体表腧穴由表入里。腧穴输注气血向内传入的特性，又是腧穴之所以能治疗疾病的基础。在腧穴部位点按或是施以针刺、温灸等时，各种刺激能通过腧穴、经脉传入体内，从而激发人体的正气，协调平衡阴阳，达到预防和抗御疾病的目的。

穴位的选取方法

取穴，又称穴位定位，定位正确与否直接影响治疗效果，历代医家都很重视。

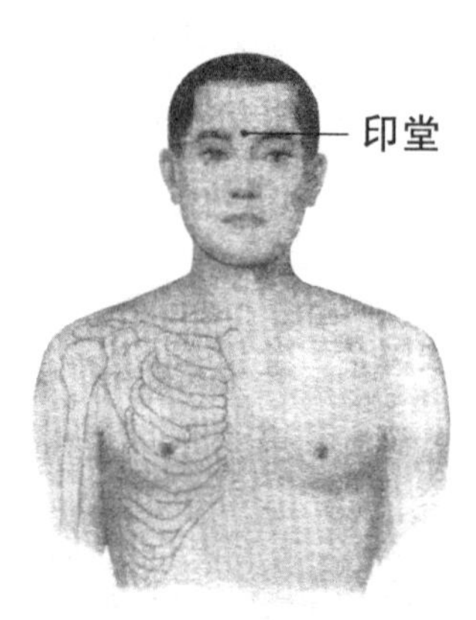

穴位定位有一定的方法，常用的取穴法有四种，分别是体表解剖标志定位法、骨度折量定位法、指寸定位法、简便取穴法。临床应用时，各种取穴方法可以结合起来，相互参照，并结合不同个体不同体位、姿势和不同穴位的局部感应来定穴。

体表解剖标志定位法

体表解剖标志定位法，以体表解剖学的各种体表标志为依据确定经穴位置的方法（见表 4）。体表解剖标志有固定标志和活动标志两大类：

固定标志

指各部由骨骼和肌肉所形成的凸起或凹陷，五官轮廓、发际、指（趾）甲、乳头、脐窝等。根据固定标志定位，如两眉之间定印堂，鼻尖定素髎，脐中定神阙，两乳头连线中点定膻中穴等。

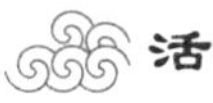

活动标志

指各部的关节、肌肉、肌腱、皮肤随活动而出现的空隙、凹陷、皱纹、尖端等。根据活动标志定位，如屈肘纹头取曲池，握拳掌横纹头取后溪，张口取听宫、听会，闭口取下关，握拳取劳宫穴等。

表 4　全身各部主要体表标志

部位	体表标志	说明
头部	前发际正中	头部有发部位的前缘正中
	后发际正中	头部有发部位的后缘正中
	额角（发角）	前发际额部曲角处
	完骨	颞骨乳突
	枕外隆突	枕骨外侧最隆起的骨突
面部	眉间（印堂）	两眉头之间中点处
	瞳孔、目中	平视，瞳孔中央
颈项部	喉结	喉头凸起
	第 7 颈椎棘突	
胸部	胸骨上窝	胸骨切迹上方凹陷处
	胸剑联合中点	胸骨体与剑突结合部
	乳头	乳头中央
腹部	脐中（神阙）	脐窝中央
	耻骨联合上缘	耻骨联合上缘与前正中线的交点处
	髂前上棘	髂脊前部的上方突起处
侧胸侧腹部	腋窝顶点	腋窝正中央最高点
	第 11 肋端	第 11 肋骨游离端

背腰骶部	胸椎棘突 1 ～ 12	
	腰椎棘突 1 ～ 5	
	骶正中嵴、尾骨	
	肩胛冈根部点	肩胛骨内侧缘近脊柱侧
	肩峰角	肩峰外侧缘与肩胛内连续处
	髂后上棘	髂嵴后部上方突起处
上肢部	腋前纹头	腋窝皱襞的前端
	腋后纹头	腋窝皱襞的后端
	肘横纹	
	肘尖	尺骨鹰嘴突
	腕掌、背侧横纹	尺桡骨茎突远端连线上的横纹
下肢部	髀枢	股骨大转子
	股骨内侧髁	内辅骨上
	胫骨内侧髁	内辅骨下
	臀下横纹	臀与大腿的移行部
	犊鼻（外膝眼）	髌韧带外侧凹陷处中央
	腘横纹	腘窝处横纹
	内踝尖	内踝向内侧的凸起处
	外踝尖	外踝向外侧的凸起处

骨度折量定位法

骨度分寸折量法，是以体表骨节为主要标志折量全身各部的长度和宽度，定出分寸，用以确定腧穴位置的方法，又称骨度分寸法、骨度法、折骨定穴法（见表 5）。

采用骨度分寸折量法，不论男女老幼、高矮胖瘦，只要部位相同，其尺寸便相同。

表5 骨度折量寸表

部位	示意图	起止点	折量分寸	度量法	说明
头面部		前发际正中→后发际正中	12寸	直	用于确定头部经穴的纵向距离
		眉间（印堂）→前发际正中	3寸	直	用于确定前或后发际及其头部经穴的纵向距离
		第7颈椎棘突下（大椎）→后发际正中	3寸	直	
		眉间（印堂）→后发际正中→第7颈椎棘突下（大椎）	18寸	直	
		前额两发角（头维）之间	9寸	横	用于确定头前部经穴的横向距离
		耳后两乳突（完骨）之间	9寸	横	用于确定头后部经穴的横向距离
胸腹胁		胸骨上窝（天突）→胸剑联合中点（歧骨）	9寸	直	用于确定胸部任脉穴的纵向距离
		胸剑联合中点（歧骨）→脐中	8寸	直	用于确定上腹部经穴的纵向距离
		脐中→耻骨联合上缘（曲骨）	5寸	直	用于确定下腹部经穴的纵向距离
		两乳头之间	8寸	横	用于确定胸腹部经穴的横向距离
		腋窝顶点→第11肋游离端（章门）	12寸	直	用于确定胁肋部经穴的纵向距离

背腰部		肩胛骨内缘→后正中线	3寸	横	用于确定背腰部经穴的横向距离
		肩峰缘→后正中线	8寸	横	用于确定肩背部经穴的横向距离
上肢部		腋前、后纹头→肘横纹（平肘尖）	9寸	直	用于确定臂部经穴的纵向距离
		肘横纹（平肘尖）→腕掌（背）侧横纹	12寸	直	用于确定前臂部经穴的纵向距离
胸腹胁		耻骨联合上缘→股骨内上髁上缘	18寸	直	用于确定下肢内侧足三阴经穴的纵向距离
		胫骨内侧髁下方→内踝尖	13寸	直	
		股骨大转子→横纹	19寸	直	用于确定下肢外后侧足三阳经穴的纵向距离（臀沟→横纹，相当14寸）
		横纹→外踝尖	16寸	直	用于确定下肢外后侧足三阳经穴的纵向距离

指寸定位法

指寸定位法，是以本人手指所规定的分寸以量取腧穴的方法，又称指量法、手指同身寸取穴法。

指寸定位法使用方便，但对儿童和身材高矮胖瘦者易有误差，必须在骨度分寸的基础上应用，不能以指寸倍量全身各部，以免长短失度。

常用指寸定位法：（举一例子）

中指同身寸：中指屈曲时，中节桡侧两端纹头之间的距离为 1 寸。适用于四肢部腧穴的纵向比量以及背腰部腧穴的横向定位。

拇指同身寸：以拇指关节的横度为 1 寸。

横指同身寸：又称一夫法。示、中、无名、小指四指并拢，以中指中节横纹为准，四指的宽度为 3 寸。多用于上下肢、下腹部的直寸，以及背部的横寸取穴。

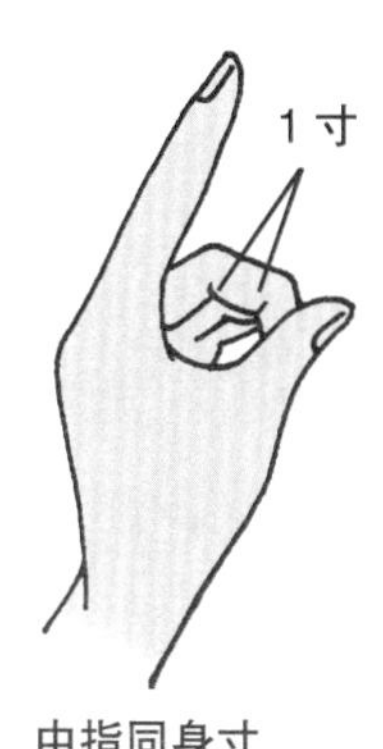

中指同身寸

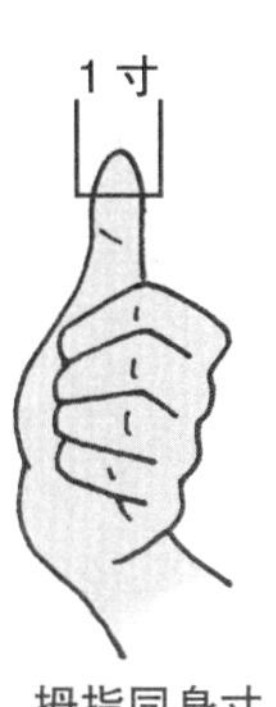

拇指同身寸

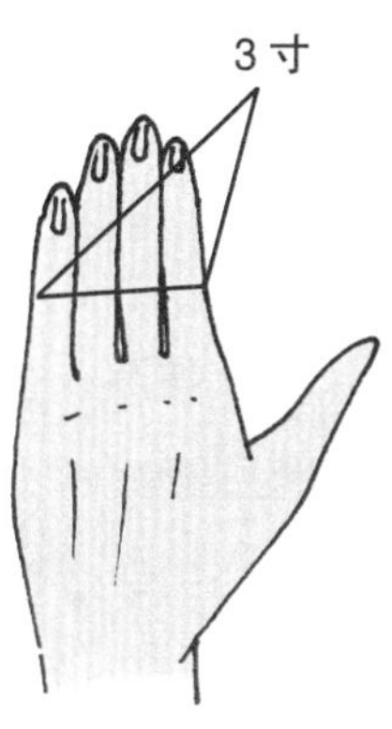

横指同身寸

简便取穴法

简便取穴法，是在取穴时结合一些简便的活动标志取穴的方法。简便取穴法简便易行，临床应用时可与体表标志法、骨度法、指寸法结合起来。常用的简便取穴有下列几种：

取风市，自然立正垂臂，股外侧中指端所指之处即是。

取列缺，两手虎口自然平直相交，食指尖端所指处即是。

取百会，两耳尖直上连线中点即是。

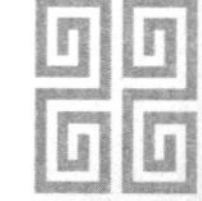

取劳宫，半握拳，中指指尖压在掌心的第一横纹处即是。

以上 4 种取穴方法很实用，下面总结几点取穴要领。

临床取穴常以骨度法为主，再结合其他取穴方法。同时还必须注意患者的体位、姿势，并且要上下左右互相参照。取穴的原则要领大致可以归纳为：

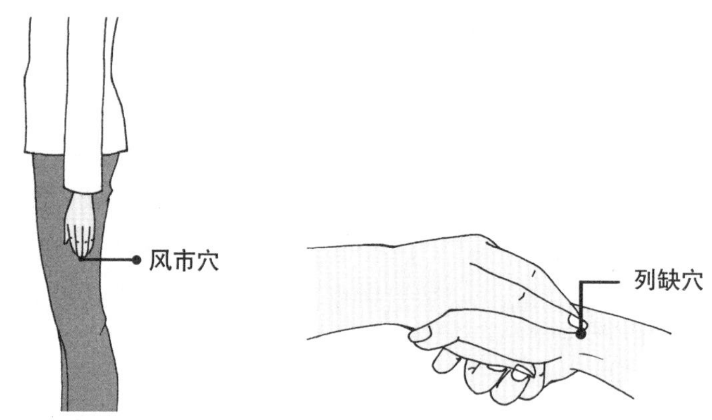

（1）按照分寸，做到心中有数。

（2）观察体表标志定穴。

（3）采取适当的姿势取穴。

某些穴位应采取坐姿取穴，而某些穴位则以卧式取穴为宜；有些穴位应伸直肢体取之，而有些穴位则应屈曲肢体取之。临证时还须依具体情况而定。此外，还可结合一些简便的活动标志取穴。

（4）取五穴而用一穴，取三经而用一经。

古人有“取五穴用一穴而必端，取三经用一经而可正”之说。意思是说，正确的取穴方法是：取某一个穴位时，必须要了解它上下左右的穴位；定某一经络时，必须参照其周围几条经脉的循行。这样全面参考，才能正确地定位取穴。

督脉和任脉位于人体的正中线，穴位较易确定，因此，任督脉的穴位常可作为两旁经穴定位的参考依据。而头部和肩部的腧穴比较复杂，取穴时须仔细分辨。取肢体外侧面的穴位时，主要观察筋骨的凹陷等骨性标志；而取肢体内侧面的穴位时，除注意体表标志外，还应注意动脉的搏动等。

简单有效的经络穴位养生法

经络穴位养生法是运用针刺、艾灸、按摩等方法，刺激经络、穴位，以激发精气，达到调和气血、旺盛代谢、通利经络、增进人体健康等目的的一种养生方法。

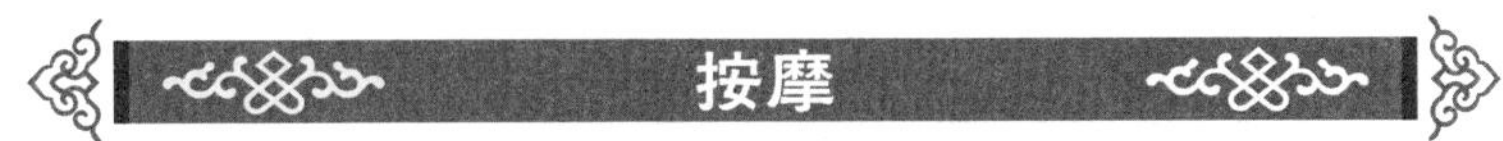

按摩

按摩手法分类

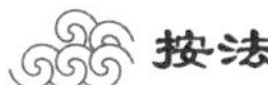

按法

用手指或手掌面着力于体表一部位或穴位上，逐渐用力下压，称为按法。在临床上有指按法和掌按法之分。按法亦可与其他手法结合，如果与压法结合则为按压法。若与揉法结合，则为按揉法。

指按法：

是用拇指指面或以指端按压体表的一种手法。当单手指力不足时，可用另一手拇指重叠辅以按压。在临床上常与揉法结合使用。

手法要领

（1）按压力的方向要垂直向下。

（2）用力要由轻到重，稳而持续，使刺激感觉充分达到机体深部组织。切忌用迅猛的暴力。

（3）按法结束时，不宜突然放松，应逐渐递减按压的力量。

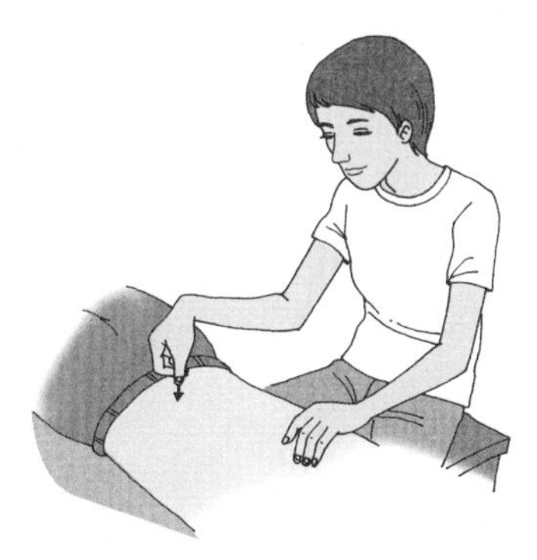

举例说明

胃脘痛：按脾俞、胃俞或脊旁敏感点，每穴 1 ～ 2 分钟。

腹痛：按揉足三里、内关。

颈项强痛：按揉列缺、后溪。

牙痛：按揉合谷。

痛经：按揉三阴交。

尿潴留：指按中极。

掌按法：

是用掌根或全掌着力按压体表的一种方法。掌按法可单掌亦可双掌交叉重叠按压。同样也可与揉法相结合使用。

手法要领

（1）按压后要稍作片刻停留，再做第二次重复按压。

（2）为增加按压力量，在施术时可将双肘关节伸直，身体略前倾，借助部分体重向下按压。

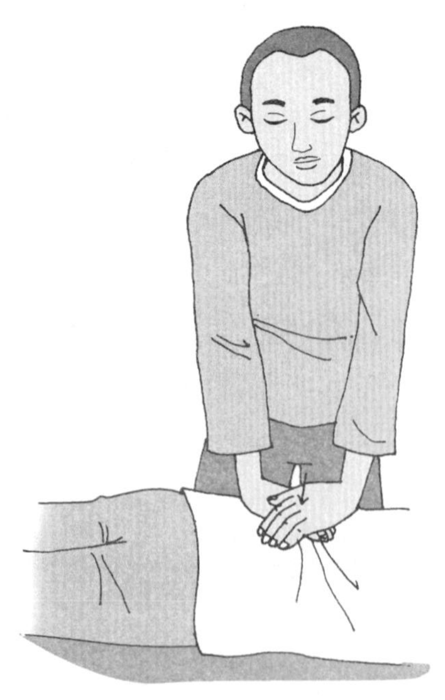

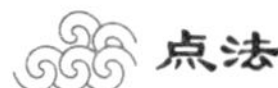

点法

用屈曲的指间关节突起部分作为力点，按压于某一治疗点上，称为点法。它由按法演化而成，可属于按法的范畴。具有力点集中、刺激性强等特点。有拇指端点法、屈拇指点法和屈食点法三种。

手法要领

（1）拇指端点法：用手握空拳，拇指伸直并紧贴于食指中节的桡侧面，以拇指端为力点压于治疗部位。

（2）屈拇指点法：是以手握拳，拇指屈曲抵住食指中节的桡侧面，以拇指指间关节桡侧为力点压于治疗部位。

（3）屈食指点法：是以手握拳并突出示指，用食指近节指间关节为力点压于治疗部位。

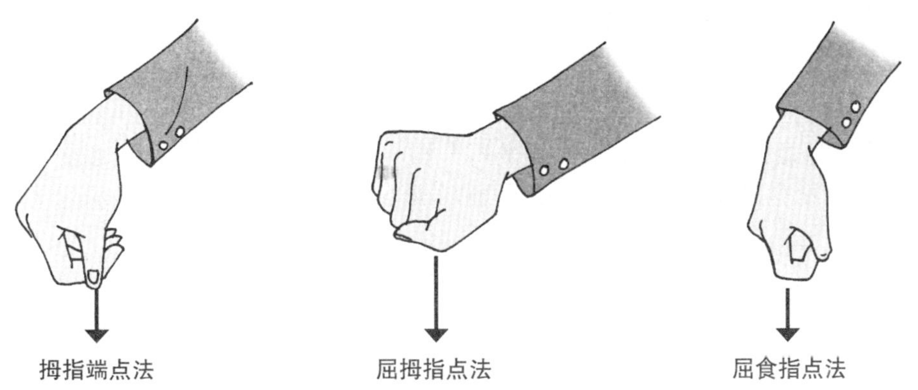

压法

用拇指面、掌面或肘部尺骨鹰嘴突为力点，按压体表治疗部位，称为压法。在临床上有指压法、掌压法、肘压法之分，具有压力大、刺激强的特点。

压法的力量较按法要重，目前临床上压法常限于肘压法，现介绍如下。

手法要领

①术者肘关节屈曲，以肘尖部（即尺骨鹰嘴突）为力点，压在体表治疗部位。

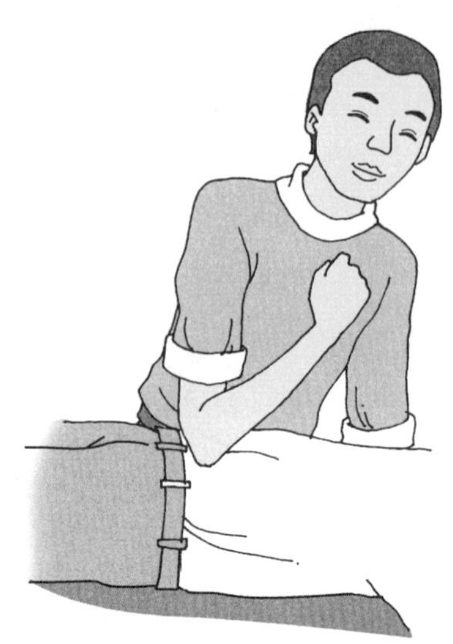

②压力要平稳缓和，不可突发暴力。

③肘压力量以患者能忍受为原则。

摩法

用食、中、无名指末节罗纹面或以手掌面附着在体表的一定部位上，作环形而有节律的抚摩，称为摩法。其中以指面摩动的称指摩法，用掌面摩动的称掌摩法。古代还常辅以药膏，以加强手法治疗效果，称为“膏摩”。

摩法的动作与揉法有相似之处，但摩法用力更轻，仅在体表抚摩；而揉法用力略沉，手法时要带动皮下组织。

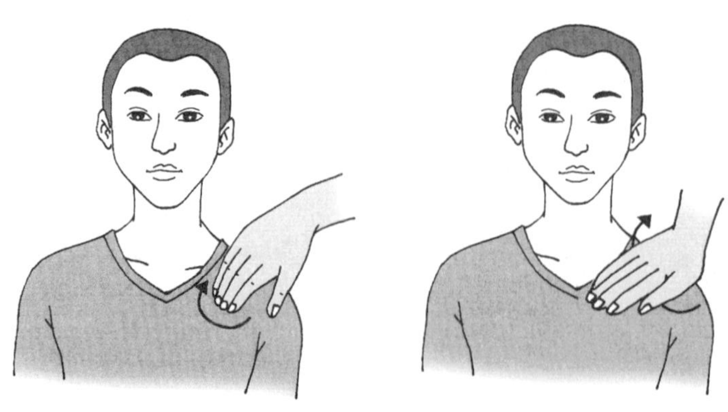

手法要领

（1）指摩法：腕微屈，掌指及诸指间关节自然伸直，以食、中、无名指末节罗纹面附着于治疗部位，用腕和前臂的协调运动带动手指罗纹面，在所需治疗部位作顺时针方向或逆时针方向的环旋摩动。

（2）掌摩法：腕关节微背伸，诸手指自然伸直，将全手掌平放于体表治疗部位上，以前臂和腕的协调运动带动手掌，在所需治疗部位作顺时针方向或逆时针方向的环旋摩动。

（3）手法轻柔，压力均匀。指摩法宜稍轻快，每分钟摩动约 120 次左右；掌摩宜稍重缓，每分钟摩动 80 ～ 100 次。

揉法

用大鱼际、掌根，或手指罗纹面吸附于一定的治疗部位，作轻柔缓和的环旋运动，并带动该部位的皮下组织，称之为揉法。以大鱼际为力点，称鱼际揉法。

以掌根为力点，称掌根揉法；以手指罗纹面为力点，称指揉法。其中以鱼际揉法的技巧性较高，故先作介绍。

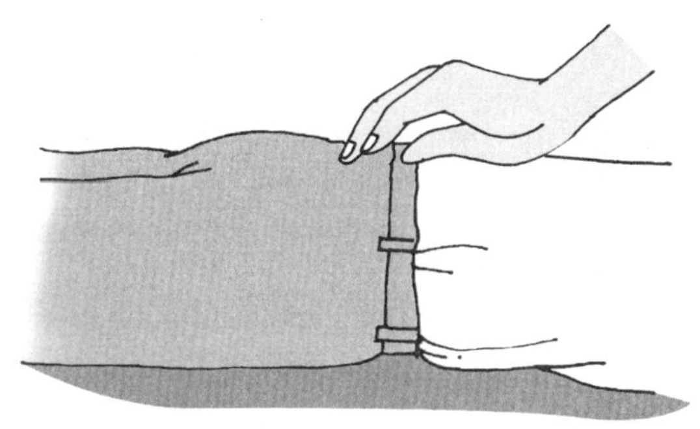

手法要领：鱼际揉法

（1）用大鱼际着力，稍用力下压；拇指略内收，指间关节微屈；手腕放松，以腕关节和前臂协调的摆动运动来带动大鱼际，在治疗部位上作环旋状揉动。若以掌根着力，则称为掌根揉法。

（2）动作要灵活，力量要轻柔。施法时，既不可在体表造成摩擦，也不可故意在体表揿压。

（3）动作要有节律性，其频率每分钟 120 ～ 160 次。

指揉法：

用拇指或中指罗纹面，或以食、中指，或以食、中、无名指罗纹面，在某一穴或几个穴或某部位上作轻柔的小幅度的环旋柔动，称为指揉法。且有单指揉法、双指揉法、三指揉法之分。

临床上指揉法常与按法结合，组成按揉复合手法。单指揉可适用于全身各部位；双指揉可用于背俞穴，亦可用于小儿推拿乳旁、乳根穴或双侧天枢穴；三指揉可用于背俞穴，亦可用于小儿先天性肌性斜颈等。

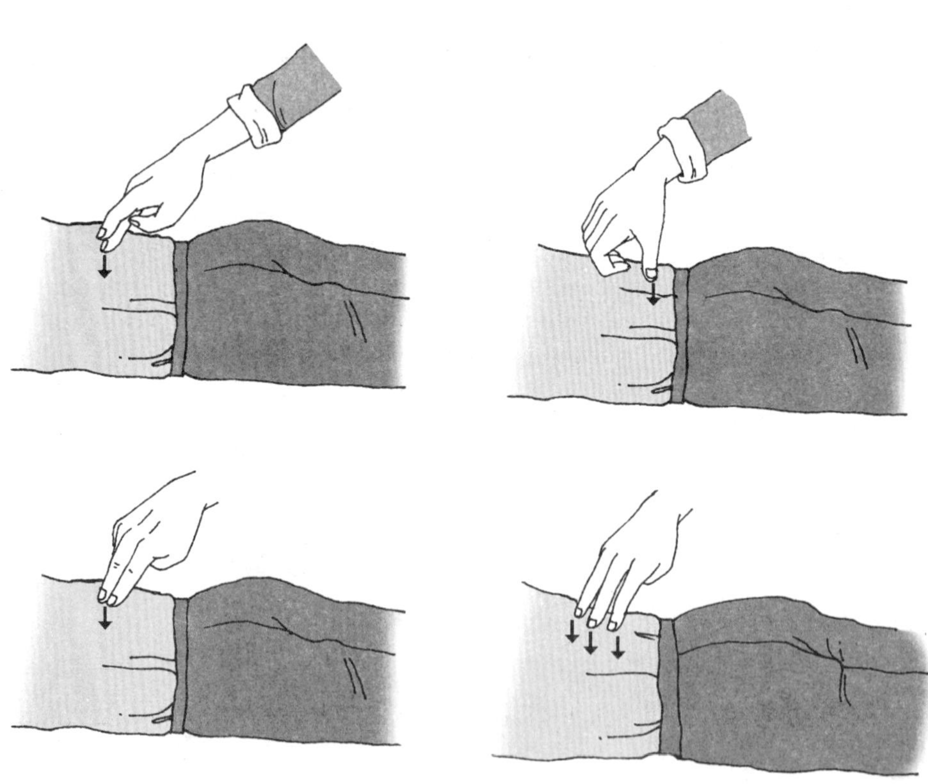

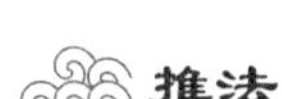

推法

是推拿手法中的主要手法之一，但由于历史原因和不同的学术流派已将推法衍化出许多不同的动作和名称。按其原意，“推者，一指推去而不返，……”也就是说用拇指或手掌或其他部位着力于人体某一穴位或某一部位上，作单方向的直线或弧形移动，称为推法。

成人推法中，有以拇指为力点的，称拇指平推法；有以手掌为力点的，称掌平推法；有以用拳为力点的，称拳平推法；有以用肘尖为力点的，称为肘平推法。平推法是作直线的单向运动，体表受力较大，但推行速度相对缓慢。其意是推动气血的运行。

拇指平推法用拇指指腹为着力点于治疗部位，沿经络循行路线或肌纤维平行方向，由甲点推向乙点，其余四指并拢作支点以助拇指用力。

一般可连续操作 5 ～ 10 遍或更多。

手法要领：

（1）从甲点推向乙点时用力要均匀。

（2）从甲点推向乙点时要匀速。

（3）对从甲点推向乙点途中所需加重手法刺激的某穴可配合按揉或按压等手法。

（4）在治疗部位应先涂抹少量冬青油等油类介质，使皮肤有一定的润滑度，以利于操作，并防止推破皮肤。

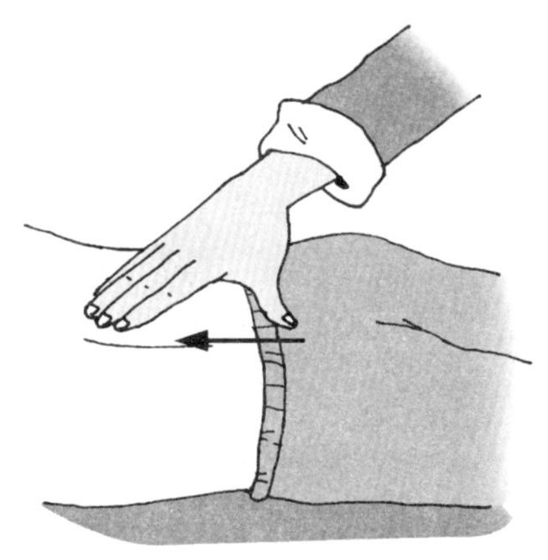

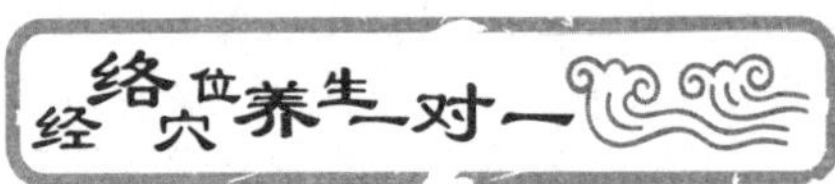

掌平推法：

以掌根为着力点于治疗部位，由甲点推向乙点。若需要增大压力时，可用另一手重叠缓慢推进。一般可连续操作 5 ～ 10 遍。

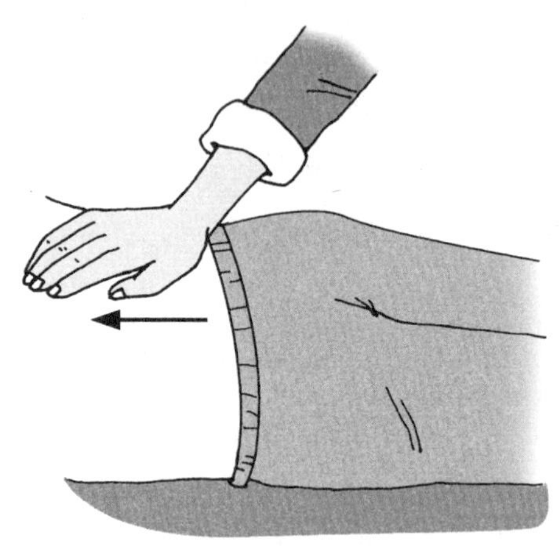

手法要领：同拇指平推法

拳平推法：

握拳，以食、中、无名、小指四指的近节指间关节为着力点于治疗部位，由甲点推向乙点。由于本法刺激力度较强劲，一般连续操作 3 ～ 5 遍，或更少。

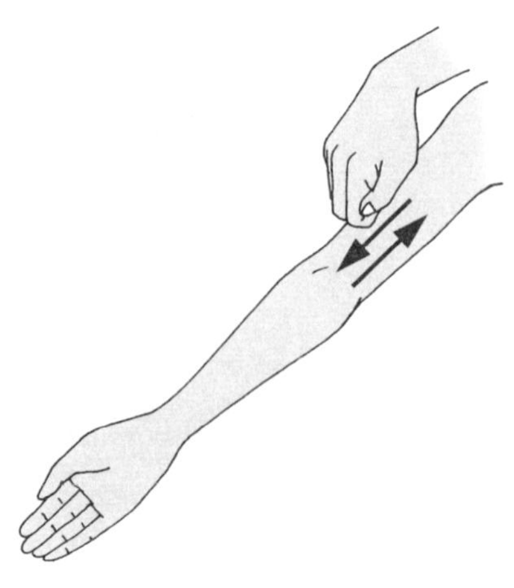

手法要领：肘平推法

肘平推法以肘部尺骨鹰嘴为着力点于治疗部位，由甲点推向乙点，由于本法刺激力度特别强，一般连续操作仅 1 遍或 2 遍即可。

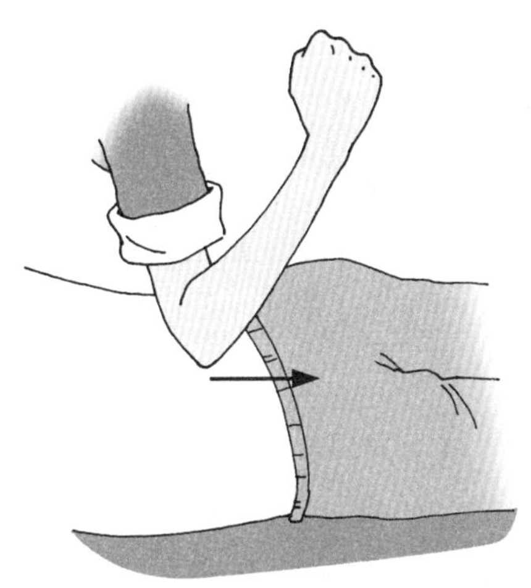

擦法

用手掌紧贴皮肤，稍用力下压并作上下向或左右向直线往返摩擦，使之产生一定的热量，称为擦法。擦法以皮肤有温热感即止，是推拿常用手法之一。有掌擦、鱼际擦和侧擦之分。

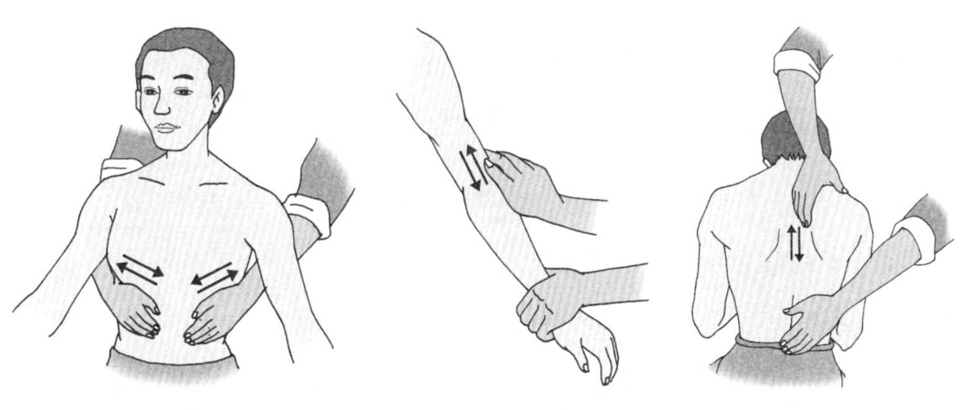

手法要领

（1）上肢放松，腕关节自然伸直，用全掌、大鱼际或小鱼际为着力点，作用于治疗部位，以上臂的主动运动，带动手做上下向或左右向的直线往返摩擦移动，不得歪斜，更不能以身体的起伏摆动去带动手的运动。

（2）摩擦时往返距离要拉得长，而且动作要连续不断，如拉锯状，不能有间歇停顿。如果往返距离太短，容易擦破皮肤；当动作有间歇停顿，就会影响到热能的产生和渗透，从而影响治疗效果。

（3）压力要均匀而适中，以摩擦时不使皮肤起皱褶为宜。

（4）施法时不能操之过急，呼吸要调匀，千万莫迸气，以伤气机。

（5）摩擦频率一般每分钟 100 次左右。

掌擦法用于胸腹、胁肋部为主。

鱼际擦法用于四肢为主，尤以上肢为多用。

侧擦法用于背部、腰骶部为主。

按摩养生法

以上讲述按摩法，下面总体介绍几种我们在日常生活中随时可以用到的保健法：

双手拍头

取坐位，头身正直，然后用双手掌在头部施轻拍法，由前向后，均匀拍打，力量要轻柔有弹性，双手轻拍约 20 次。

按摩后脑

两手指交叉，抱在后颈枕下部，左右来回横向搓摩约 20 次，力量要轻柔适中。

十指梳搔头皮法

头为“诸阳之会”，脑为髓之海，乃诸阳经气的汇聚处。每日早晚以十指向后梳搔前额发际至枕后发际各 60 次。本法可促进血液循环、防治脑血管病变等。

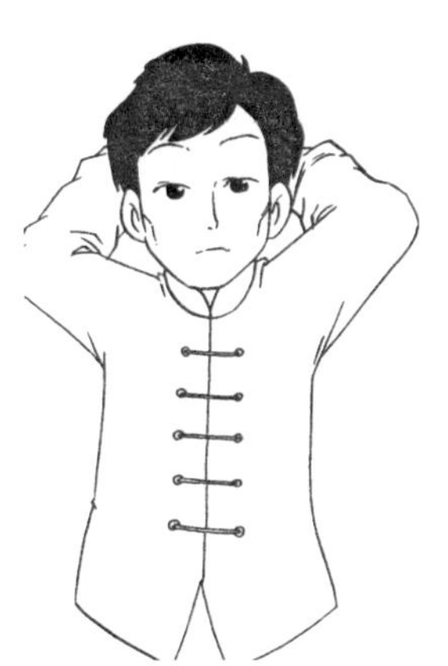
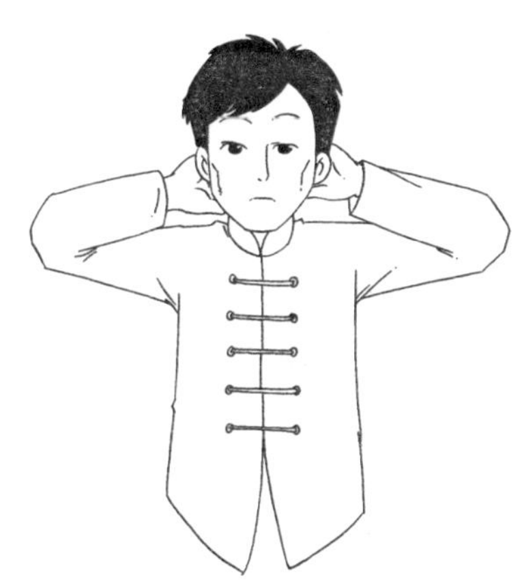

搓掌揉脸法

人们到了老年经脉气血不足，面色少华。每天早晚双手搓掌至发热，揉面部各 60 次，激发面部气血，使面部充盈红润，面肌富有弹性，有防老祛皱、焕发精神功能。

旋摩耳轮

“耳为肾之窍”，肾开窍于耳，耳为六条阳经经脉所聚。先用掌心旋摩耳郭前面 10 次，然后水平方向摩擦耳郭前面和后面 10 次，使耳部发热有烧灼感为宜。本法有防治耳鸣和耳源性疾病等功能（有耳病者禁用）。

叩齿咬牙弹舌

齿属肾，“肾主骨，肾气虚，齿不健，八八则齿发去”。双手掌轻按双颊，先叩齿有声 36 次，后咬牙无声 18 次。然后下颌放松，用两大指指腹向上托叩下颌 36 次。“心开窍于舌”，舌为心之苗。每日早晚弹舌各 60 次，弹舌是对脑的良性按摩，有健脑护脑之功。

鸣天鼓

双掌掩耳，食指、中指、无名指在后枕轻轻摩擦，耳中闻擂鼓之声约 1 分钟，继用无名指弹滑 36 次。

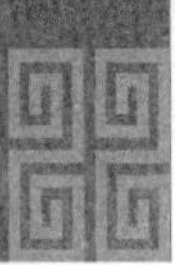
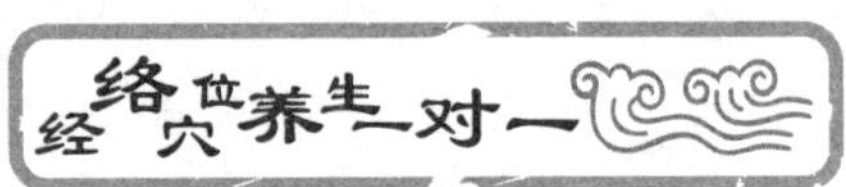

搅海咽津

舌尖先左后右在口腔内颊慢慢搅动10次，古称“赤龙搅海”。至唾液满口津10次，分3小口用力引颈咽下，意想直至小腹丹田。

运目弹睛

头部不动，眼珠向四周环视1周，正反方向各3次。然后用力紧闭双眼，同时呼气，待气吐尽后，迅速睁大双眼，同时吸气，共3次。

按摩颈项

颈项部是人体经脉通往头部和肢体的重要通道。手掌自后颈慢慢按摩至前颈，中指尖点天突穴。左右手交替各做10次。有防治颈椎病、血管性头痛、脑血管病的功能。

肩胛部按摩

肩胛部是手足之三阳经脉交会之处，每日早晚按摩各60次，有解除肩部疲劳，防治肩周炎、颈椎病的功能。

上肢部按摩

上肢部位为“手三阴手三阳之脉”的要道，是内连脏腑外络肢节的重要部位。每日早晚按揉各60次，即从上内侧腋下（极泉穴）至腕部内侧（内关穴）；从外侧腕部（外关穴）至肩部（肩井穴）。此法有疏通上肢经脉、调和气血功能，对心血管系统、呼吸系统疾病及上肢病痛有良效。

按摩腹肋

腹为任脉经过之处，胁肋部位为肝胆经脉（期门、章门）所交会。双掌根紧按双侧腋下胁肋，自后向前按摩10次。然后左掌叠右掌上，按揉上腹心窝部10次，继按顺时针方向向左上腹推进，而后依次达左下腹、小腹、右下腹，回到心窝部，如此1～3遍。有舒肝理气、清肝利胆之效。对防治肝胆疾病和岔气、肋间神经痛有效。

搓腰揉肾

“腰者肾之府”，肾为先天之本，肾主骨藏精。每日早晚双手虎口放双侧腰眼穴，用力旋揉36次。然后双手上移至双侧肾俞穴，左右扭动腰部，自上而下按揉10次，共1～3遍。使腰部发热，能强肾壮腰，对治疗肾虚腰痛、风湿腰痛、强直性脊柱炎、腰椎间盘突出症、腰肌劳损等腰部疾患有良效。

骶尾部按摩

骶尾部为人体“大树之根”，按摩骶尾部八穴和长强穴，每日早晚各60次，有治疗腰骶痛、改善性功能之疗效。

下肢部按摩

下肢部位为“足三阴足三阳”之脉的要道。每日早晚拍打由下（三阴交、悬钟穴）向上（足三里穴、阴陵泉穴）和股下段（梁丘、血海穴）至股上段（风市、环跳穴），如此反复拍打60次，对活血理气、舒筋通络、调理脾胃效果尤佳。夜晚睡前温水泡脚30分钟（冬季水温42℃～45℃），两足稍晾干后反复搓推足心（涌泉穴）60次，涌泉穴为肾经之源，对温肾、补肾、健脑、改善血液循环有效。

敲打命门

双手握拳，在自由转腰时，用双拳轮换敲打命门穴。

全身拍打

用拳或掌在丹田、腹部、胸部、腰部、肩部、头部做轻松而富有弹性的拍打。

灸法

灸法大家一定不陌生。指用艾绒等药物在穴位上灼烫、熏熨以治病的方法。灸法养生是指在身体某些特定穴位上施灸，以达到和气血、调经络、养脏腑、益寿延年的目的，这种养生不仅用于强身保健，亦可用于久病体虚之人，是我国独

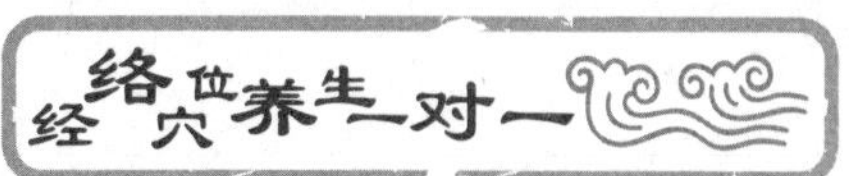

特的养生方法之一。

灸法，流传已久。《扁鹊心书》中即指出：“人于无病时，常灸关元、气海、命门、中脘，虽未得长生，亦可得百余岁矣”。说明古代养生家在运用灸法进行养生方面，已有丰富的实践经验。时至今日，保健灸仍是广大群众所喜爱的行之有效的养生方法。

艾灸从形式上分，可分为艾炷灸、艾条灸、温针灸三种；从方法上分，又可分为直接灸、间接灸和悬灸三种。保健灸则多以艾条灸为常见，而直接灸、间接灸和悬灸均可采用。

根据体质情况及所需的养生要求选好穴位，将点燃的艾条或艾炷对准穴位，使局部感到有温和的热力，以感觉温热舒适，并能耐受为度。

艾灸时间可在 3 ～ 5 分钟，最长不超过 15 分钟为宜。一般来说，健身灸时间可略短；病后康复，施灸时间可略长。春、夏两季，施灸时间宜短，秋、冬两季宜长；四肢、胸部施灸时间宜短，腹、背部位宜长。老年人、妇女、儿童施灸时间宜短，青壮年则时间可略长。

施灸的时间，传统方法多以艾炷的大小和施灸壮数的多少来计算。艾炷是将艾绒捏成的圆锥形，分大、中、小三种。如蚕豆大者为大炷，如黄豆大者为中炷，如麦粒大者为小炷。每燃烧一个艾炷为一壮。实际应用时，可据体质强弱而选择。体质强者，宜用大炷；体质弱者，宜用小炷。

在此介绍两种艾灸保健法：

自我艾灸法：自我艾灸时多用艾条灸，因为艾条使用方便，也好控制。取坐位，全身自然放松，呼吸平稳，心无杂念，将所施灸的部位暴露出来。灸时要注意防止火星落在皮肤上，避免烫伤。

悬灸上肢穴位：内关。

悬灸下肢穴位：涌泉、足三里、三阴交。

被动艾灸法：被动艾灸也就是请他人帮助施以灸疗，艾炷灸与艾条灸均可以，可根据情况选用。一般艾炷灸难度大一些，需要用心学习操作；艾条灸难度相对较小，容易操作控制，各人可根据自己的感觉进行选择。

被灸者一般取仰卧位或俯卧位。全身自然放松，不要紧张，心情愉悦。然后将要施灸的部位暴露出来。施术者站于一旁，也可取坐位，手臂及身体自然放松，心无杂念，轻巧操作，从容缓和，不急不躁，全神贯注。被动灸法多用于胸腹部或腰背部，养生的穴位有气海、关元、中脘、神阙、华佗挟脊、肾俞、命门。

针刺

针法是以毫针刺激人体经络穴位，通过提、插、捻、转等不同手法，起到调整脏腑、疏通经络的作用。由于此法非专业人士操作起来有点困难，在此不作详细叙述。

运用以上三种经络穴位养生法时，一定要注意如下两点：

（1）刺激穴位时要在呼气时

穴位疗法最容易忽视的是呼吸。似乎很少人知道，呼气时能刺激经络和穴位，使传导更快更佳，以取得更好的治疗效果。

吸气时，肌肉收缩而僵硬，这时刺激穴位不太会传达。相反，吐气时，肌肉松弛而柔软，此时给予刺激，不仅痛感少，而且传导佳。

（2）治疗前千万不要抽烟

大家都知道香烟中含有致命的毒物，特别是所含的尼古丁更是剧毒物质。如果在进行穴位治疗前抽烟，尼古丁一旦进入体内，就会造成交感神经紧张，血管收缩，血液循环不畅，肯定会影响治疗效果。

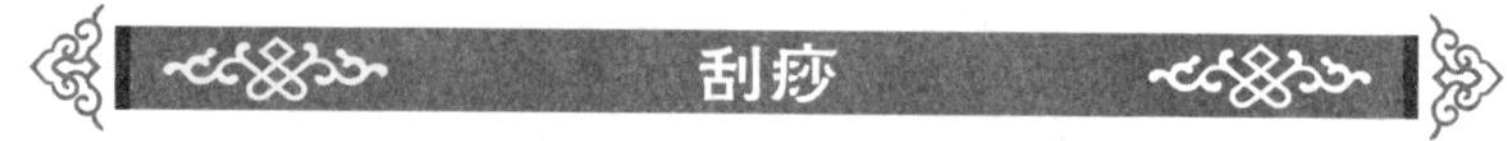

刮痧

刮痧的作用

刮痧是中国传统的自然疗法之一，它主要是利用牛角、玉石等工具对人体一定的经穴部位或某个局部进行一定程度的刮拭刺激，以皮肤出现的红色如粟的斑点，达到舒经通络、活血化瘀、促进人体代谢、达到人体恢复健康的目的。

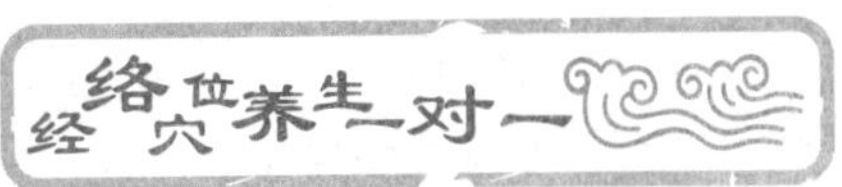

（1）调节阴阳

传统的中医认为，人体在正常的情况下，保持着一种阴阳相对平衡的状态。当体内的阴阳平衡遭到破坏，人们的身体就会出现相应的病症，正如《素问·阴阳应象大论》中所记载："寒极生热，热极生寒"，"重阴必阳，重阳必阴"。刮痧能根据症候的属性来调节人体内阴阳的偏盛偏衰，使机体达到"阴平阳秘"，恢复体内的阴阳平衡，以实现治病的目的。

（2）活血化瘀

由不同原因引起的脏腑功能失调或者因为外力使局部血脉不通，常会导致在人体某一部位或组织血行不畅，引起疼痛甚至形成肿块等组织上的变化。中医认为人体"通则不痛，痛则不通"，通过对相应的腧穴进行刮拭，会达到活血化瘀、祛瘀生新的作用。

（3）舒经通络

刮痧疗法主要是增强局部血液循环，使局部组织温度升高。另外，在以刮痧板为工具配用多种手法的直接刺激下，能有效提高局部组织的痛阈。通过刮痧板的作用还能使紧张或痉挛的肌肉得以舒展，从而解除其紧张痉挛，以消除疼痛。

（4）清热排毒

通过刮痧手法的刺激，能清除身体内热邪疾，达到清热的目的，使机体内部阳热之邪排出体外。另外，它还能使身体内气血产生的代谢"垃圾"通过刮拭使其到达肌肤与组织间隙的体表，达到排除毒素的目的，以增强体质，减轻病势，促进康复。

刮痧方法

刮痧疗法包括持具操作和徒手操作两大类。持具操作又包括刮痧法、挑痧法、放痧法。具体为揪痧法、扯痧法、挤痧法、焠痧法、拍痧法，徒手操作又叫撮痧法。

（1）刮痧法

为最常用的一种方法，刮痧部位通常多在病人背部或颈部两侧，根据病情

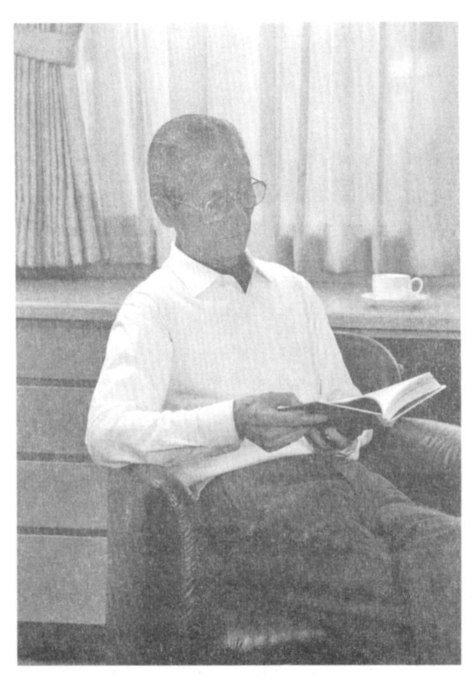

需要，有时也可在颈前喉头两侧，胸部、脊柱两侧，臂弯两侧或膝弯内侧等处。也可按照病情需要，选择适合的部位。刮痧法又分为直接刮法和间接刮法两种。

（2）直接刮法

指在施术部位涂抹上介质后，用刮痧工具直接接触患者的皮肤，在体表特定的部位进行反复的刮拭，直至皮下出现痧痕为止。

（3）间接刮法

指在患者要刮拭的部位上放一层薄布，然后再用刮痧工具在布上间接刮拭，此法有保护皮肤的作用。主要适用于儿童、年老体弱、高热、中枢神经系统感染、抽搐以及某些皮肤病患者。

（4）挑痧法

指刮拭者用针刺挑病人体表的一定部位，以治疗疾病的方法。具体方法为：刮拭者先用棉签消毒局部皮肤，用左手捏起挑刺的部位皮肉，右手持三棱针，轻快地刺入并向外挑，每个部位挑 3 下，同时用双手挤出紫暗色的瘀血。术后用碘酒消毒，敷上无菌纱布，胶布固定。本法主要用于治疗暗痧、宿痧、郁痧、闷痧等病症。

（5）放痧法

又称刺络疗法，以针刺静脉或点刺穴位出血，用于祛痧而达到治病目的的施治方法，叫做放痧疗法。放痧法又分为“点刺法”和“泻血疗法”。

（6）泻血疗法

常规消毒，左手拇指压在被刺部位下端，上端用橡皮管结扎，右手持三棱

针对准刺部位静脉，迅速刺入脉中 0.5 ～ 1 分深，然后出针，使其流出少量血液，出血停止后，以消毒棉按压针孔。当出血时，也可轻按静脉上端，以助瘀血排出，毒邪得泄。此法适用于肘窝、腘窝及太阳穴等处的浅表静脉，用以治疗中暑、急性腰扭伤、急性淋巴管炎等病（该法有难度，应由专业人员操作）。

（7）点刺法

即针刺前先推按被刺部位，使血液积聚于针刺部位，常规消毒后，左手拇、食、中三指夹紧被刺部位，右手持消毒的三棱针对准该部位迅速刺入皮肤 1 ～ 2 分深，随即将针退出，轻挤压针孔周围，使其少量出血，然后用消毒棉球按压针孔止血。此法多用于手指或足趾末端穴位。

（8）揪痧法

指在施术部位涂抹上刮痧介质后，然后施术者五指屈曲，用自己食指、中指的第二指节对准施术部位，把皮肤与肌肉揪起，然后瞬间用力向外滑动再松开，这样一揪一放，反复进行，并连续发出“巴巴”声响。在同一部位可连续操作 6 ～ 7 遍，这时被揪起部位的皮肤就会出现痧点。本法适用于皮肤张力不大的头面部及腹、颈、肩、背部等处。

（9）扯痧法

在患者的一定部位或穴位上，用大拇指与食指用力提扯患者的皮肤，使扯痧部位表皮出现紫红色或暗红色的痧点，以达到治疗疾病的目的，称之为扯痧疗法。此法主要用于头部、颈部、背部、面部的太阳穴和印堂穴。

（10）挤痧法

医者用两手或单手大拇指与食指互相挤压皮肤，连续挤出一块块或一小排紫红痧斑为止的治疗方法，叫做挤痧疗法。

（11）焠痧法

用灯心草蘸油，点燃后，在患者皮肤表面上的红点处烧燃，手法要快，一接触到患者皮肤，立即离开皮肤，往往可听见十分清脆的灯火燃烧皮肤的爆响声。本法主要适用于寒证，如腹痛，手足发冷等。

（12）拍痧法

指用虚掌拍打或用刮痧板拍打患者体表的刮拭部位，一般为痛痒、胀麻的部位。

拔罐

拔罐疗法

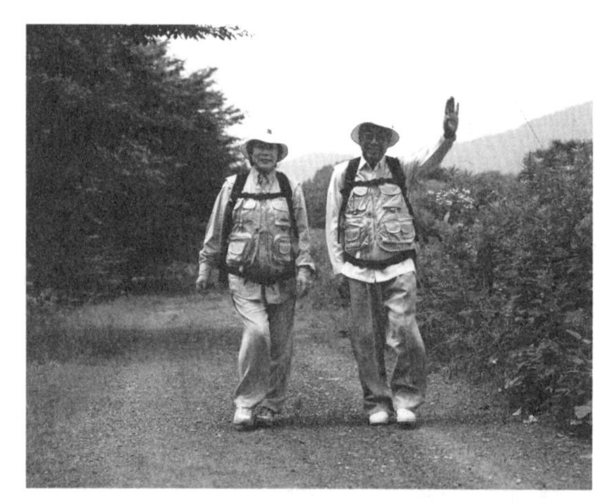

拔罐疗法是中医学的一个组成部分，历史悠久，古代叫做"角法"。它是利用一种特质的玻璃罐、陶罐、竹筒，或者茶杯、小碗、小瓶等吸附于人体体表某一部位来治疗疾病的一种疗法。

古人认为，通过拔罐疗法的吸拔，能引出人体内风寒湿毒等邪气。现代中医学认为，拔罐疗法有祛风除湿、温经散寒、活血通络、消肿止痛、清热降火、解毒泄浊、吸毒拔脓、祛腐生新、益气温阳、扶正固本等作用。总的来讲一般有以下几个方面：

（1）调整阴阳

中医学认为，机体阴阳平衡失调是疾病发生的根本原因，通过拔罐来吸拔身体的特定部位，能调整脏腑功能，使机体恢复到阴阳平衡的状态，这样就可以治疗疾病，即"阴平阳秘，精神乃治"。

（2）扶正祛邪

拔罐能鼓舞正气，振奋衰弱的脏腑功能，又能通过吸拔作用，吸出风、寒、湿邪及瘀血，使邪去正安。

（3）解毒泄浊

拔罐负压可形成的强大吸拔力，可使汗毛孔充分张开，汗腺和皮脂腺的功能

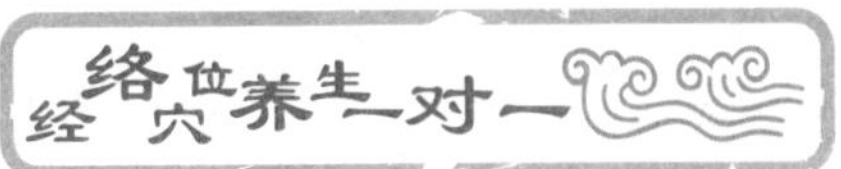

受到刺激而加强，皮肤表层衰老细胞脱落，从而使体内毒素、废物得以加速排出。

（4）活血通络

经络有“行气血，营阴阳，儒筋骨，利关节”的生理功能，如经络不通则经气不畅，经血滞行，可出现皮、肉、筋、脉及关节失养而萎缩和不利，或血脉不荣、六腑不运等。拔罐能畅通经络，消除瘀滞，“通则不痛”，故拔罐有很好的通经活络的效果，尤其是刺络拔罐法能吸拔出局部瘀血，使局部气血通畅，止痛效果尤为突出。

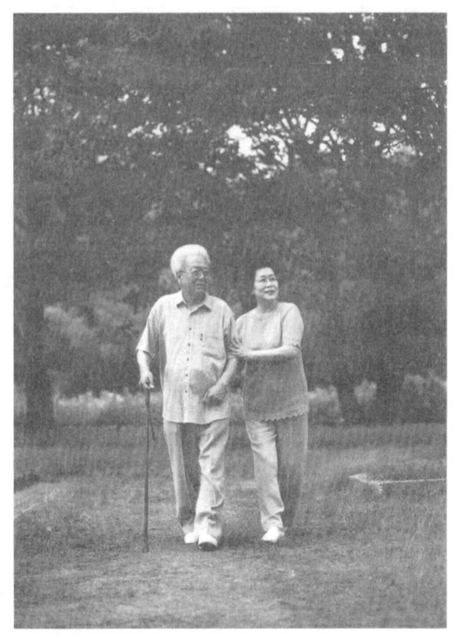

（5）提高新陈代谢

拔罐治疗时，罐内形成的负压作用，使局部毛细血管充血甚至破裂，红细胞破裂，表皮瘀血，出现自家溶血现象，随即产生一种组胺和类组胺的物质，随体液周流全身，刺激各个器官，能增强其功能活动，提高机体的抵抗力。

拔罐方法

（1）留罐法

留罐法是临床应用上最常用的拔罐方法，它是将罐吸附在患者的体表上，使罐子吸拔留置于施术部位 10 ～ 15 分钟，直至皮肤潮红、充血或瘀血。需要注意的是，如果罐子吸附力大，留罐时间不可过长。

（2）闪罐法

闪罐法是将罐吸住皮肤后，立即起下，如此反复多次地拔住、起下，起下、拔住，直至皮肤潮红、充血，或者产生瘀血为度。

（3）推罐法

又称走罐、飞罐法，它是在罐子吸拔后在皮肤表面来回推拉。一般是先在罐口处涂一些滑润油脂，将罐吸上后，以手握住罐底，稍倾斜，即后半边着力向下按，前半边不用力略向上提，慢慢向前推动，如此上下左右来回推拉移动数十次，至皮肤潮红或郁血为止。

（4）针罐法

针罐法全称为留针拔罐疗法，是在用毫针刺入穴位行针得气后留针，并以针刺处为中心进行拔罐治疗。留罐 10 ～ 15 分钟，待皮肤出现潮红、充血或瘀血时，将罐轻轻取下。

（5）刺络拔罐法

刺络拔罐法又叫做刺血拔罐法，即在施术部位进行皮肤消毒后，用三棱针或皮肤针等叩刺病变局部或小血管，使潮红、渗血或出血，然后加拔火罐。一般刺血后拔罐滞留 10 ～ 15 分钟，然后把罐起下，用消毒棉球或纱布擦净血迹。

（6）药罐法

药罐法能使局部的皮肤充血，有利于药物的吸收。常用的药罐法有 2 种。

煮药罐：将配制成的药物装入布袋内，扎紧袋口，放入清水煮至适当浓度，再将竹罐投入药汁内煮 15 分钟，使用时，按水罐法拔于施术部位上。本方多用于治疗风湿病等症。

贮药罐：在抽气罐中装入一定量的药液，一般为罐子的 1/2 左右，然后用抽气筒抽出空气，使其吸拔于施术部位上。一般药液多为紫苏水、生姜汁、风湿酒等。

经络穴位养生刺激工具无处不在

把五六支牙签用橡皮条绑好，以尖端部分连续扎刺等方式刺激穴位。刺激过强时，则用圆头部分，此法可出现和针刺疗法相同的效果。

不喜欢灸术者，可以用吹风机的暖风对准穴位吹，借以刺激穴位。这也可以算温灸的一种。

体质虚弱的儿童，肌肤较易过敏，再小的刺激往往也受不了，此时可利用旧牙刷以按摩的方式来刺激穴位。

以手指做指压时，不能良好使力的穴位，可利用圆珠笔或铅笔等来刺激穴位，方法是用废圆珠笔头压住穴位。一般来说，此法压住穴位部分的面积较广，刺激较缓和。

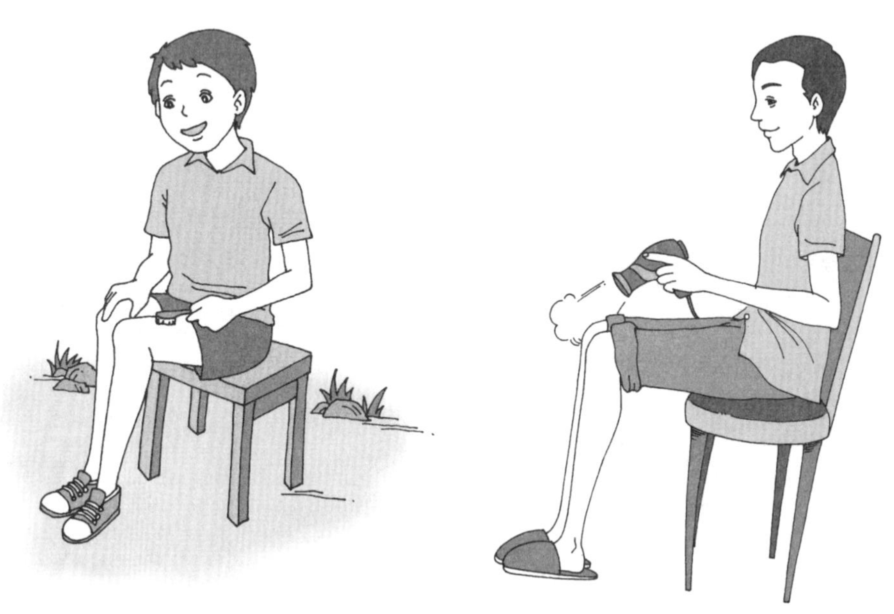

脊柱两侧有许多重要的穴位，可惜的是，自己无法好好地刺激它们。若有软式网球，即可轻易地达到目的。仰卧，将球放在背部穴位的位置，借助身体的重量和软式网球适度的弹性，穴位可获得充分的刺激。想要刺激背部的穴位时，请大家务必要试试这种方法。还有一种办法是，在洗澡时，两手捏住洗澡巾的两端，然后再把中间部分放在背部上下来回摩擦，这样也能刺激脊椎骨两侧的穴位。

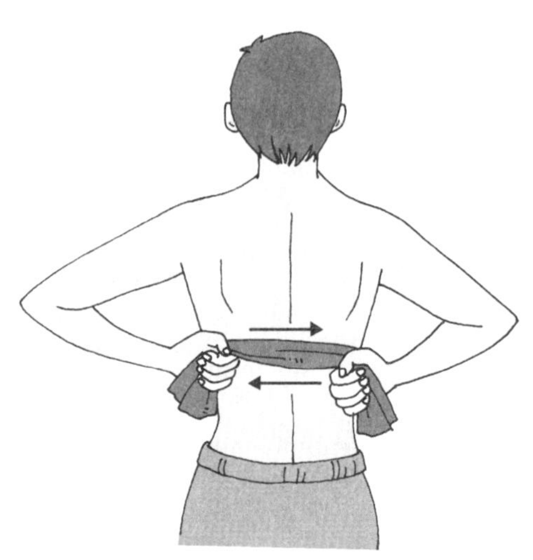

像高尔夫球那种硬球，比较适合刺激脚内侧的穴位。坐在椅子上，将高尔夫球置于脚底并滚动它，对刺激涌泉等穴位十分有效。

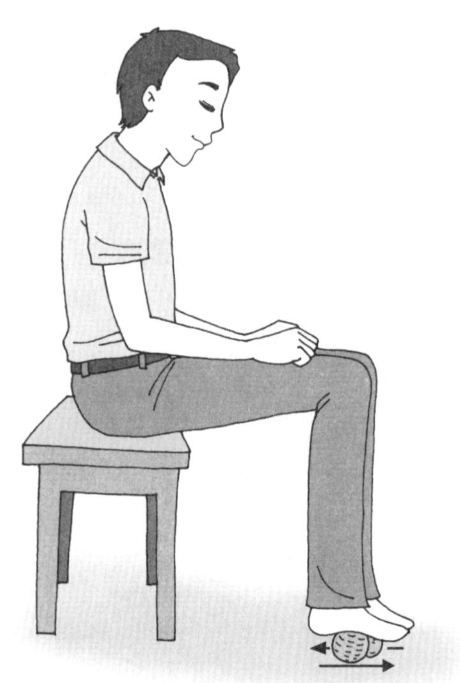

用晒衣木夹夹住双手10指指尖，然后逐一拉伸10指。能刺激手指的穴位，还能促进手指末端血液循环。

在这里不得不提核桃了。“麻核桃”又称“河北核桃”，因原产河北而得名，为野生状态，因硬壳发达而坚硬，纹理起伏大而变化丰富、美观大方，可制作美轮美奂的工艺品供人欣赏，最重要的是还可以作为健身器材。北京人手里玩的就是核桃。手握两只核桃，前后、左右地转动，舒筋活血。麻核桃有健身活络功能，人的手上有很多重要穴位，如劳宫穴、鱼际穴、少府穴、合谷穴、神门穴等。不同穴位对应着身体的不同器官，经常按摩手指、手掌、手背等，可以调节脏腑功能，还能起到美容的作用。把玩核桃成了一种时尚，玩核桃的人最初的目的是强身健体。现代科学证明，揉核桃能延缓机体衰老，对预防心血管疾病、避免中风有很大作用。特别是一些长期从事案头工作的人群，把玩核桃更能起到舒筋活血、预防职业病的功效。

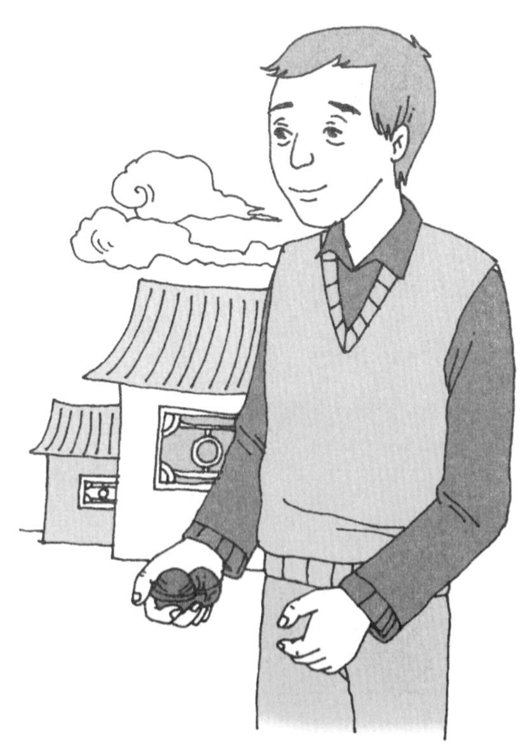

【第二篇】

保卫身体健康的秘密武器

篇首语

穴位，学名腧穴（腧读shù），是脏腑、经络气血输注出入的特殊部位，也是针灸、推拿等疗法主要的施术部位。多为神经末梢密集或较粗的神经纤维经过的地方。又称孔穴、穴、穴道等。

第一章：手三阴经

手太阴肺经——人体的相傅之官

《灵枢·经脉》中所述的经脉是以肺经开始的。十二经脉在《黄帝内经》里是这样的一个顺序：肺、大肠、胃、脾、心、小肠、膀胱、肾、心包、三焦、胆、肝。其实十二经脉是如环无端的，就像一个圆一样，没有终点也没有起点。

寅虎卯兔，寅为什么配虎？“左青龙右白虎”，中医学和风水学这样讲是有玄机在里面的。虎的特性是什么？虎是百兽之王，它能吞噬一切。白虎取的是虎的敛藏意象，是主降的。肺是主降的，因此寅配虎，寅时肺经当令是有一定道理的。

循行路线

肺经起始于中焦胃部，向下络于大肠，回过来沿着胃上口，穿过膈肌，属于肺脏。从肺系——气管、喉咙部横出腋下（中府、云门），下循沿着上臂内侧，走在手少阴，手厥阴经之前（天府、侠白），下向肘中（尺泽），沿前臂内侧桡骨边缘（孔最），进入寸口——桡动脉搏动处（即中医把脉处），上向大鱼际部（手掌大拇指方向较丰厚的肌肉，因为像鱼肚子而得名），沿边际（鱼际），出大指的末端（少商）。

它的支脉： 从腕后（列缺）走向食指内（桡）侧，出其末端，在此接手阳明大肠经。

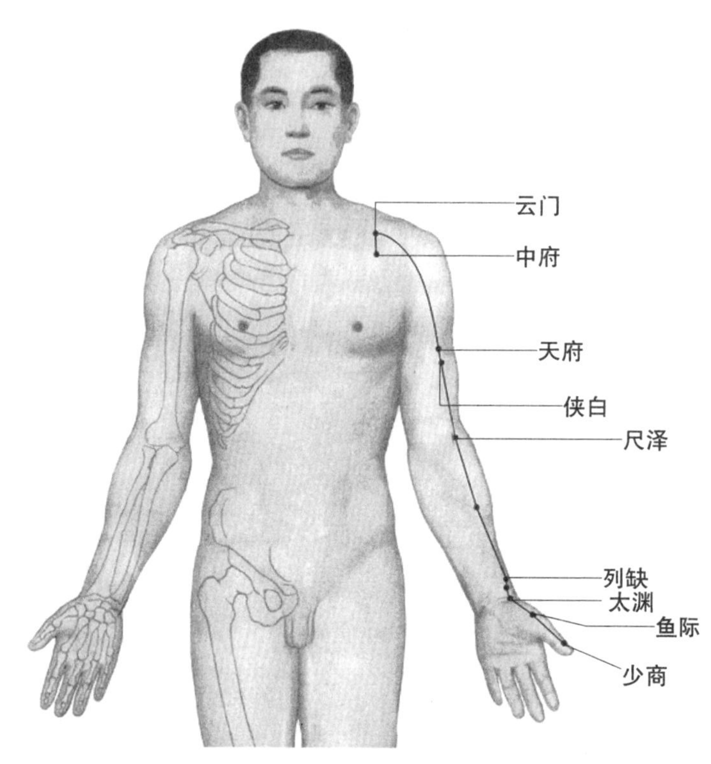

联络脏腑

从上面循行路线可以看出来，与手太阴肺经关系密切的内脏有肺、胃和大肠。

肺位于胸腔，左右各一，在人体脏腑中位置最高故为五脏之华盖。手太阴肺经与手阳明大肠经相互络属于肺，因此肺与大肠相表里。因肺叶娇嫩，不耐寒热，易被邪侵，故又称“娇脏”。为魄之处，气之主，在五行属金。

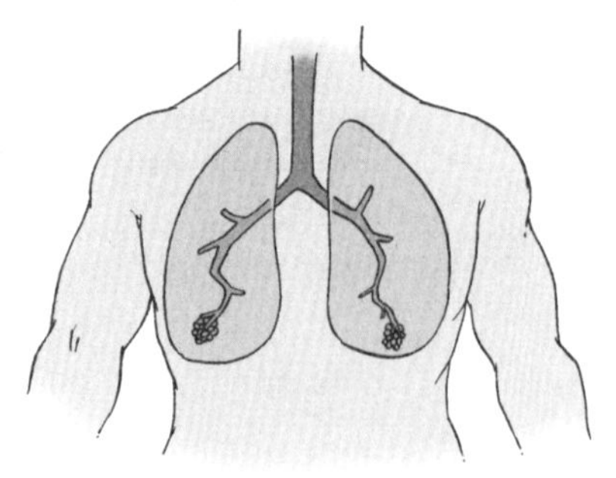

《黄帝内经》上说肺为“相傅之官”，就是宰相或是皇帝的老师，可见其地位之重要与尊贵。可是在实际治疗应用方面，很少有

人对肺经格外地重视，治疗范围通常局限在感冒、咳喘上面。其实肺经的作用之大，上可疏解肝经之郁结，中可运化脘腹之湿浊，下可补肾中之亏虚。

肺外合皮毛，即肺的外延部分是皮毛。皮肤需要肺经经气充养，如肺经经气过盛，皮肤血液循环过强，出现皮肤发红、怕热；反之，肺经经气虚，则皮肤血液循环不足，出现暗黑，没有光泽。因此，真正的美容养肤要从调整肺经入手。

中医认为：“肺在志为忧悲”，指情志的异常变化对肺的功能将产生影响，特别是悲哀忧伤易损伤肺，引起肺功能的下降或产生疾病。要学会调节自己的异常情绪，节制情感，顺应自然。

有句话说“循行所过，主治所及”，就是说经从哪儿过就能治哪儿的病。从肺经的循行路线来看，与肺经的关系密切的内脏有胃和大肠，因此疏通此经气血可以预防和治疗呼吸系统和消化系统的疾病。肺与胃、大肠，看似风马牛不相及的三个内脏，其实它们通过经脉相互联系，相互影响。日常生活中，可以看到一些人常常出现嗓子哑了或咽喉肿痛，同时还便秘。不了解实情的人是不会把这两种症状联系在一起的，其实这是大肠之火通过经络上升到与肺相通的咽喉所引起的。如果大便通了，嗓子自然就会好了。中医称此为“金实不鸣”，因为五行里面肺与大肠都属金。

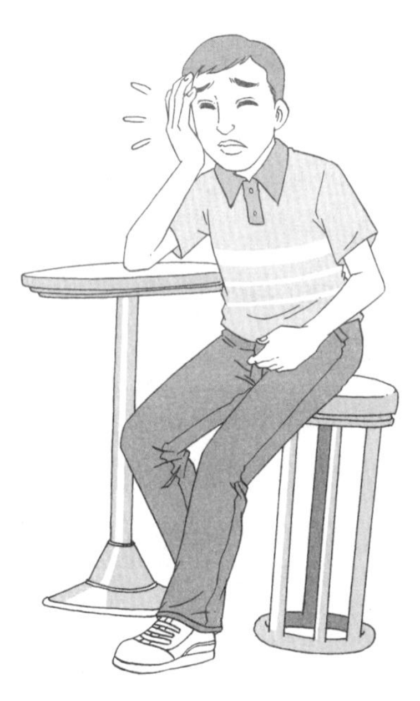

手太阴肺经上的穴位

本经共有 11 个穴位。其中 9 个穴位分布在上肢掌面桡侧，2 个穴位在前胸上部，首穴中府、云门、天府、侠白、尺泽、孔最、列缺、经渠、太渊、鱼际、末穴少商。

中府穴

【位置】胸前正中线旁开6寸，平第1肋间隙处。简易取穴法：云门直下1寸处是穴。

【功能】肃降肺气，和胃利水，止咳平喘，清泻肺热，健脾补气。

【主治】咳嗽，气喘，肺胀满，胸痛，肩背痛。

云门穴

【位置】在胸前壁的外上方，肩胛骨喙突上方，锁骨下窝凹陷处，距前正中线6寸。

【功能】清肺理气，泻四肢热。

【主治】咳嗽，气喘，胸痛，肩背痛，胸中烦痛。

天府穴

【位置】在臂内侧面，肱二头肌桡侧缘，腋前纹头下3寸处。

【功能】调理肺气，安神定志。

【主治】气喘，鼻衄，瘿气，臂痛。

侠白穴

【位置】在臂内侧面，肱二头肌桡侧缘，腋前纹头下4寸，或肘横纹上5寸处

【功能】宣肺理气，宽胸和胃。清降肺浊，润脾除燥。

【主治】咳嗽，气喘，干呕，烦满，臑痛。

尺泽穴

【位置】在肘横纹中，肱二头肌腱桡侧凹陷处。

【功能】调理肺气，清热和中。

【主治】咳嗽，气喘，咳血，潮热，胸部胀满，咽喉肿痛，小儿惊风，吐泻，肘臂挛痛。

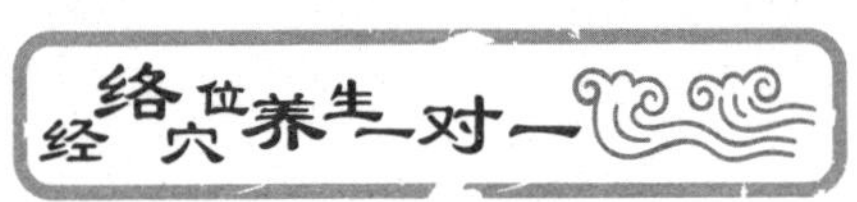

孔最穴

【位置】在前臂掌面桡侧，当尺泽与太渊连线上，腕横纹上7寸处。

【功能】清热止血，润肺理气。

【主治】咳嗽，气喘，咳血，咽喉肿痛，肘臂挛病，痔疾。

列缺穴

【位置】在前臂桡侧缘，桡骨茎突上方，腕横纹上1.5寸，当肱桡肌与拇长展肌腱之间。简便取穴法：两手虎口自然乎直交叉，一手食指按在另一手桡骨茎突上，指尖下凹陷中是穴。

【功能】止咳平喘，通经活络，利水通淋。

【主治】伤风，头痛，项强，咳嗽，气喘，咽喉肿痛，口眼歪斜，齿痛。

经渠穴

【位置】在前臂掌面桡侧，桡骨茎突与桡动脉之间凹陷处，腕横纹上1寸。

【功能】宣肺利咽，降逆平喘。

【主治】咳嗽，气喘，胸痛，咽喉肿痛，手腕痛。

太渊穴

【位置】在腕掌侧横纹桡侧，桡动脉搏动处。

【功能】止咳化痰，通调血脉。

【主治】咳嗽，气喘，咳血，胸痛，咽喉肿痛，腕臂痛，无脉症。

鱼际穴

【位置】在手拇指本节（第1掌指关节）后凹陷处，约当第1掌骨中点桡侧，赤白肉际处。

【功能】气化肺经水湿，散发脾土之热。

【主治】咳嗽，咳血，咽喉肿痛，失音，发热。

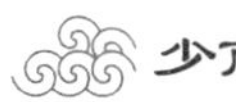

少商穴

【位置】在手拇指末节桡侧，距指甲角 0.1 寸。

【功能】宣肺利咽，解热退烧，消肿止痛，开窍醒神。

【主治】咽喉肿痛、咳嗽、鼻出血、发热、中风、昏厥、癫狂、癔症。

养生常用穴位

按揉鱼际穴保肺平安

鱼际穴在手拇指第 1 掌指关节后凹陷处，约当第 1 掌骨中点桡侧，赤白肉际处。如果每天坚持掐揉双手的鱼际穴，则可以治疗咳嗽等与肺有关的疾病，从而保肺的平安无恙。不过一定要配合合谷、足三里使用。

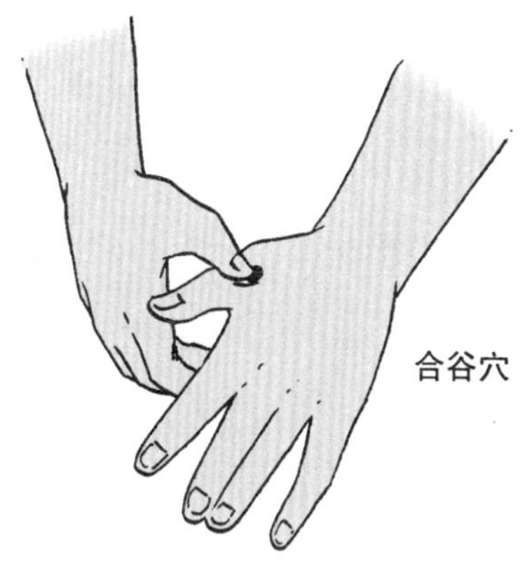

操作方法： 每天早饭前和晚饭前按揉双侧合谷穴各 3 分钟，然后再按揉或艾灸双侧鱼际和足三里 3 分钟。同时，还可以服用玉屏散或者防风通圣散，或者泡点黄芪当茶喝，就可以大大增强卫气的护卫防御功能。

点揉太渊穴可补肺气

太渊穴位于腕掌侧横纹桡侧，桡动脉搏动处。

有人总觉得气不够使，有吸不上气的感觉，就点揉太渊穴，此穴为肺经原穴，补气效果极佳。

尺泽穴是最好的补肾穴

尺泽在肘横纹上肱二头肌肌腱（出肘时很明显的肌腱）桡侧（大拇指方向）的凹陷处。尺泽穴与大肠经的曲泽穴位置相近，作用也有点相似，都是泻热的作用。通过降肺气而补肾，最适合上实下虚的人，高血压患者多是这种体质。对肺

经热引起的咳嗽、气喘、咳血、潮热、胸部胀满及咽喉肿痛有效。但是按压此处力度要大，效果才好。另外，尺泽穴与肱二头肌肌腱相近，而肱二头肌的作用是曲肘，所以也可以用来治疗肘关节痉挛。

经渠穴治疗咳嗽的万能穴

经渠穴位于前臂掌面桡侧，桡骨茎突与桡动脉之间的凹陷处，腕横纹上 1 寸处。这里介绍一个简便的取穴方法：掌心向上时腕横纹上 1 寸，桡骨茎突尺侧缘凹陷处。

经渠穴治疗各种咳嗽都有效，点按此穴，操作方便，无需辨证。

点按孔最好处多

孔最穴在前臂掌面桡侧（大拇指方向），在尺泽与太渊（腕部动脉搏动处）连线上，腕横纹上 7 寸（手腕至肘共 12 寸，按比例取穴）。

作用：孔最是手太阴肺经的郄穴。郄穴一般主治急症，阴经的郄穴主要治疗急性出血性疾病。根据经脉循行，可以看出本穴除了可以治疗风寒感冒引起的咳嗽和扁桃体炎外，对痔疮出血也有一定的作用。

针刺少商

少商穴是专治咽喉肿痛的，三棱针点刺出血马上见效。

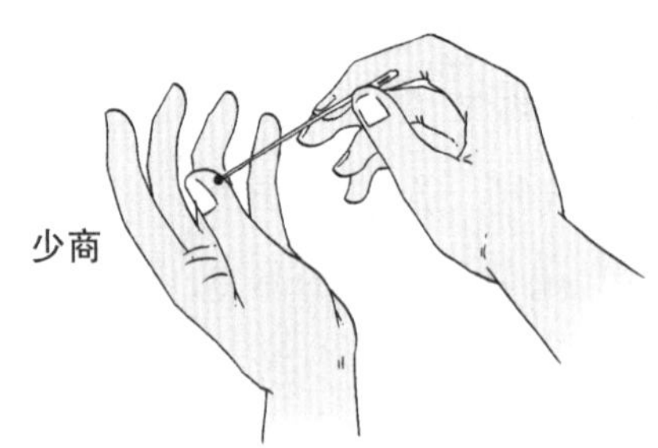

肺脏健康的镜子——中府

怎样可以找到中府穴？锁骨下窝 1 寸，距正中线 6 寸（夹紧上肢时，大概与腋下对齐）的地方就是。中府穴是肺经的募穴，即肺脏气血直接输注的地方，最

能反映肺的情况，是诊断和治疗肺病的重要穴位之一，经常用来治疗咳嗽、气喘、胸痛，此外肺结核和支气管哮喘患者，在穴位上常有异常反应。又因为此穴是手、足太阴之会，故又能健脾，治疗腹胀、肩背痛等病。但中府穴下方肌肉偏薄，日常保健建议不要使劲，稍稍施力按揉1～2分钟即可。

列缺穴

列缺是肺经的络穴。将两手的虎口相对，两手交握，左手示指在右腕背部，示指下即是。摸到列缺的时候会感觉到这里好像是有一个裂缝一样，古人就认为它是天地的裂隙，阴阳的交界。列缺也是三经交会穴，可以同时调节肺经、大肠经及任脉的经气。平常生活中，人有时会突然出现不明原因的头痛，其实，大多数都是不经意感受风寒导致的，和鼻塞、流涕一样同属于感冒的一个症状，这时按揉列缺穴疏卫解表，加上热敷或者艾灸效果会更好。

列缺还和奇经八脉中的任脉相连。任脉是循行在人体前正中的经脉，是“阴脉之海”，有补肺肾阴虚的功能。中老年人糖尿病、耳鸣、双目干涩以及更年期的一系列不适，例如烦躁、失眠等，多是肾阴不足、津液不能滋养所致，而使用列缺就可以调节。对于手腕活动不便、手掌发热、前臂的各种活动的感觉不适，亦属于列缺的“差事”。

穴位联手让我们和糖尿病说再见

糖尿病在中医里面称为消渴。根据中医辨证论治，可根据不同的症状把消渴分为上消、中消和下消。典型的症状就是“三多一少”，即“多饮、多食、多尿，

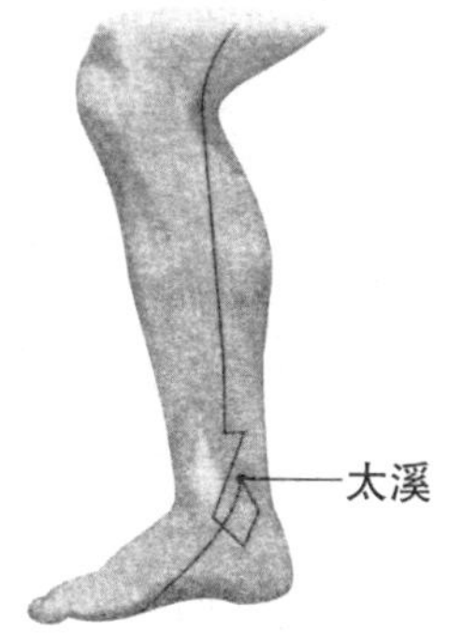

体重减少”。其中口渴多饮的是上消，多饮多食的为中消，多饮多尿的为下消。上消属肺，中消属胃，下消属肾。在这里我们将系统地为大家介绍。

◆上消的克星—胰俞、鱼际、太溪

【口渴多饮】虽然喝水很多，但是仍然觉得口干舌燥，大便干燥，小便量多。

肺在五脏六腑中位置最高，覆盖诸脏，故有“华盖”之称。中医讲肺为水之上源，是指肺是人体上面水的源头，而且肺有“通调水道”的功能，就是肺要调节、疏通好全身的水液代谢。《素问·经脉别论》说：“饮入于胃，游溢精气，上输于脾，脾气散精，上归于肺，通调水道，下输膀胱，水精四布，五经并行。”

如果肺阴不足了，而且有外来的燥邪入身，这样就在人体内形成了恶性循环，自然肺通调水道的功能就失常了。当全身的水不能正常地分布到各个脏腑器官时，虽然喝的水多，但是吸收不了那么多，所以人仍然会觉得口干舌燥；同样，大肠里面的水分少了，所以大便会干燥；喝的水没有吸收只能排掉，所以小便多。

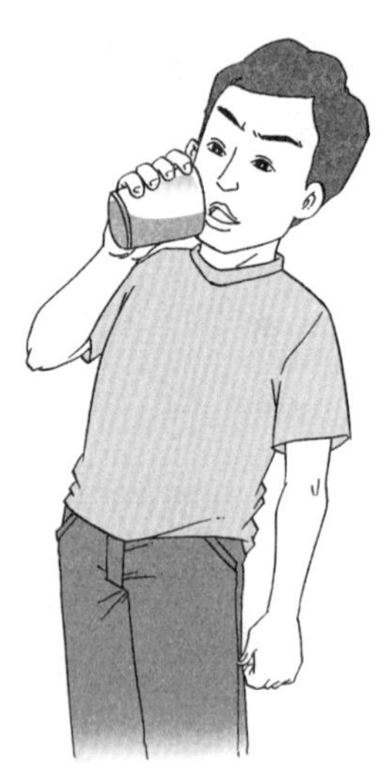

这个时候怎么办呢？现在是探索我们身体的密码的时候了，只要我们选胰俞、鱼际、太溪三个穴位，问题就可以解决。

胰俞是经外奇穴，它是治疗消渴（糖尿病）的经验效穴，和其他内脏的背俞

穴作用一样。现代医学认为糖尿病是因为胰岛素分泌不足，所以不管是中医还是西医，用这个穴位都非常合理。我们可以采用按揉和拔罐的方法来刺激这个穴位。胰俞位于足太阳膀胱经的循行路线上面，在第 8 胸椎棘突旁开两横指的膀胱经第一条线上。

鱼际穴前面已介绍过，这里还需补充一点。鱼际是肺经的荥穴，五行属火，火克金，从穴性来看，鱼际可以滋阴降火，作用是偏泻的。所以选用它可以降肺上的燥热以治标。这个穴位的刺激不分时节。对于这种慢性病来说，治疗是一个长期的过程，应该是疗效的积累，所以有机会就要去按揉。

肾经的太溪在五行中属水，肺为金，而用太溪是取“金生水，金水互生”之意。而且肾阴是一身阴气之本，补肾阴同时也是补肺阴。由于太溪穴会在足少阴肾经里面详细介绍，因此不在此多讲。

【操作方法】每天晚上 9 点左右，先大力按揉鱼际 3 分钟，以产生酸疼感为好，双侧交替进行；然后在两侧胰俞上拔罐 10 分钟，起罐之后用手指按揉两侧胰俞各 2 分钟，最后按揉两侧太溪穴，每侧 3 分钟。

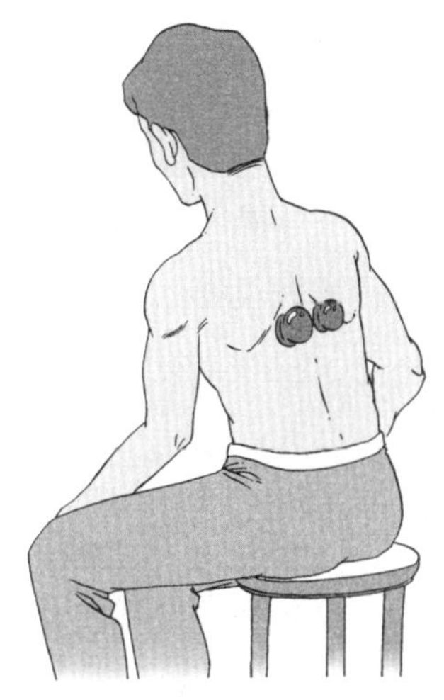

除了坚持每天以上的操作外，在日常饮食中我们还要注意少吃辛辣和煎炸的食品，少吃那些容易上火的水果，多吃酸味东西。多吃梨，但是不要削皮，因为梨皮可以润肺，既滋阴又降火，非常适合食用。平时可以用百合、天冬、天花粉

等熬粥，这些都是滋阴的药物，而且没有什么苦味，便于食用。

讲完上消，下面我们就来说说中消。

◆中消的对手——胰俞、内庭、太溪

有些人除了有上消的症状外，还会伴有如下的情况。每次都能吃很多，而且很容易有饥饿感，总感觉好像没有吃饱似的，不过体重却在下降，口渴、尿多、大便干。

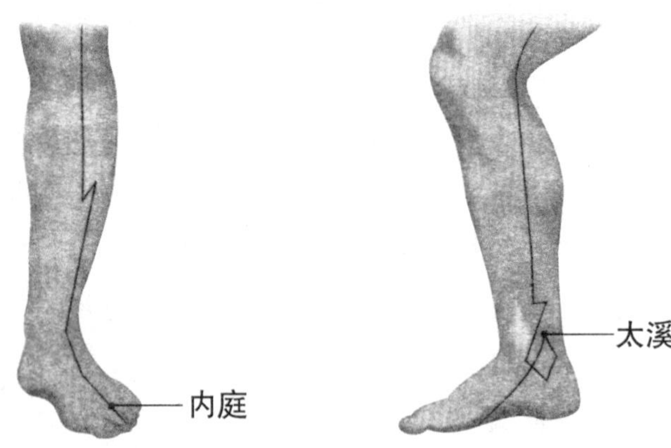

胃为水谷之海，负责把食物进行初步的消化，而胃阴胃阳的平衡是保证胃功能正常的根本所在。胃阴不足，又有燥热，就会出现阳偏盛的情况。阳主动，阴主静，胃火相对炽盛，所以会出现口渴多饮、多食易饥的情况。但是这些食物并没有转化成身体所需要的气血物质被吸收，而是很快地被排泄掉，所以身体才会变瘦。六腑以降为顺，火性炎上，易伤津液，胃火偏盛，整个肠道的正常功能就会紊乱，该降不降，所以会便秘。

这时除了选胰俞外，还要选内庭泄胃火，太溪补肾阴。胰俞和太溪的操作同上。内庭是足阳明胃经的荥穴，荥穴善去热邪，十二经的荥穴一般都可以治疗相应脏腑或经络的热病。因此要治疗中消一定要加上善去胃热的内庭。

【操作方法】每天上午 7 ～ 9 时，从脚趾向脚跟方向按揉双侧内庭各 5 分钟，要产生强烈的酸胀或胀疼感。晚上 9 时左右再重复做一遍。接着在两侧胰俞上拔罐 10 分钟，然后再按揉双侧胰俞 2 分钟，最后按揉双侧太溪各 3 分钟。

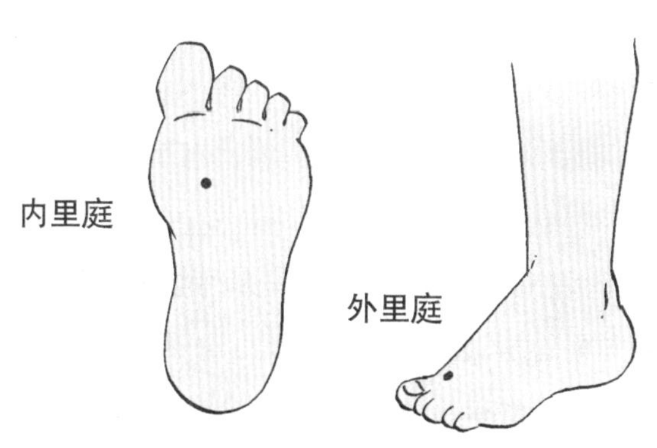

中消的饮食禁忌和上消一样，少吃辛辣食物，平时要熬些麦冬、山药、粳米粥以养胃气滋胃阴，还可以泡栀子茶以清火气，祛三焦之火。

最后，再来谈下消，下消一般与肾有关。

◆下消的救命大穴——胰俞、肾俞、太冲、太溪

尿频尿量多，而且尿的颜色混浊，脸色开始发黑，口干舌燥，常觉得腰膝酸软，有时睡觉会出汗，有时心烦失眠，这是典型的肾阴虚症状。

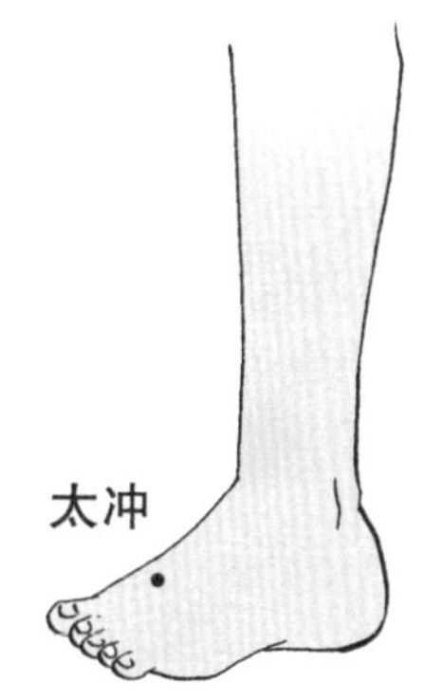

肾阴是一身阴气之本，一般病程久了才会发展到肾阴受损的地步。肾阴不足，肾主收藏的功能就减弱，所以会小便频繁；水谷精微不能吸收，都随小便排出，所以小便颜色混浊；五脏与五色相配，肾脏与黑相合，脸色发黑是肾脏本脏色的显现，有此现象，说明疾病发展的程度已经很深了。同时，肾阴虚会导致虚火上炎，肾水不能上济心火，必然出现“心肾不交”的症状，如腰膝酸软、睡觉

出汗、心烦失眠、口干舌燥等表现。

这时除了选胰俞外，要把主要力量放在补肾阴上面，再取肾俞和太溪；同时降虚火，引火下趋，选太冲，肾属水，肝属木，水生木，是取“实则泻其子”的意思。

【操作方法】每天晚上9～11时的时候先用热水泡脚，然后按揉两侧太冲穴，从太冲向脚趾方向边揉边推，每穴按揉3分钟；接着按揉两侧太溪穴，每穴3分钟；最后在两侧肾俞和胰俞上拔罐10分钟，起罐之后，在穴位上按揉2分钟。

【五味禁忌】尽量少吃辣味和煎炸的食物，每天要限制主食和油脂的摄入量。要多吃酸味食品，一定要少吃甜食，多吃杂粮、米、麦，配合蔬菜、豆类、瘦肉、鸡蛋，忌浓茶和咖啡。还要坚持服用六味地黄丸，坚持熬山药粥。一定要注意避免受外伤，因为消渴（糖尿病）患者伤口很不容易愈合。

儿童有呼吸道疾病就找肺经补

肺为娇脏，好像《红楼梦》中的林妹妹，属于弱势群体，抵抗外来病邪的力量比较弱，再加上儿童天生抵抗力就弱，就更容易受到病邪的侵入。鼻为肺之窍，也就是肺的城门口，肺主皮毛，皮肤就像是城墙，但是它们并不牢固，所以

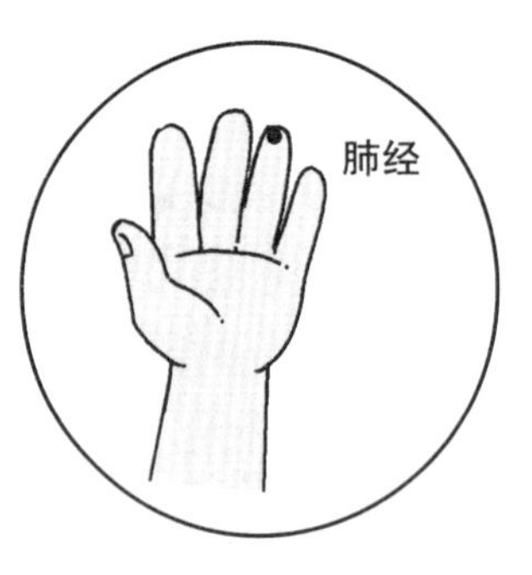

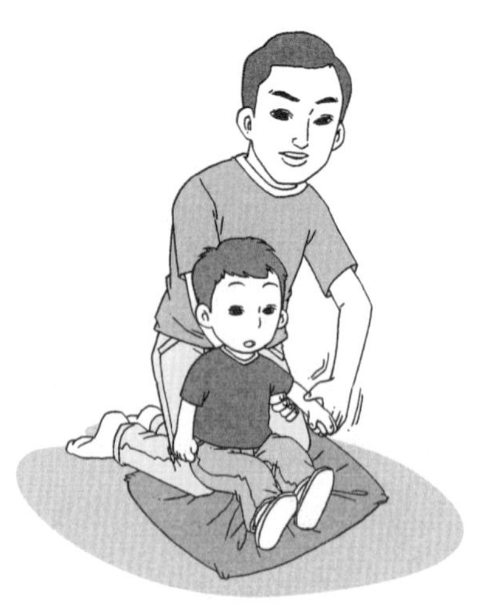

很容易被病邪突破。儿童如果有呼吸道疾病，就可以运用小儿推拿的特殊方法和穴位来给儿童补泻肺经。注意，这里介绍一个适用于小儿推拿的肺经穴位，在无名指最后一节掌侧罗纹面。旋转按揉为补肺，向着掌心方向推为清肺热。

如果儿童有感冒、发热、流鼻涕，可以在每天早上 7 时左右和每晚临睡前，给儿童旋揉两手的肺经 3 分钟。

脏腑经络病候

肺经如果有了异常变动，就表现为下列病症：

外经病：沿肺经循行路线上会发生前臂部的气血阻逆如厥冷、麻木、疼痛，锁骨上窝“缺盆”内（锁骨上窝部，包括喉咙部分）疼痛等症状。

脏腑病：本经经气异常会出现肺部胀满，膨膨气喘、咳嗽；严重者会交捧着两手，感到胸部烦闷，视觉模糊。

本经气盛有余常会见到感冒风寒，汗出等。手臂阴面靠拇指的那条线就是肺经，平时敲一敲稍微会有酸痛感。如果当你敲肺经感觉疼痛难忍，这时你可能快要感冒了，那你可以每天多敲几次，直到没有疼痛难忍了，说明肺经已经把感冒给消除了。

由于肺在志为忧悲，所以肺经可以调节不良的情绪。常用的方法有强身健体的气功导引，也可以通过平静自己的心情，即使通过心中空空如也的方式来疏通经脉里的气血。

按摩肺经最佳时间为凌晨 3 ～ 5 时，此时肺经的气血最旺，但是此时人们正在深睡中，不过可以找手太阴的同名经也就是足太阴脾经代替。因此我们可以在上午的 9 ～ 11 时来按摩肺经。

手少阴心经——主宰人体的君王

心经旺在午时，即中午 11 ～ 13 时，这个时候是心经当令，人的阳气达到最盛，然后就开始向阴转化，阴气开始上升。心是人体的“君主之官”，所以疏通心经，让它的气血畅通，对身体的整体调节很重要。

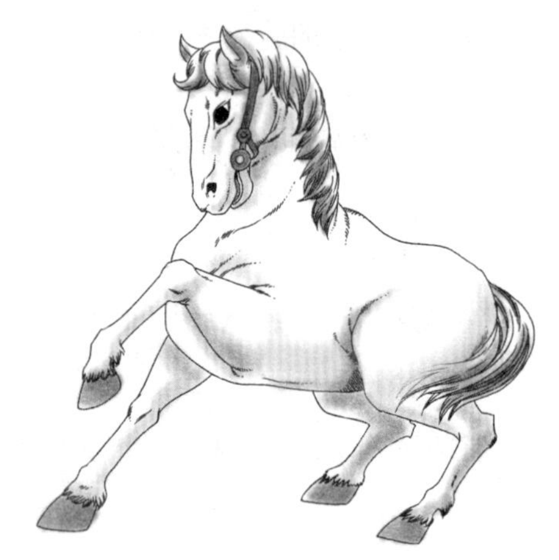

午在十二生肖当中属马。为什么是马呢？在中国古代文化里，马被认为是属于火性的，马是这样的一种动物，当你用鞭子抽打它时，它会一直跑到死，就像我们的心脏一样在那儿跳跃不停。因此午属马，心经在午时当令是有一定道理的。

循行路线

本经起于心中，出属心系，内行主干向下穿过膈肌，联络小肠；外行主干，从心系上肺，斜出腋下，沿上臂内侧后缘，过肘中，经掌后锐骨端，进入掌中，沿小指桡侧至末端，经气于少冲穴处与手太阳小肠经相接。支脉从心系向上，挟着咽喉两旁，连系于目系，即眼球内连于脑的脉络。

它的支脉：从心脏的系带向上挟咽喉，而与眼球内连于脑的系带（目系）相联系。

它的直行脉从心系（即心与它脏相联系的系带）上行至肺，向下出于腋下（极泉），沿上臂内侧后缘，走手太阴、手厥阴经之后（青灵），下向到肘内（少海），沿前臂内侧后缘（灵道、通里、阴郄、神门），到掌后豌豆骨部进入掌内后边（少府），沿小指的桡侧出于末端（少冲），接手太阳小肠经。

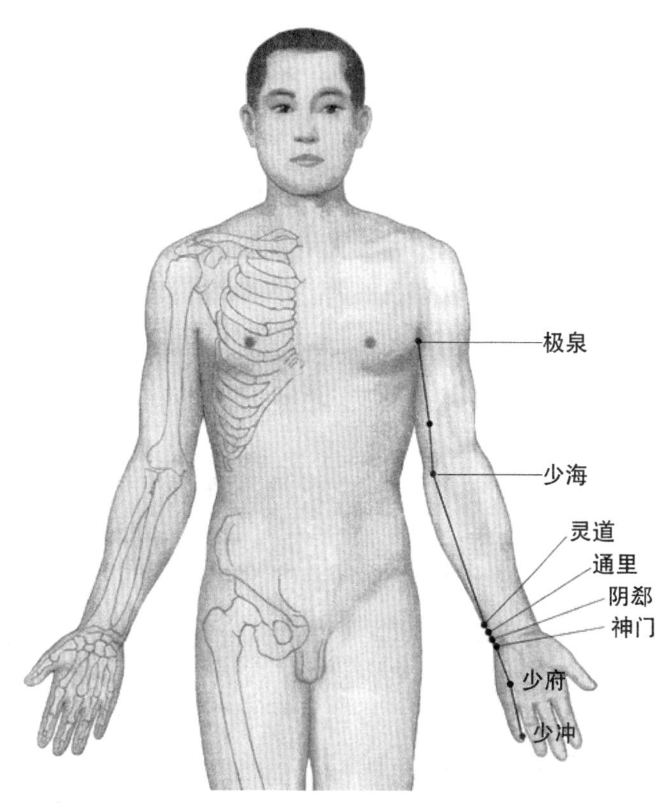

联络脏腑

心，位于胸腔之内，膈膜之上，两肺之间，形似倒垂未开之莲蕊，外有心包护卫。心为神之舍，血之主，脉之宗，在五行属火，为阳中之阳，起着主宰人体生命活动的作用。手少阴心经与手太阳小肠经在小肠与心之间相互络属，故心与小肠相为表里。

中医认为在五脏中，心为“君主之官”，它的重要意义就可想而知了。君主，在中国古代就是指皇上，还叫“天子”，也可以说就是天的儿子。那么这个“心”对五脏这些“百姓”而言，它就是“天子”，它在最高位。

“心主神明”，因此按摩手少阴心经对调节情志有很大的作用。《灵枢·口问》说：“心者，五脏六腑之主也……悲哀愁忧则心动，心动则五脏六腑皆摇。”《素

问·灵兰秘典论》也说："主明则下安，以此养生则寿，主不明则十二官危，使道闭塞而不通，形乃大伤。"因此，养生必须先养心，如果心神昏乱，却想身体健康，这是根本不可能的。

养心最好的药是按摩心经。沿着心经的走向，可以找到以下要穴：极泉穴在腋窝中，点按可使心律正常，又治劳损性肩周炎；少海穴在肘纹内，拨动可治耳鸣手颤及精神障碍；神门穴在掌纹边，点掐可促进消化，帮助睡眠，预防老年痴呆；少府穴在感情线，可泻热止痒，清心除烦，通利小便。此外还有 4 种常用调心的中成药——柏子养心丸、天王补心丹、牛黄清心丸和人参生脉饮。

手少阴心经的穴位

本经共 9 个穴位。1 个穴位在腋窝部，8 个穴位在上肢掌侧面的尺侧。首穴极泉、青灵、少海、灵道、通里、阴郄、神门、少府、末穴少冲。

极泉穴

【**位置**】位于腋窝顶点，腋动脉搏动处。

【**功能**】宽胸理气，通经活络。

【**主治**】心痛，咽干烦渴，胁肋疼痛，瘰疬，肩臂疼痛等。

青灵穴

【**位置**】位于臂内侧，当极泉与少海的连线上，肘横纹上 3 寸，肱二头肌的内侧沟中。

【**功能**】理血止痛。

【**主治**】头痛振寒，目黄，胁痛，肩臂疼痛等。

少海穴

【**位置**】屈肘，当肘横纹内侧端与肱骨内上髁连线的中点处。

【**功能**】理气通络，益心安神，降浊升清。

【**主治**】心痛，癔病、暴喑、健忘、癫狂善笑、痫证；肘臂挛痛，臂麻手颤，头项痛、目眩、腋胁痛；瘰鬁（瘰疠）。

灵道穴

【位置】位于前臂掌侧，当尺侧腕屈肌腱的桡侧缘，腕横纹上 1.5 寸。

【功能】宽胸理气。

【主治】心痛，暴喑，肘臂挛痛等。

通里穴

【位置】腕横纹上 1 寸，尺侧腕屈肌腱的桡侧缘。

【功能】宁志安神，益阴清心。

【主治】心悸，怔仲，暴喑，舌强不语，腕臂痛等。

阴郄穴

【位置】腕横纹上 0.5 寸，尺侧腕屈肌腱的桡侧缘。

【功能】宁心凉血。

【主治】心痛，惊悸；骨蒸盗汗；吐血，衄血、失音。

神门穴

【位置】在腕横纹尺侧端，尺侧腕屈肌腱的桡侧凹陷中。

【功能】宁心安神，宽胸理气。

【主治】心痛、心烦、怔忡、失眠、健忘、惊悸、癫狂、痫症。

少府穴

【位置】在手掌面，第 4、5 掌骨之间，握拳时当小指与无名指指端之间；在 4、5 掌指关节後方，仰掌屈指，当小指端与无名指端之间。

【功能】清心宁神。

【主治】心悸，胸痛，小便不利，遗尿，阴痒痛，小指挛痛等。

少冲穴

【位置】小指桡侧指甲角旁 0.1 寸；在小指桡侧，去指甲角桡侧根部，约去

爪甲指 0.1 寸许取穴。

【功能】清热熄风，宁神醒脑。

【主治】心悸，心痛，胸胁痛，癫狂，热病，昏迷、喉咙疼痛。

养生常用穴位

冠心病、肺心病的名穴——极泉

极泉穴为什么叫极泉呢？“极”的意思是到头了，“极”字左边是木，与木头有关，这是哪根木头呢？以前人盖房子，房子的最高点屋脊叫“极”，有到极点或是超越的意思。极泉就是最高的泉，因为脚心是涌泉，所以古人给经穴起名字是非常有意思的，光从字面上就可以知道它的作用了。

极泉在腋窝顶点，当上臂外展时，腋窝中部有动脉搏动处即是此穴。极泉在自我保健中主要用于三个方面的疾病：冠心病和肺心病的预防、治疗及颈椎病所致的上肢麻木，此外，还可以用于心绞痛发病时的辅助治疗。主要的操作都是弹拨穴位，也就是先用手指点按在穴位上，稍微加力至有点酸胀等感觉为止，然后向旁边拨动，注意拨动时手指的力不要减。一般会有麻感顺着手臂向下传导直到手指。

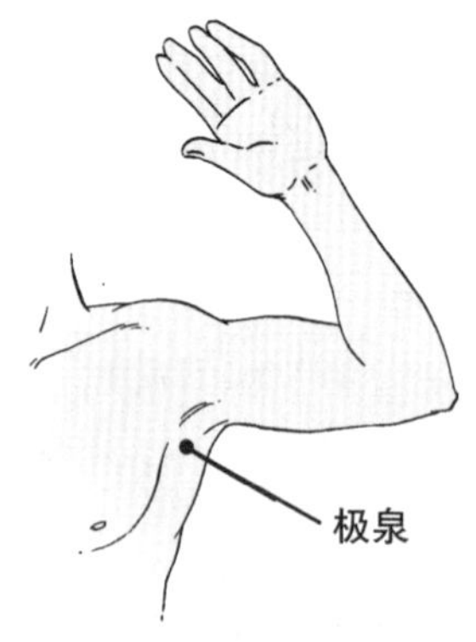

治疗肘关节病的助理——少海

少海穴在肘关节处，屈肘，在肘横纹内侧端与肱骨内上髁连线的中点，即肘

横纹尺侧纹头凹陷处。少海可以用来治疗肘关节及其周围软组织疾患，治疗时主要是在穴位上进行点揉。但是在治疗颈椎病压迫神经所导致的前臂麻木时主要是在穴位上进行拨动，方向同上面的极泉。

失眠、心悸可按腕上穴位——神门与内关

神门穴在腕部，腕掌侧横纹尺侧端，尺侧腕屈肌腱的桡侧凹陷中。神门在针灸临床上主要用于治疗心慌、失眠等病，在自我保健时也主要着眼于这几个方面的病症。

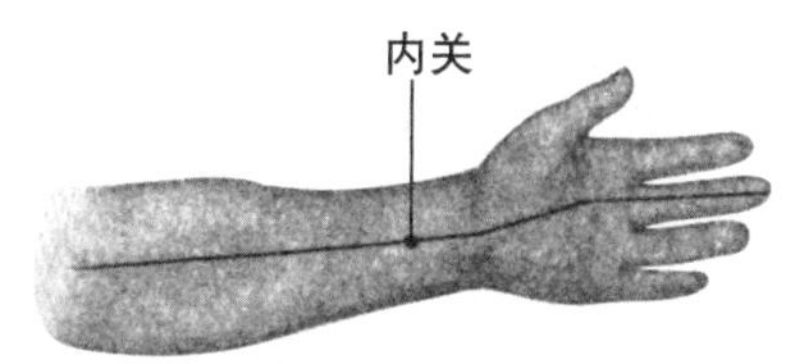

睡眠不好是都市人群的典型症候。专家建议，失眠时不妨按按手腕上的内关、神门两穴。两穴均可缓解心血管系统的不适，并各有侧重。内关穴的定位为“前臂正中，腕横纹上 2 寸，在桡（骨）侧屈腕肌腱同掌长肌腱之间”。有个简单的测量办法，即先握拳屈腕，可摸到手臂正中的两根最为凸起的筋，内关穴约在两筋之间，再以手掌与手腕相接的横纹到肘部的距离为 12 寸，则选择靠近手腕一端的六分之一处为内关穴。按此穴可缓解胸闷、心慌、眩晕、晕船、胃痛、呕吐。

神门穴对失眠的缓解效果更为突出。其位置是“手腕关节手掌侧，尺（骨）侧腕屈肌腱的桡（骨）侧凹陷处”。简单来说，先握拳屈腕，摸到手臂上最靠近小指一侧的一根筋，神门穴的位置在这根筋近大拇指方向且在手腕横纹上。每天用手指对此穴进行缓慢的按揉，力量不需要太大，也不用追求所谓的酸胀感，力量大了反而不好。平时除了点按揉以外，还可以艾灸。

按摩通里、少府平定情绪

通里穴和少府穴均有清心宁神的作用，神经性心悸、心动过速、心律不齐、

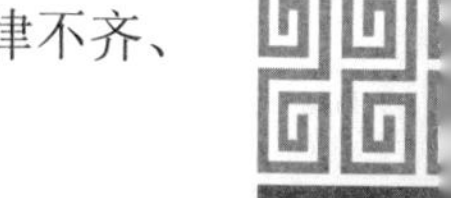

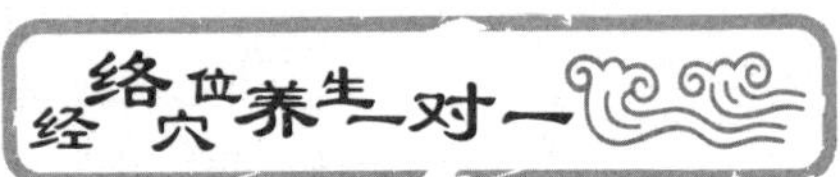

神经衰弱及精神病，多取两穴按摩。遇事紧张之时，放松心神，在两穴处作和缓的按摩，有很好的平定情绪的作用。

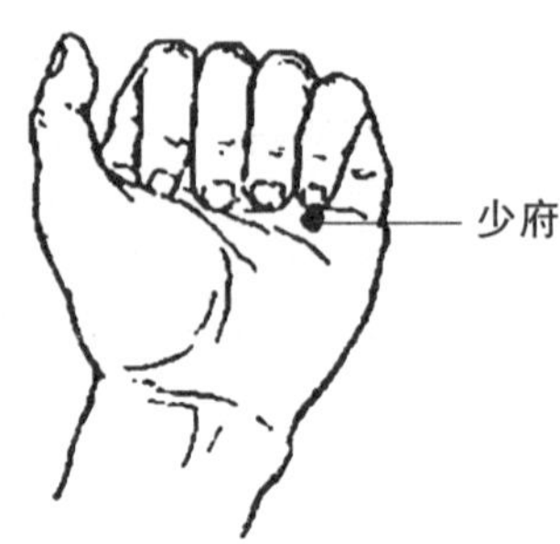

通里穴在前臂掌侧，尺侧腕横纹上 1 寸处。

少府穴在手掌处，第 4、5 掌骨间，平劳宫穴。取穴时，半握拳，手指端压在掌心上，手小指指尖所点之处，即是。少，指手少阴心经；府，指神气所居处。穴属手少阴心经荥穴，居神门之后手掌中，故称“府”。

按摩方法

（1）一手屈肘，前臂斜向胸约 45°，另一手四指并拢，靠在前臂内侧，拇指指端放在通里穴处，用指端甲缘按掐，一掐一松，连做 14 次。

（2）一手屈肘，前臂斜向胸，另一手四指并拢，越过尺侧，托在前臂背侧，拇指指腹放在通里穴处，用指腹向指尖方向推擦，连做 14 次。

（3）一手前臂在胸前，另一手四指在手背部，拇指指端按放在通里穴处，用指腹向肘关节方向推擦，连做 14 次。

（4）一手在胸前，掌心朝上，掌微屈，拇指指端放在少府穴处，用指端甲缘按掐，一掐一松，连做 14 次。

（5）一手屈肘在胸前，掌心朝上，掌微屈，四指向正前方，拇指指腹放在少府穴处，四指并拢，抵放在当少府对侧的手背部位，用指腹推擦少府穴，连做 1 分钟。

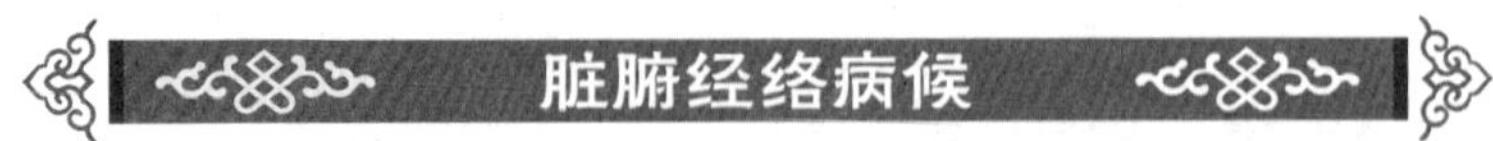

脏腑经络病候

手少阴心经主要分布在上肢内侧后缘，属于心，而心在中医上讲“心主神”，

“神”可以简单地理解为“神智、精神”。比如失眠在中医上讲就是“心神不守”，也就是说神本来到了晚上应该回到屋子里面，但是它一直躁动不安，还在外面，所以人就睡不着。

本经有了异常变动，就表现为下列的病症：咽喉干燥，心口痛，口渴要喝水；眼睛发黄，胸胁疼痛，手掌心热痛；还可发为前臂部的气血阻逆，如厥冷，麻木、酸痛。所以在身体保养方面，循经按揉可以放松上臂肌肉，疏通本经的经气，点揉和弹拨重点穴位，还可以预防冠心病、肺心病以及改善颈椎病压迫神经所导致的上肢麻木等，此外还能治疗失眠。经常敲小指尖端到腋窝那一段，就是手臂阴面靠小指的那一条线。敲小臂时有酸痛感，敲大臂时有电麻感，这都是正常的经络感觉。感觉明显效果就好。经常敲心经有利于心脏健康，心主神明，敲心经也有安神的作用。

手厥阴心包经——代心受过、替心受邪

心包就是心外面的一层薄膜。戌时是指19～21时，这时是“阴气正盛，阳气将尽”，也是心包经当令的时间。日常生活当中，我们常会做一个动作，那就是双手合十。从中医的角度讲，双手合十就是收敛心包。然后把这个动作停在膻中这个位置，那么掌根处正好是对着膻中穴。这样做，人的心神就会收住，一合十眼睛就会闭上，因为心收敛了，神就收敛了。眼睛就是神的外散，就是肝魂，所以心收敛了，眼睛自然也会收敛。在生活中，我们要注意这个动作，其实这就是我们自己自生自长的灵丹妙药。

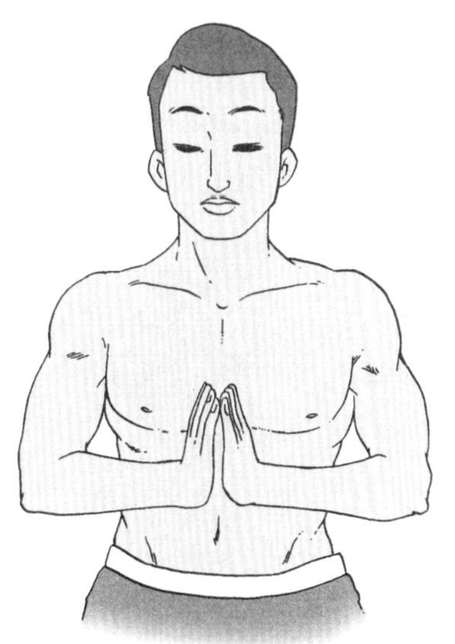

循行路线

从胸中开始，浅出属于心包，通过膈肌，经历胸部、上腹和下腹，络于三焦。

它的支干脉：沿胸内出胁部，当腋下三寸处（天池）向上到腋下，沿上臂内侧（天泉），于手太阴、手少阴之间，进入肘中（曲泽），下向前臂，走两筋（桡侧腕屈肌腱与掌长肌腱之间）（郄门、间使、内关、大陵），进入掌中（劳宫），沿中指桡侧出于末端（中冲）。

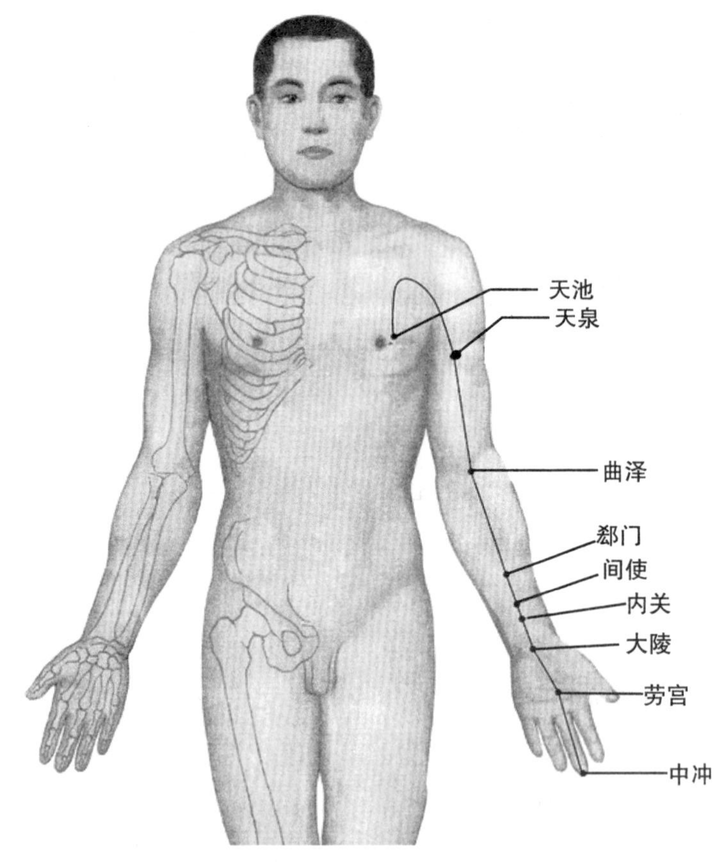

它的支脉：从掌中（劳宫穴）分出，沿无名指出于末端（关冲穴），接手少阳三焦经。

联络脏腑

心包能代心受过，替心受邪，即外邪侵犯人体时，它要代替心去承受侵袭。因为“心为五脏之大主”，“心主神明”，心就相当于身体之国的君主，所以有什么病灾危难的时候，当然要由心包来替心这个君王承受了。

手厥阴心包经的穴位

本经共有 9 个穴位，其中 8 个穴位分布在上肢掌面，1 个穴位在前胸上部。首穴天池、天泉、曲泽、郄门、间使、内关、大陵、劳宫、末穴中冲。

天池穴

【位置】在胸部，当第 4 肋间隙，乳头外 1 寸，前正中线旁开 5 寸。

【功能】活血化瘀，宽胸理气。

【主治】胸闷，心烦，咳嗽，痰多，气喘，胸痛，腋下肿痛，瘰疬，疟疾，乳痈。

天泉穴

【位置】在臂内侧，当腋前纹头下 2 寸，肱二头肌的长、短头之间。

【功能】宽胸理气，活血通脉。

【主治】心痛，胸胁胀满，咳嗽，胸背及上臂内侧痛。

曲泽穴

【位置】在肘内腋下凹陷处。

【功能】清热镇痉，降逆止呕。

【主治】心痛、心悸、胃痛、呕吐、泄泻、咳嗽、肘臂疼痛。

郄门穴

【位置】在腕横纹上 5 寸曲泽与大陵穴连线上，掌长肌腱与桡侧腕屈肌腱之间。

【功能】宁心理气，宽胸止血。

【主治】心痛、呕血、惊恐惧人、神气不足、癫狂、癔症。

间使穴

【位置】在腕横纹上 3 寸掌长肌腱和桡侧腕屈肌腱之间处。

【功能】宁心安神，利胃祛痰。

【主治】心痛、心悸、胃痛、呕吐、疟疾、肘挛臂痛和癫狂、痫症、癔症等神志病。

内关穴

【位置】仰掌腕横纹上 2 寸两筋之间。

【功能】宁心安神，理气镇惊。

【主治】心痛、心悸、胸闷、胃痛、呕吐、精神失常、失眠、偏头痛。

大陵穴

【位置】在腕横纹正中央，掌长肌腱与桡侧腕屈肌腱之间处。

【功能】散邪火，宁心安神，清心热，宽胸和胃。

【主治】惊悸、癫狂、心胸胃胁痛、腕关节和足跟痛、舌疮口臭等。

劳宫穴

【位置】位于第 3 掌骨桡侧，握拳时中指尖所点到的掌心横纹中。

【功能】回阳穴之一，清心泻热，醒神止抽。

【主治】中风昏迷、心绞痛、中暑、口疮、口臭、癫狂、痫症和鹅掌风等。

中冲穴

【位置】在手中指末节尖端中央。

【功能】苏厥开窍，清心泄热。

【主治】中风昏迷，舌强不语，中暑，昏厥，小儿惊风，热病，舌下肿痛。

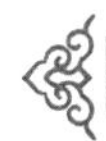

养生常用穴位

学习经络穴位最好从实用入手，学习那些马上就可使用且确有疗效的方法。

心包经上的穴位很少，但宝贝很多，有些穴位是专病专穴，是其他的穴位无法取代的。比如，处于腕横纹上10厘米处的郄门穴（各人胳膊长短不同，这是大概位置），它对于防治心绞痛疗效神奇。

郄门穴是救急大穴

郄门穴位于前臂掌侧，当曲泽与大陵的连线上，腕横纹上5寸处。

右手大拇指点按郄门穴（又称救急穴），同时左手掌作顺时针旋转。该穴能缓解心绞痛。

打嗝不止找找内关穴

将手掌朝上，在腕横纹上两寸，当握拳并且手腕上抬时，我们就能在手臂中间看见两条筋，内关就在腕上两寸两筋之间。内关穴有“宁心安神、理气止痛、和胃降逆”的作用。对心脏系统疾病、胃肠不适等有疗效。特别是内关对心律失常有着很好的调节作用。平时既可边走边按揉，也可以在工作之余进行操作，每天花2分钟时间按揉，力量不需要太大，有酸胀感即可。内关穴作为冠心病的日常保健穴位之一，经常按揉可以增强心脏的功能。

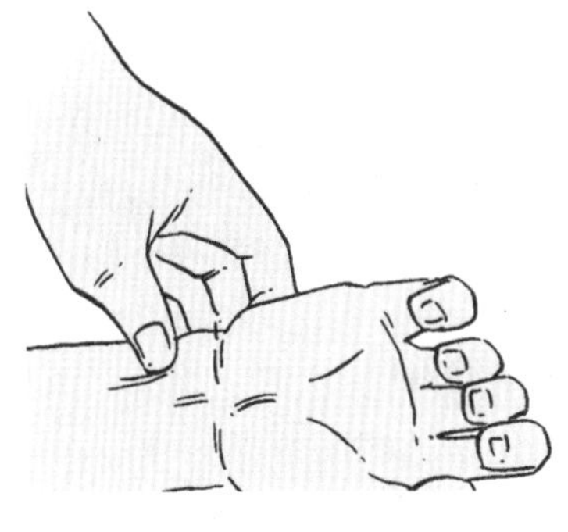

内关穴

另外，当我们打嗝一直不停时，为了避免尴尬，可用拇指对该穴位进行一压一放，这样就可以止住了。打嗝是因为胃气上逆，本来胃气应该是向下的，就是说“脾主升迁，胃主降浊”，但是胃气不降反升。浊气上泛，就会产生呃逆、恶心等症状。

掐按劳宫补养心脏

劳宫穴位于手掌心，当第 2、第 3 掌骨之间，偏于第 3 掌骨，握拳屈指时中指尖处。

掐按劳宫穴（手心正中，中指弯曲过来处），就能补养心脏，且补养的速度极快。为什么叫这个名字呢？就是劳累以后到宫殿里去休息。这个穴位如果对症使用的话，绝对就是灵丹妙药，且没有丝毫的副作用。

劳宫穴的功效还远远不止这些。如果第一次参加面试或是在重大会议上，我们有时会紧张得手心出汗、心跳过速，这时你不妨按按劳宫穴（左手效果更好）。转瞬间，你就会找回从容镇定的感觉。

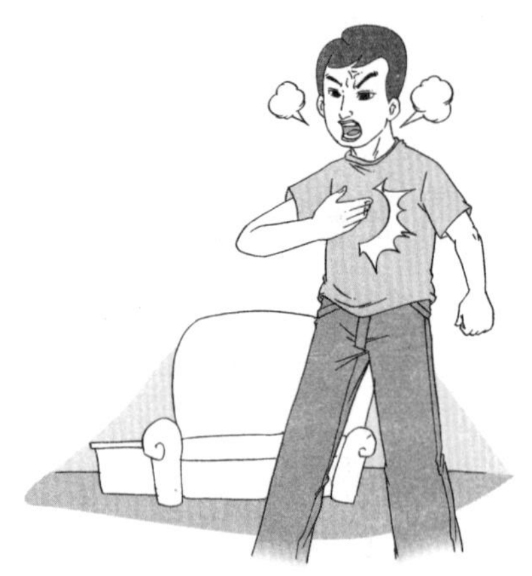

不开心按摩按摩膻中

心包有一个非常重要的穴位叫做膻中，它在两乳之间。人的心情特别郁闷或生气的时候，都会有一个习惯性动作就是拍胸脯，这就叫做搏膺。表面上我们打的是胸脯，其实是在打膻中穴。因为它是主喜乐、主高兴的一个穴位。如果这个

穴位不通畅，对人的身体是不利的。所以，在日常生活中，当我们遇到不高兴的事情时，请记住用自己的手去按摩膻中。

缓解压力的天泉穴

当感到郁闷或是压力非常大时，可以敲打心包经来缓解。首先要用手指掐住自己腋下里边的一根大筋，然后就可以拨动它。当拨到这根筋的时候，小指和无名指就会发麻。这个大筋底下有一个非常重要的穴位，叫天泉穴。用手掐住它，并且手指感到发麻，就证明拨对位置了。

心包经在晚上戌时最旺，这段时间吃过晚饭正是应该促进消化的时候。但是不要在晚饭后立刻就做，因为那样会影响气血的运行。如果每天晚上临睡前拨十来遍加上敲打的话，我们就可以排去自己的郁闷和心包的积液，对身体是非常有好处的。因为心包积液除掉了，心脏的活力就加强了。心脏的活力加强，整个身心的代谢都会加强。

◆压心包好处多

为什么压心包？人体要健康首先血液必须充足，一般人都会造血，但如缺少造血的材料或造血时间，人体的血一定会越来越不够用。心脏还要有足够大的搏动力，无论心脏有积水，还是心包有积水都会影响心脏对全身的供血情况。所以这两条经络的通畅是非常重要的。当心脏有积水时，人体会有心慌的感觉；当心包积水时，人体会有胸闷、心情低下、心脉沉的现象。如何让血多起来？只要坚持按压一个月就可以体会到。现在希望你自己给自己按压心包经，如果你没有经络系统图，可以先压膻中穴，用手指、用小棍都可以，位置在两乳连线正中，不要太用力，只要一点点力就可以了，但要时间长，每次要压 5 分钟以上，同时最好让自己的意念集中在膻中穴上。为了让心包积水容易除去，可以先压脚跟外侧的昆仑穴各 1 分钟。

心包经应该是两边都要压，压时要得气，不要太快。因为我们是要通过每一点传到心包上，使心包上的积液、脂肪逐步被排除，让心脏的搏动力增强，压时可以在腹部听，开始可能什么也听不到，但时间久了或压了几次后一定能听到流

水声，声音也会由浑浊不清到清楚，甚至会很大声。开始每晚睡前做半小时。等到心包经压起来的水声比较流畅时，可以每周做 2 次，情况改善后，就可以随意了。

【操作方法】可以先选一些穴位来做，如：膻中穴（是心包的募穴，在心包经别上）、天池、曲泽、内关、大陵、劳宫穴。以后再沿心包经别，心包经一路一点一点指压下来。坐在那儿慢慢地压，每次要 1 小时以上，但每次有 1 条或 2 条经是重点，其他只是略微按一下。实际上，人体也不会乱弹琴的，它每次一定有一个主要问题，而问题所在的地方就是我们要压的地方，也一定是最痛的地方，因为那里有积水，有积水就是有问题。

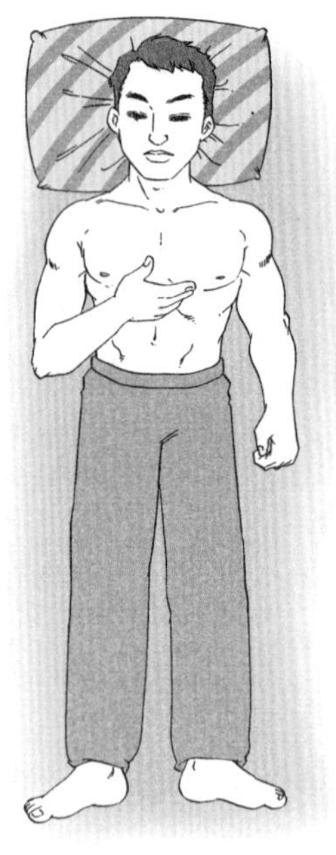

血上升后，就可以压心包经了。先压脚跟外侧昆仑穴。你认真去找，很痛的点就对，不用很用力，但要时间长一些，每个脚跟压 2 分钟。然后平卧，用你的手指压在两乳连线的正中，静静地冥想这一点，10 分钟左右。如果你无法集中你的注意力于这一点，那么你就坐在一个椅子上，让自己的膻中穴（即两乳连线

的正中点）顶在桌子角上（只要顶在那儿有感觉就可以了），人可以趴在桌子上假寐10分钟。这样心包的积水就会减少。也可用小木棍作为工具，长短无所谓，用它顶压膻中穴，效果也不错。

脏腑经络病候

心脏的病，首先会表现在心包上。在中医里心包经的病叫“心淡淡大动”，就是感觉心慌或心脏“扑通、扑通”往外跳的时候，那肯定是心包的病，而不是心脏的病。

心包经有了异常变动就表现为下列病症：心中热，前臂和肘弯掣强拘急，腋窝部肿胀，甚至胸中满闷，心跳不宁，面赤，眼睛昏黄，喜笑不止。

本经所属腧穴能主治有关“脉”（心主血脉）方面所发生的病症：心胸烦闷、心痛、掌心发热。

第二章：手三阳经

手太阳小肠经——人体君主的受盛之官

未时是指 13 ～ 15 时，这时是小肠经当令。西医认为小肠是主吸收的，小肠能吸收、摄取水谷的精华。吃完午饭，由小肠来吸收精华是非常合理的。小肠经当令的时候对应的生肖是羊。为什么会这样呢？在中国的传统文化中是有来历的，大家可以看我们的汉字“美”，我们可以把它拆为一个“羊”字和一个“大”字，这是因为未时是主滋味的。我们中国人关于美的概念与西方是有一定的差别的，中国人关于美的概念首先是要满足口腹之欲。

循行路线

小肠经从小指外侧末端（少泽）开始，沿手掌尺侧（前谷、后溪），上向腕部（腕骨、阳谷），出尺骨小头部（养老），直上沿尺骨下边（支正），出于肘内侧当肱骨内上髁和尺骨鹰嘴之间（小海），向上沿上臂外后侧，出肩关节部（肩贞、俞），绕肩胛（天宗、秉风、曲垣），交会肩上（肩外俞、肩中俞；会附分、大杼、大椎），进入缺盆（锁骨上窝），络于心，沿食管，通过膈肌，到胃（会上脘、中脘），属于小肠。

缺盆部支脉：从锁骨上行沿颈旁（天窗、天容），上向面颊（颧），到外眼角（会瞳子），弯向后（会和），进入耳中（听宫）。

颊部支脉：从面颊部分出，上向颧骨，靠鼻旁到内眼角（会睛明），接足太阳膀胱经。

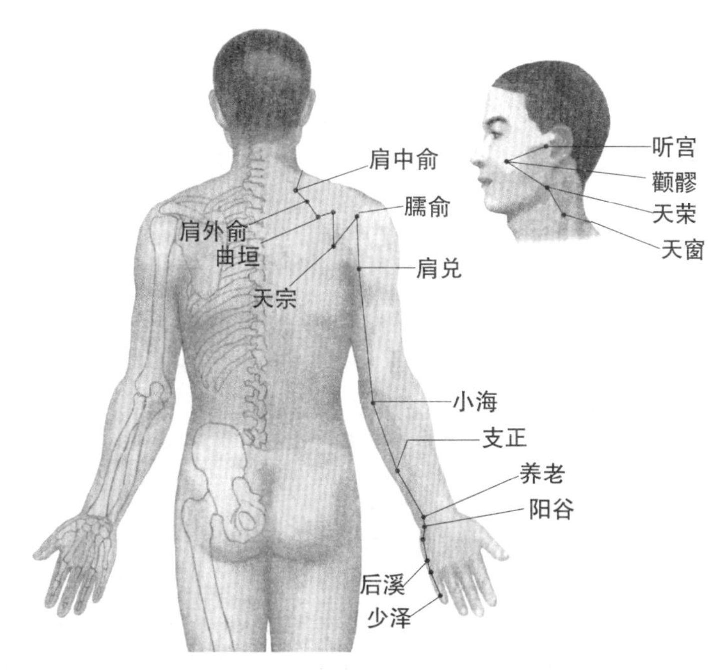

联络脏腑

小肠经属小肠。先解释一下为什么叫肠。“肠，畅通也”，肠就要保持通畅。小肠将脾胃腐熟的水谷接受容纳，并充分腐熟和吸收。当你的吸收能力差了，就是小肠经出问题了。但是小肠吸收的精华跟小肠没关系，它自己不能留着，东西就在它这儿过一过手，收完了就要上交给肾，由肾藏起来。如果你的吸收能力弱了，东西都收不了，形成垃圾堆着，时间长了，女性就长蝴蝶斑。治疗起来很简单，就是想办法恢复小肠的吸收能力。

心脏供血不足，为何会影响小肠经呢？这其实是中医特有的一个概念——表里关系。心与小肠相表里，这种关系是通过经络的通道联系起来的。如果心脏有问题，在最初的时候，小肠经就先有征兆了。一般我们伏案久了，肩膀就会开始酸，酸的意思是气血不足了，然后是酸痛。酸痛是因血少，进而流动缓慢而瘀

滞，不通则痛了。再后来就变得僵硬疼痛了，僵硬是因为血少、血流缓慢，再加上长期固定姿式，血液就停滞在那里。

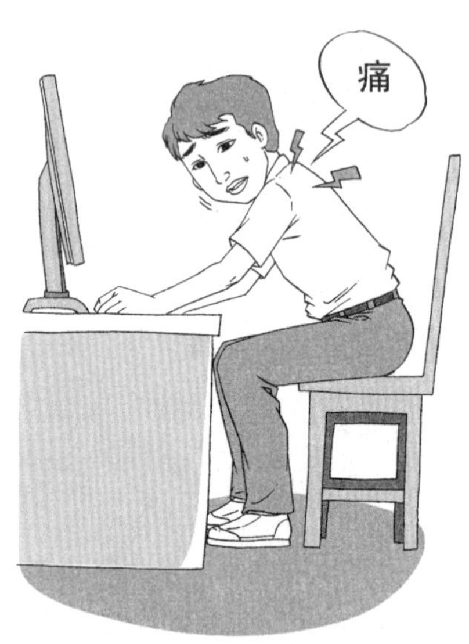

有的人不从事案头的工作，肢体也总是在运动之中，那么他们心脏供血的情况又怎么检查呢？有一个很简单的方法：在我们胳膊肘的略下方有一根“麻筋”，小的时候打闹玩耍经常会碰到它，总会过电般一麻到手。这条“麻筋”就是小肠经的线路。你现在用拳头打一下这“麻筋”，看看能不能麻到小手指去。如果有被电触的感觉，则可知你的心脏供血能力还可以；如果只痛不麻，那你的心脏已经存在供血不足的情况了。另外还有一个更简单的测试法，像解放军那样行个军礼，看看上臂靠近腋下的肌肉会不会很松弛，松弛就是此处气血供应不足了。这里正是小肠经，而小肠经是靠心经供应气血的。

有的人脾气很急，总是心烦气躁，动辄要与人争吵嚷嚷，中医认为是心火亢盛。由于火气太大，无处宣泄，就拿小肠经“撒气”了。结果小肠经就会肿胀、酸痛。顺着小肠经就会牵连到耳朵、喉咙、脖子、肩膀、肘、臂、腕、小手指，造成这些地方或疼痛或麻木。这时就一定要按摩三焦经和小肠经。

小肠经就好比一面反映心脏能力的镜子，通过了解心脏和小肠经的表里关系，我们不但能预测心脏的功能状况，还能用调节小肠经的方法来治疗心脏方面的疾患。所以很多时候，上臂内侧松松垮垮的肉不是靠减肥和练习哑铃弯举就能解决问题的。

手太阳小肠经的穴位

本经共有 19 个穴位。8 个穴位分布在上肢背面的尺侧，11 个穴位在肩、颈、面部。首穴少泽、前谷、后溪、腕骨、阳谷、养老、支正、小海、肩贞、臑腧、天宗、秉风、曲垣、肩外俞、肩中俞、天窗、天容、颧髎、末穴为听宫。

少泽穴

【位置】在小指末节尺侧，距指甲角 0.1 寸。

【功能】调气血、通血脉。

【主治】头痛、发热、眼睛干涩充血、乳汁分泌过少、乳腺炎等。

前谷穴

【位置】在手尺侧，微握拳，当小指本节（第五掌指关节）前的掌指横纹头赤白肉际。

【功能】降浊升清。

【主治】目痛，头痛耳鸣，咽喉肿痛，乳少，热病。

后溪穴

【位置】握拳小手指关节后横纹头赤白肉际处。

【功能】散风舒筋止痛。

【主治】头、项颈、肩、肘、臂、手指拘急、疼痛、麻木和耳鼻喉疾以及癫狂、痫症、癔症等。

腕骨穴

【位置】在手掌尺侧，当第五掌骨基底与钩骨之间的凹陷处，赤白肉际。

【功能】舒筋活络，泌别清浊。

【主治】头痛，项强，耳鸣耳聋，目翳，肩臂疼痛麻木，腕痛，指挛，胁痛，热病汗不出，口腔炎，黄疸，消渴，糖尿病，瘛疭，惊风，疟疾。

阳谷穴

【位置】在手腕尺侧，当尺骨茎突与三角骨之间的凹陷处。

【功能】明目安神，通经活络。

【主治】精神病，癫痫，肋间神经痛，尺神经痛；神经性耳聋，耳鸣，口腔炎，齿龈炎，腮腺炎。

养老穴

【位置】在前臂背面尺侧，当尺骨小头近端桡侧凹陷中。

【功能】清头明目，舒筋活络。

【主治】脑血管病后遗症，肩臂部神经痛；急性腰扭伤，落枕；近视眼。

支正穴

【位置】在前臂背面尺侧，当阳谷与小海的连线上，腕背横纹上 5 寸。

【功能】安神定惊，清热利窍，舒筋活络。

【主治】头痛，项强，目眩，颌肿，癫狂，消渴，肘挛，指痛

小海穴

【位置】在肘外侧，当尺骨鹰突与肱骨内上髁之间凹陷处。

【功能】生发小肠之气。

【主治】头痛，耳鸣，项强，颊肿，瘰疬，癫痫，肘臂痛等。

肩贞穴

【位置】在肩关节后下方，臂内收时，腋后纹头上 1 寸（指寸）。

【功能】清头聪耳，通经活络。

【主治】耳鸣，耳聋；肩关节周围炎，脑血管病后遗症，颈淋巴结结核，头痛等。

臑腧穴

【位置】位于人体的肩部，当腋后纹头直上，肩胛冈下缘凹陷中。

【功能】舒筋活络。

【主治】肩臂疼痛，瘰疬。

天宗穴

【位置】在肩部，当腋后纹头直上，肩胛冈下缘凹陷中。

【功能】舒筋活络，理气消肿。

【主治】肩胛酸痛，肩周炎，肩背软组织损伤，肘臂外后侧痛，上肢不举，颈项颊颔肿痛，乳痈，乳腺炎，胸胁支满，咳嗽气喘，咳逆抢心，乳腺炎。

秉风穴

【位置】在肩胛部，冈上窝中央，天宗直上，举臂有凹陷处。

【功能】散风活络，止咳化痰。

【主治】冈上肌腱炎，肩周炎，肩胛神经痛；支气管炎等。

曲垣穴

【位置】在肩胛部，冈上窝内侧端，当臑俞与第二胸椎棘突连线的中点处。

【功能】舒筋活络，疏风止痛。

【主治】冈上肌腱炎，肩胛部拘挛疼痛，肩背痛，肩关节周围软组织疾病。

肩外俞穴

【位置】在背部，当第一胸椎棘突下，旁开 3 寸。

【功能】舒筋活络，祛风止痛。

【主治】颈椎病，肩胛区神经痛，痉挛，麻痹；肺炎，胸膜炎，神经衰弱，低血压等

肩中俞穴

【位置】在背部，当第七颈椎棘突下，旁开 2 寸。

【功能】解表宣肺。

【主治】支气管炎，哮喘，支气管扩张，吐血；视力减退，肩背疼痛等。

天窗穴

【位置】位于人体的颈外侧部，胸锁乳突肌的后缘，扶突穴后，与喉结相平。

【功能】疏散内热。

【主治】耳鸣，耳聋，咽喉肿痛，颈项强痛，暴喑。

天容穴

【位置】下颌角后，胸锁乳突肌前缘。

【功能】滋阴润喉。

【主治】耳鸣，耳聋，咽喉肿痛，颈项强痛。

颧髎穴

【位置】在面部，当目外眦直下，颧骨下缘凹陷处。

【功能】清热消肿，祛风镇痉。

【主治】口眼歪斜，眼睑（眴）动，齿痛，颊肿。

听宫穴

【位置】在面部，耳屏前，下颌骨髁状突的后方，张口时呈凹陷处。

【功能】开耳窍、止痛、益聪。

【主治】耳鸣，耳聋，聤耳，牙痛，癫狂痫。三叉神经痛、头痛、目眩头昏。

养生常用穴位

急性腰疼点按后溪

后溪在手掌小指侧，微握拳，当小指近手掌那节（第 5 掌指关节）后的远侧掌横纹头赤白肉际，即手掌和手背交界的地方，手的外侧方。

后溪是治急性腰扭伤的特效穴。当腰扭伤、疼痛在脊柱两侧时点揉的效果

尤为显著。但是在自我保健时，它除了可以作为治疗腰痛的主要穴位来按揉以外，还有一点经常被大家忽视，那就是它的止痛作用。把拇指或者食指、中指屈起来，用关节抵住后溪穴，然后用力，边用力边进行轻微的旋揉，止痛效果相当明显。落枕时也可以这样做，僵硬的脖子一会儿就好了。同样按揉天柱穴、大杼穴、大椎穴、完骨穴、肩井穴，也能马上见效。

天柱穴和大杼穴怎么找呢？方法如下：先摸到枕部最突出之处，再往下摸，则有凹陷，这就是我们所说的“后颈窝”，天柱穴就是在后颈窝往下 2 厘米处，脖子两侧直向筋肉的外缘上，一压，会有强痛；脖子往前倾，从枕部往脖子后侧摸，颈项底部有大块凸骨。从它的下一个凸骨和下两个凸骨之间起，再往左右二指宽处，就是大杼穴。可以用绑好的五六支火柴棒或是圆珠笔头连续刺激这些穴道。

这里还要讲一个治疗睡觉时落枕的特效穴，就是落枕穴。在左手背上食指和中指尽头之处起，大约一指宽的距离上，一压，有强烈压痛之处即是。

如果心脏持续地供血不足，那么停滞的血液就会在原地形成瘀血。没有新鲜血液的供应，肌肉、筋膜就会变得僵硬，缺乏气血供养的肩膀就好像缺水少粮的边关军队，抵御不住外界风寒的侵袭。如果此时睡觉偶遇风寒，哪怕是一点点风，这不过是诱因，你就会落枕。其实落枕一般不是当天得的，有一段酝酿的过程，风只不过是导火线罢了。这时，可以用食指指腹按在此穴上，稍微用力刺激它，落枕的脖子就会感觉轻松多了。

小指发麻拨小海

小海穴位于肘关节外侧。取穴时屈肘抬臂位，在尺骨鹰嘴与肱骨内上髁之间取穴。这时，用手指弹敲该部位时有股电麻感直达小指。

小海穴除了可以治疗肘关节及周围软组织疾病外，还可以治疗上肢麻木，尤其是小指麻木。因为该部位的深层解剖为尺神经沟，有尺神经经过，而尺神经支配小指的感觉。我们在用此穴的保健作用时应该以按揉为主，但是在治疗颈椎病压迫神经所致的小指麻木时，应该加上拨动，使麻感传到小指。

肩周炎的必用穴——肩贞

小肠经上有一个专治肩关节周围炎的。它位于肩关节的后面，自然下垂手臂时，手贴近身体，在腋下穿过向上用中指点揉；或者另一手从前面经过，手掌根放在肩关节的正上方，中指到达的地方。

之所以能成为肩周炎的克星，主要是因为肩贞穴是小肠经气血上行必经的地方，如果肩周痛的时候揉一揉小肠经里的肩贞穴，气血通了，就把肩痛的问题解决了。另外，按摩肩贞穴的时候最好同时把心经也揉了，因为心经和小肠经是相表里的，心经把血液源源不断地供应给小肠经，小肠经的气血一充足，血虚就不会发生了，肩膀也就不会感到疲劳和酸痛了。

还有，针灸大夫把肩髎、肩前、肩贞称为“肩三针”，它们是治疗肩周炎必用的穴位。对这 3 个穴位进行艾灸或者按摩，能够祛风散寒，温经通络。

颈肩综合征按摩天宗穴

天天守在电脑旁的朋友们通常都会肩膀酸痛。有的人站起身活动一下，很快就恢复如常；而另一些人则会日渐加重，先出现后背痛，然后脖子也不能转动，手还发麻。这一系列症状就是我们现在经常说的“肩颈综合征”。其实多数是心脏供血不足，造成小肠经气血也虚弱了。观察一下小肠经的走向就会发现，从脖子到肩膀，再从胳膊到小手指，一路下来，正是你平常出现症状的部位。这时，我们可以天天敲打小肠经，做时要加上 1 分钟的扩胸运动，再加按 1 分钟的天

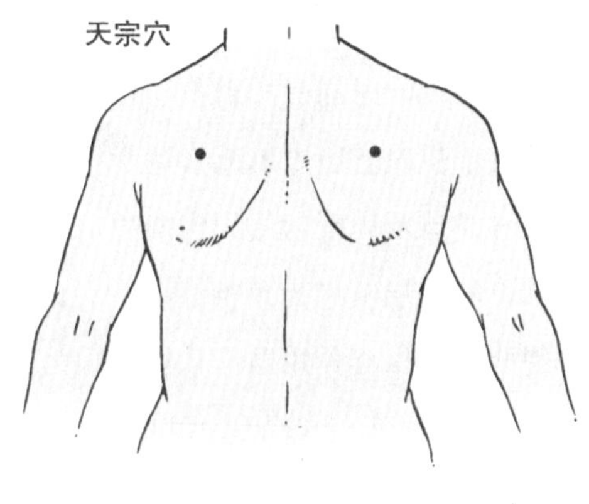

宗穴。

取穴时一手下垂，另一手从肩关节上方绕过，向下顺着肩胛骨往下走。它的位置相当于肩胛骨的中线上中点处，点按时感觉非常明显。

下巴老掉灸听宫

听宫穴在面部，耳朵附近。在这里教大家一个简单的取穴方法，当我们张口时，耳屏中点前方凹陷处。此穴一般采用点按的手法进行操作，一压一放，主治耳鸣、耳聋、齿痛等。还有一种病，有些人经常会有体会，但是没有明显的感觉，疼痛什么的感觉都没有，只是张嘴时或者吃饭嚼东西时，耳朵旁边老是咯嘣咯嘣响，偶尔下巴会突然掉下来，这就是颞颌关节紊乱。治疗此病时应该以艾灸为主，最好是配合附近的颊车、下关等穴一起灸。

脏腑经络病候

本经异常变动就表现为下列病症：咽喉痛，颔（颏下结喉上两侧肉之软处）下肿不能回顾，肩部痛得像牵引，上臂痛得似折断。

本经腧穴主治“液”方面所发生的病症：耳聋、眼睛昏黄，面颊肿，颈部、颌下、肩胛、上臂、前臂的外侧后边痛。

主液——小肠受盛胃腑腐热下传的水谷，经进一步消化和泌别清浊，其精华部分由脾转输，营养于全身。糟粕下走大肠，水液归于膀胱，因此小肠可产生水液，故本经主液所生病证。

小肠经与手少阴心经相表里，临床上经常用泻小肠火来去心火。如上面说到的小肠主液，其实心火也可以下降到小肠。如我们经常会碰到口舌生疮、舌尖红痛，用利小便的方法就可以解决，这时只需泡点竹叶喝，或是再加点冰糖，热就能从小便导出来。

手阳明大肠经——肺和大肠的保护神

卯时是大肠当令，大肠在中医里面是主管“津”异常所出现的疾病。天津的“津”，就是港口的意思，货船在这里进进出出。“津”就是进进出出的这么一种状态。“津”的异常也就是进多出少或是进少出多两种，如果“津”的力量变强，就会大便干燥；而“津”的力量不强，就会拉稀。卯时还是天门初开的时候，是阳气开始出于地表，显现神机的时候。对应于人体，就是卯时到了，人也就自然醒了。而相对于天门开，地户也要开。地户在中医里就是指魄门，也就是肛门。

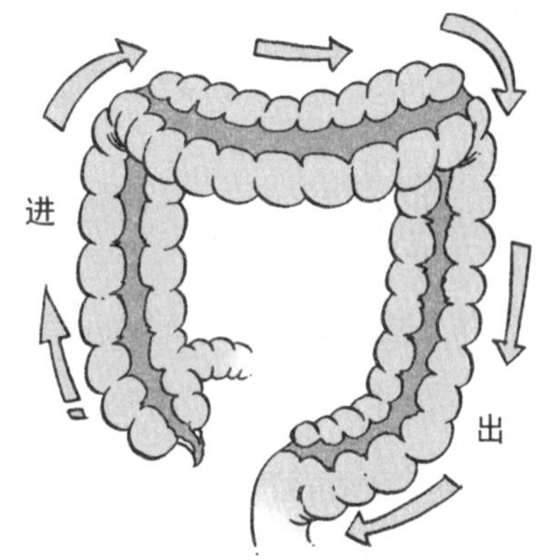

循行路线

大肠经从食指末端起始（商阳），沿食指桡侧缘（二间、三间），出第一、二掌骨间（合谷）、进入两筋（拇长伸肌腱和拇短伸肌腱）之间（阳溪），向上沿前臂桡侧（偏历、温溜、下廉、上廉、手三里），进入肘外侧（曲池、肘），再沿上臂外侧前边（手五里、臂），上肩，出肩峰部前边（肩、巨骨，会秉风），向上交会颈部（会大椎），下入缺盆（锁骨上窝），络于肺，通过膈肌，属于大肠。

它的支脉：从锁骨上窝上行颈旁（天鼎、扶突），通过面颊，进入下齿槽，出来挟口旁（会地仓），交会人中部（会水沟）——左边的向右，右边的向左，上夹鼻孔旁。

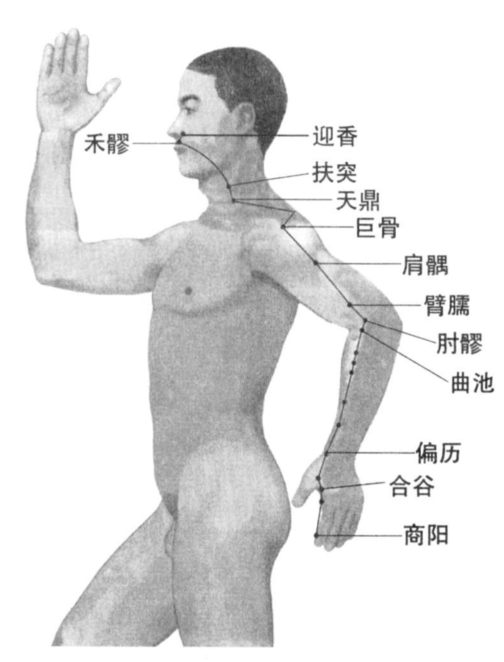

联络脏腑

大肠长约 1.5 米，在空、回肠的周围形成一个方框。根据大肠的位置的特点，分为盲肠、结肠和直肠三部分。

从上面的循行路线可以看出，与手阳明大肠经关系密切的内脏有肺和大肠，所以疏通此经气血可以预防和治疗呼吸系统和消化系统的疾病。前面我们已经讲过了肺与大肠的相关疾病，在此就不重复了。中医认为肺与大肠相表里，这一点在我们的生活中是有体现的。如：想一想每当我们拉大便时哪儿在使劲？攥拳头的劲儿有助于解大便吗？一定得是憋气，让肺气充实起来。所以，拉不出大便，其根本是肺的问题，即肺气虚了。

手阳明大肠经的穴位

本经共有 20 穴。15 穴分布在上肢背面的桡侧，5 穴在颈、面部。首穴商阳、二间、三间、合谷、阳溪、偏历、温溜、下廉、上廉、手三里、曲池、肘髎、手

五里、臂臑、肩髃、巨骨、天鼎、扶突、禾髎、末穴迎香。

商阳穴

【位置】在手食指末节桡侧，距指甲角 0.1 寸。

【功能】气化大肠经体内水液，向大肠经体表经脉输送高温水湿气体。

【主治】中风昏迷，发热，耳聋，齿痛，咽喉肿痛，青盲，颌肿，胸满，喘咳，手指麻木等。

二间穴

【位置】在手食指本节（第二掌指关节）桡侧前缘，当赤白肉际凹陷处；微握拳取之。

【功能】大肠经经气在此分清降浊。

【主治】目昏，鼻出血，齿痛，牙龈炎，口歪，咽喉肿痛，热病，面神经炎，三叉神经痛，腰痛。

三间穴

【位置】微握拳，在手食指本节（第二掌指关节）后，桡侧凹陷处。

【功能】泄热止痛，利咽。

【主治】咽喉肿痛，牙痛，腹胀，眼痛，肠泻，洞泄。

合谷穴

【位置】在手背，第一、二掌骨间，当第二掌骨桡侧的中点处。简便取法：以一手的拇指指间关节横纹，放在另一手拇、食指之间的指蹼缘上，当拇指尖下是穴。

【功能】开窍，解表，镇痛

【主治】头痛、牙痛、发热、喉痛、指挛、臂痛、口歪眼斜、便秘、月经不调。

阳溪穴

【位置】在腕背横纹桡侧，手拇指向上翘起时，当拇短伸肌腱与拇长伸肌腱

之间的凹陷中。

【功能】清热散风，通利关节。

【主治】头痛，目赤肿痛，耳聋，耳鸣，齿痛，咽喉肿痛，手腕痛。

偏历穴

【位置】屈肘，在前臂背面桡侧，当阳溪与曲池连线上，腕横纹上3寸。

【功能】向肺经输送大肠经的阳热之气，改善肺气之虚。

【主治】鼻衄，耳聋，耳鸣，目赤，齿痛，咽喉肿痛，口眼歪斜，水肿，腕臂痛等。

温溜穴

【位置】屈肘，在前臂背面桡侧，当阳溪与曲池连线上，腕横纹上5寸。

【功能】清热理气。

【主治】头痛，面肿，咽喉肿痛，疔疮，肩背酸痛，肠鸣腹痛。

下廉穴

【位置】屈肘，在前臂背面桡侧，当阳溪与曲池的连线上，肘横纹下4寸。

【功能】调理肠胃，通经活络。

【主治】头痛，眩晕，目痛，肘臂痛，腹痛腹胀。

上廉穴

【位置】屈肘，在前臂背面桡侧，当阳溪与曲池的连线上，肘横纹下3寸。

【功能】吸附天部的水湿浊物向下沉降。

【主治】头痛，肩膊酸痛，半身不遂，手臂麻木，肠鸣腹痛。

手三里穴

【位置】在前臂背面桡侧，当阳溪与曲池连线上，肘横纹下2寸。

【功能】通经活络，清热明目，调理肠胃。

【主治】牙痛颊肿，上肢不遂，腹痛，腹泻。

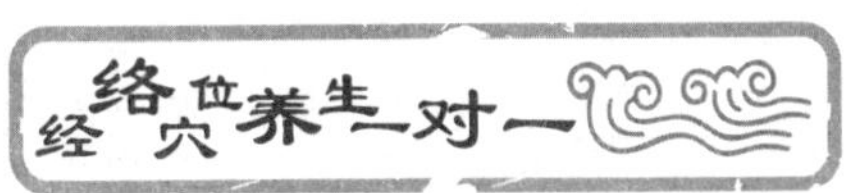

曲池穴

【位置】在肘横纹外侧端，屈肘，当尺泽与肱骨外上髁连线中点。

【功能】转化脾土之热，燥化大肠经湿热，提供天部阳热之气。

【主治】咽喉肿痛，牙痛，目赤痛，瘰疬，瘾疹，热病上肢不遂，手臂肿痛，腹痛吐泻，高血压，癫狂。

肘髎穴

【位置】在臂外侧，屈肘，曲池上方 1 寸，当肱骨边缘处。

【功能】舒筋活络。

【主治】运动系统疾病：肩周炎，肱骨外上髁炎等肘关节病。

手五里穴

【位置】在臂外侧，当曲池与肩髃连线上，曲池上 3 寸处。

【功能】理气散结，通经活络。

【主治】肘臂挛痛，淋巴结炎，颈、腋淋巴结结核、肿痛。

臂　穴

【位置】在臂外侧，三角肌止点处，当曲池与肩髃的连线上，曲池上 7 寸。

【功能】清热明目，通经通络。

【主治】肩臂痛，颈项拘挛，瘰疬，目疾。

肩髃穴

【位置】在肩部三角肌上，臂外展或向前平伸时，当肩峰前下方凹陷处。

【功能】通经活络，疏散风热。

【主治】急性脑血管病后遗症，肩周炎；高血压，乳腺炎，荨麻疹。

巨骨穴

【位置】位于肩上，当锁骨肩峰端与肩胛冈肩峰之间凹陷处。

【功能】汇聚肩胛的地部水液内注骨部。

【主治】肩背疼痛，半身不遂，瘾疹，瘰疬，以及肩关节周围炎。

天鼎穴

【位置】在颈外侧部，锁骨上窝之上，扶突穴之下，胸锁乳突肌后缘，平甲状软骨上切迹与胸锁关节上缘之中点处。

【功能】向头面天部传送大肠经的气化之气。

【主治】暴喑气梗，咽喉肿痛，瘰疬，瘿气。

扶突穴

【位置】在颈外侧部，胃经人迎穴的外侧约 2 横指，当胸锁乳突肌前、后缘之间，与甲状软骨喉结相平处。

【功能】为天部层次提供水湿，清润肺气。

【主治】咳嗽，气喘，咽喉肿痛，暴喑，瘰疬，瘿气。

和髎穴

【位置】在上唇上外侧，当鼻孔外缘直下，上唇上 1/3 与中 1/3 的交界点取穴。

【功能】清热降浊。

【主治】头重痛，耳鸣，牙关拘急，颔肿，鼻准肿痛，口渴。

迎香穴

【位置】在面部鼻唇沟内的上段，横平鼻翼中部，口禾髎穴外上方 1 寸处。

【功能】散风清热，通鼻窍。

【主治】鼻塞、不闻香臭、鼻衄、鼻渊、口眼歪斜、面痒、面浮肿、鼻息肉。

养生常用穴位

治疗面口疾病的神穴——合谷

合谷是手阳明大肠经的原穴，也就是人体原气经过和留止的部位。合谷又称

虎口，它的位置很好找：用另一只手的拇指第一个关节横纹正对虎口边，拇指屈曲按下，指尖所指处就是合谷穴；或者示指拇指并拢，肌肉最高点即是。

按揉合谷可以增强身体的抵抗能力。古人经常用它来治疗头面部的疾病，有“面口合谷收”之说。在治疗秋季的面瘫时，合谷是必取之穴。除了可以治疗面瘫外，它还有如下的作用：

（1）止痛：因为这个穴位经气旺盛，止痛效果很好，可以治疗牙痛、头痛以及扁桃体炎引起的喉咙痛等。另外，因为“同气相求”，也就是说大肠经和胃经都是阳明经气，所以古代文献记载合谷还可以治胃疼。此外，现在生活工作压力增大，女性的痛经现象越来越多。“气为血之帅”，行气可以活血，所以有痛经烦恼的女士可以试一试。

（2）预防和治疗感冒：合谷穴作为手阳明经的原穴，有宣通气血、促使阳气升发而奏扶正祛邪之功效，可以提高人体免疫力，治疗和预防感冒等外感病。感冒时用右手的拇指按掐左手合谷穴，然后用左手的拇指同样按掐右手的合谷穴，每次 3 分钟，每天按摩 3 次，只要坚持这样做，鼻子很快就会通气。

上肢疲劳、酸痛就去找手三里

翘起大拇指，两肌腱中间为阳溪穴。手三里在阳溪穴与曲池穴的连线上，在曲池下约三横指处。

手三里穴对缓解上肢疲劳、酸痛特别有效。当你的胳膊又酸又疼时，你只需按手三里穴，不一会儿就会觉得好像轻松了许多。此外，本来合谷穴是最能有效治牙痛的，但是如果效果不好时，可在合谷穴与手三里之间，一边按一边找最能抑制疼痛的压痛点，穴位里面有“阿是穴”，也有“反阿是穴”，按压这种压痛点马上见效。

拨动曲池——让心情安逸

曲池在曲肘关节外，肘横纹外侧端。曲，弯曲，指曲肘时取穴；池，水停聚的地方，好像江河之水在这儿汇聚入海一样。本穴是手阳明大肠经的合穴，大肠经经气从这儿向深处会合到脏腑，对调节阳明经经气及脏腑功能有着重要意义。

曲池穴经常用来泻热，效果很好。如果心情烦躁，感觉心里像是憋着火时，就可以把大拇指按在曲池穴，做前后方向拨动，这时会感觉酸胀或者有点疼，不一会儿，心情就会安宁，火气也会降下来了。

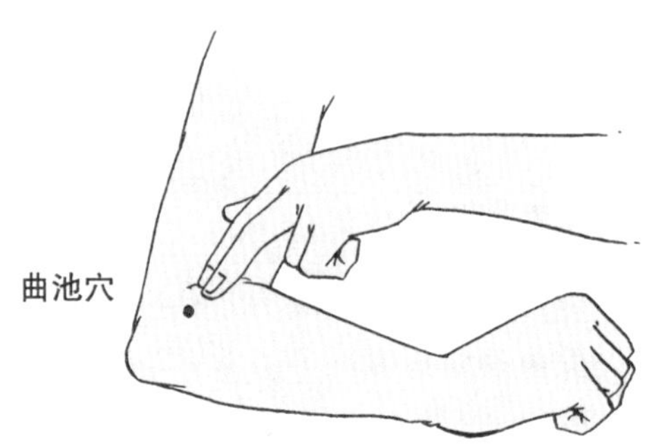

还有就是缓解关节的酸痛，效果很好。当你运动后，发现手和手臂直哆嗦，或是握笔写字和拿筷子时感觉手上没劲。怎么办呢？大可不必烦恼，这时我们只要揉曲池，并且一边揉一边屈伸肘关节，很快就可以感觉到胳膊的酸沉感就减退了。有高血压、高血糖的中老年人每天点揉此穴对控制血压、血糖也很有帮助。

牙疼怎么办?

“牙疼不是病，疼起来真要命。”这话听起来好像有点危言耸听，但是有过牙疼的人都知道那种滋味。有些牙齿失去了正常牙齿所具有的功能，这时只能拔掉了。当我们的牙齿形成龋齿，那么得马上去补这个洞，要不食物残渣掉进去就会刺激里面的神经，到时不去医院是不行的。

而一般的牙疼就不用那么兴师动众了，因为我们身上其实就有天然的“消炎药”，而且效果比任何西药还要好、还要快。但前提就是必须分清是什么类型的牙痛，是实火牙痛还是虚火牙痛。

实火时一般疼痛比较剧烈，不敢吃热东西，牙龈红肿比较明显，摸脉时会发现脉比平时有力而且快（脉洪数）；虚火疼痛一般不太明显，老是隐隐作痛，而且持续的时间比较长，牙龈红肿不太明显，摸一下脉会发现脉比平时细（脉跳的宽度变窄）。

其次要分是上牙痛还是下牙痛。因为上下牙齿所联系的经脉不同，下牙与手阳明大肠经相连，上牙与足阳明胃经相连。

常见的牙痛有如下五个类型：胃火牙痛、肠火牙痛、肾虚牙痛、龋齿牙痛和智齿牙痛。

胃火牙痛：是指上牙（火牙）痛，多是因为热邪传导到了胃经，或者因多吃了辛辣食物造成的，一般疼痛比较剧烈，甚至吃任何消炎药、止痛片都控制不了。这个时候可以取内庭、颊车和手三里。

内庭位于第二、三趾缝处。颊车位于耳下下颌角处，咬牙的时候咬肌隆起的地方，它是胃经的穴位，向内对应牙齿；手三里是手阳明大肠经的穴位，这是牙疼的一个反应点，属于经验穴，一按下去牙疼立刻就减轻很多。手三里在曲池下面两寸，相当于食指、中指、无名指并在一起的宽度。因为我们不能自己随便给自己扎针，所以有上面这种情况的时候按揉穴位就可以了，也能起到止痛消肿的效果。止痛可以速效，消肿要坚持几天。一定要戒烟酒和辛辣的食物。最好再配合吃一点牛黄上清丸或者三黄片。

肠火牙痛：就是指上牙痛，主要是大肠有实火造成的，手阳明大肠经的循行是“入下齿中”。它的症状和上面说的胃火牙痛差不多，但是取穴的时候一定要以祛大肠火的穴位为主。这个时候取合谷、曲池、手三里。

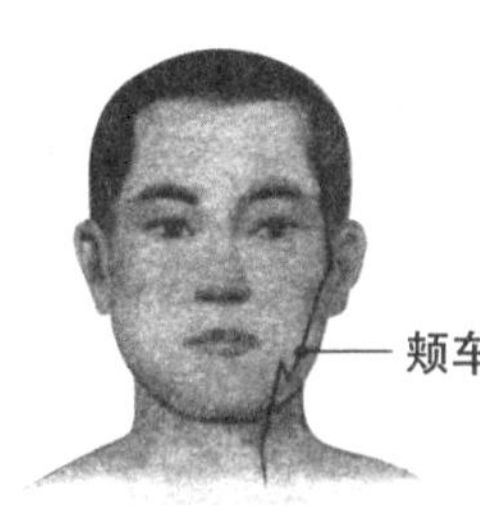

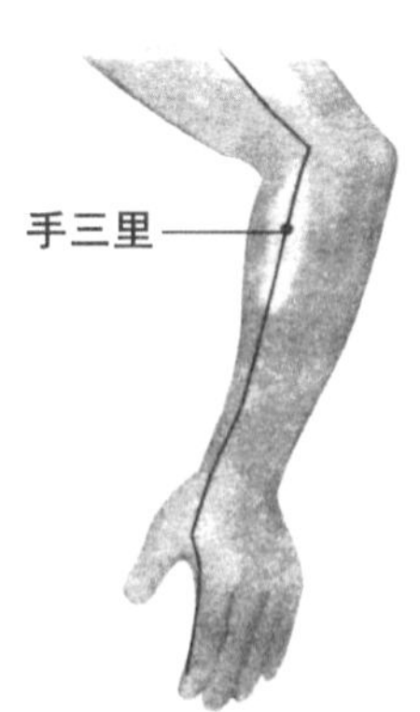

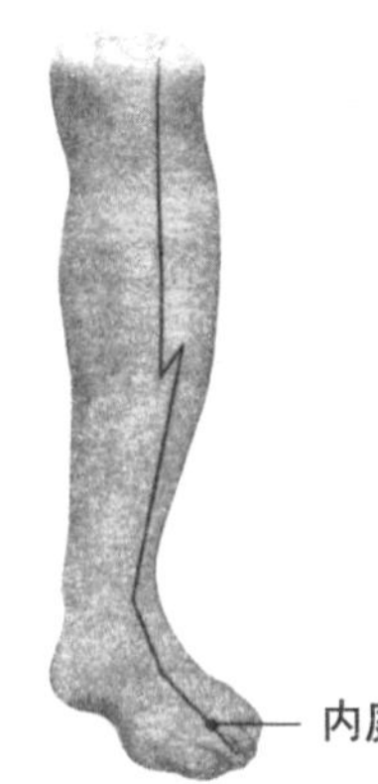

合谷是治疗肠火牙痛的特效穴；曲池是大肠经的合穴，是连接大肠经经气深入到大肠的穴位，最能排毒清热。

这几个穴位都不要拘泥于时间的限制，当牙疼时，要不定时地按揉，从下到上依次进行，合谷、曲池、手三里，每穴 2 分钟。

饮食上的禁忌基本上和胃火牙痛一样。

虚火牙痛：其实就是肾虚牙痛，这种疼不明显，但是时间较长，一直觉得隐隐作痛，时轻时重，牙龈一般没有红肿现象，只是牙齿根部有松动的感觉。其实这是肾阴虚造成的虚火上炎，肾主骨，齿为骨之余，所以牙齿的好坏和肾功能的强弱有很大的关系。肾阴虚，牙齿得不到足够的滋养，而且阴虚导致阳相对地偏亢，才会显现出来“上火”的症状。

这时，选取合谷、手三里、太溪三个穴位就可以了。合谷、手三里治标，太溪补肾阴治本。每天晚上泡脚之后按揉太溪穴 5 分钟，合谷和手三里不定时地按揉以减轻疼痛，帮助治本。

另外，最好配合吃一些六味地黄丸。如果睡觉时有盗汗，或者感觉躁热、睡不踏实的话，可以吃知柏地黄丸。平时可以用枸杞子泡茶喝，或者用枸杞子和山药熬粥喝。

龋齿牙痛：龋齿牙痛要及早到医院治疗，有齿洞的一定要填充，因为有齿洞的话就等于把牙齿里面的神经给暴露出来了，不管是食物残渣还是其他什么东西，掉进去以后就会压迫刺激神经，发展下去是很危险的。

智齿牙痛：智齿牙痛比较特别，因为很多人可能一辈子都不长智齿。其实，智齿疼是因为这个时候牙龈上面的肌肉已经长得比较厚了，所以牙齿长出来的阻力比较大。但这还不是最主要的。长过智齿的人都知道，有时候一颗智齿两年了还没有彻底长出来，过一段时间会疼上几天，好像怕人忘了它似的。其实它是在提醒我们，这个时候我们身体的免疫力弱了。

有些人去看齿科医生，他们拿着注射器照着智齿的地方喷些药，然后让你漱口，反复几次就不疼了。其实他们就是用一些双氧水清理一下牙齿旁边的垃圾而

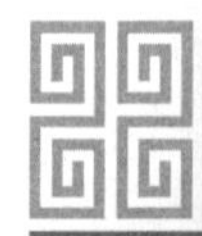

已。说明这个时候不用去什么医院，自己买一瓶双氧水，在家每天多漱口，然后不时地按揉两侧手三里就行了。

上面这几种情况虽然原因不同，但是排除病因之后，每天饭后用温水漱口，最好是淡盐水。牙疼期间饮食一定要清淡，烟酒和辛辣的东西一定要戒除。保健是相同的，就是平常要用穴位祛胃之火，并保健肾经。

每天叩齿，不计次数，但是不要太少，古书记载的保健法里面都有每天叩齿千遍之说。

早晚刷牙是必须的，还要注意刷牙的方法，刷毛不要太硬，那样会破坏牙齿表层的釉质，要照顾到牙齿的方方面面，彻底把各种残渣清理干净，不给那些致病因素任何可乘之机。

鼻炎与鼻塞的克星——迎香

迎香穴在鼻翼外缘中点，就是挨着鼻孔旁边的地方。

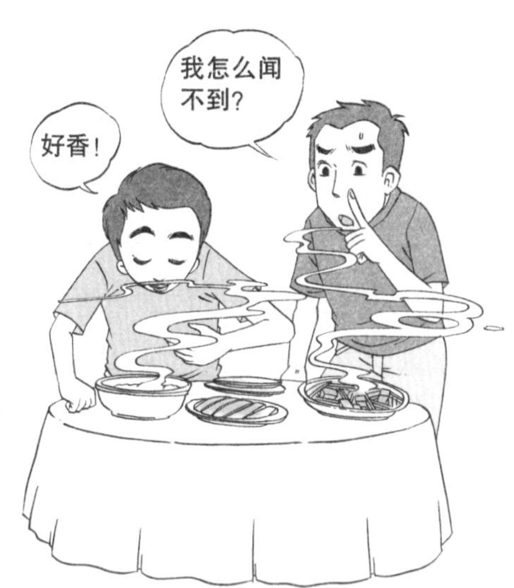

看到这个穴位的名字就能知道它的作用。此穴能通鼻子，古人给它起名字就是因为鼻子不通时不闻香臭，什么味也闻不出来，如果你按了它后就会发现能闻到香味了，所以就叫它迎香。迎香穴是治疗鼻塞的特效穴。遇到感冒引起的鼻塞、流涕，或者过敏性鼻炎时，按摩两侧的迎香穴 1 ～ 2 分钟，症状可以立刻缓解。也可以加上鼻子周围的穴位，比如印堂穴。但是对印堂穴，光按是没有用的，要用中指的指肚按在印堂穴上，稍微用力按压，然后慢慢地向上推。如此几次反复刺激，鼻塞就能消除了。当然刺激位于脖子后面的风池穴也非常好。

连续喷嚏不止的，可以用力压迎香穴，直到不打喷嚏为止。还有人说便秘时也可以先揉两边的迎香穴两三分钟，然后就会有便意，最好在按揉时加上天枢穴，效果会更好。

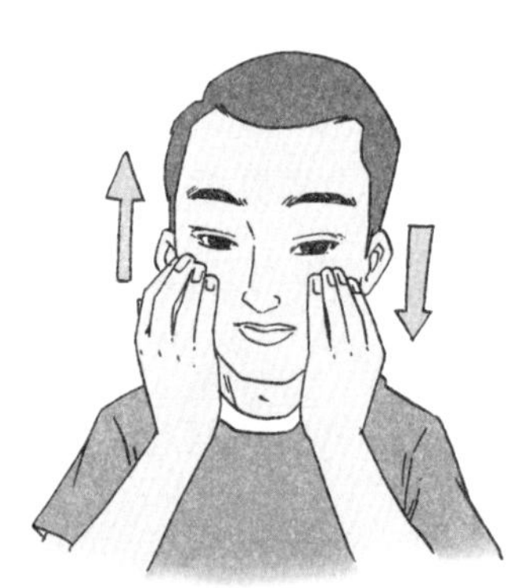

到了冬季，天气凉了，这时室内室外的温差相当大，在我们出门前最好先用双手按揉脸上两侧迎香穴，感到鼻内有些湿润的时候即可停下。然后双手干搓面部，也就是干洗脸，上下反复搓至脸上微微发热，这时我们可以放心地出去了。千万不要怕麻烦，其实全部做完只需 2 ～ 3 分钟。等到我们外出回来的时候，再按揉双侧风池穴 2 ～ 3 分钟，就可以把寒气从我们的体内祛除。如果能做到这些，哮喘就没有可乘之机。

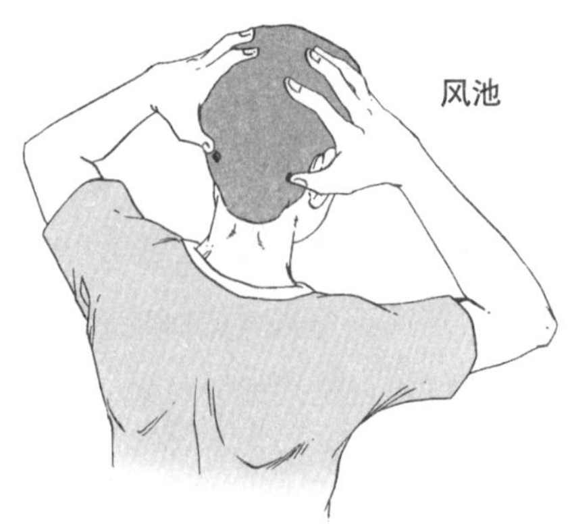

敲打胃经和大肠经好处多

脖子上的皮肤松弛了，影响美观，只要坚持敲打大肠经和胃经，很快就有惊人的改观。

面部皮肤的保养：先用 10 根手指肚轻轻敲击整个面部，额头、眉骨、鼻子、颧骨、下巴要重点敲击。再用左手掌轻轻拍打颈部右前方，右手掌拍打颈部左前方（手法一定要轻）。然后右手攥空拳敲打左臂大肠经（大肠经很好找，只要把左手自然下垂，右手过来敲左臂，一敲就是大肠经）。最后换过来左手攥空拳再敲打右臂，每边各敲打 1 分钟（从上臂到手腕，整条经都要敲）。敲打大肠经是因为这条经直通面部两颊和鼻翼，可以有效防止这些部位长斑生痘。

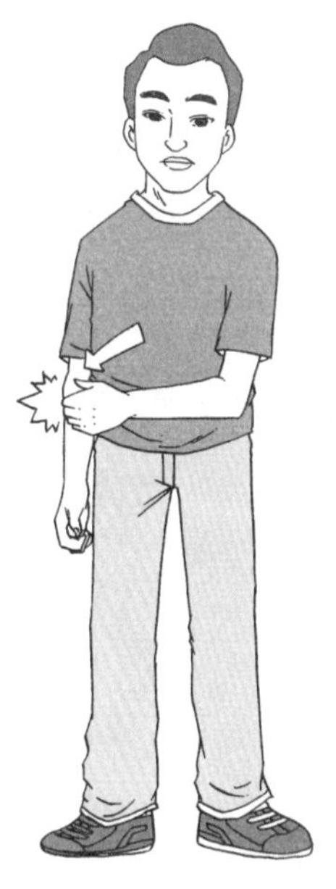

此外，还有一条更重要的经络——胃经，也要敲打。从锁骨下，顺两乳，过腹部，到两腿正面，一直敲到脚踝，胃经敲打可稍用力。面部的供血主要靠胃经，所以颜面的光泽、皮肤的弹性都由胃经供血是否充足所决定。有人脖子上的皮肤松皱了，影响美观，其实这不过是胃经的气血亏虚造成的。只要坚持敲打大肠经和胃经，很快就会有惊人的改观。

我们一般应该在卯时来按摩大肠经，因为气血的循行在十二时辰里面各有旺衰，大肠经对应卯时，也就是早上的5～7时。早起习惯的人可以做到每天坚持按摩大肠经。对于那些没有早起习惯的人，可以在同名经经气旺的时候来按摩，也就是要在足阳明胃经当令的辰时来按摩，辰时即上午的7～9时。

脏腑经络病候

如果大肠经经气盛有余，则经脉所走的部位会发热和肿胀；如果气虚不足，则出现发冷、战栗而不容易回暖。

上身部位因为经络“不通则痛”，所以会出现肩前、上臂部痛以及大指侧的食指痛等感觉。由于手阳明大肠经的循行部位与五官的鼻子、下齿等关系密切，经常会出现眼睛发黄、口发干、眼睛干涩、流涕或鼻出血、牙龈肿痛或者是咽喉痛等一系列症状。这些症状是与大肠经主“津”的功能分不开的。

手少阳三焦经——人体健康的总指挥

三焦是什么呢？三焦就是人体内部的那个大空腔，皮肤、肌肉、骨骼所围成的大空腔。关于“焦”字的含义，历代医家认识不一。有认为“焦”当作“膲”者，为体内脏器，是有形之物；有认为“焦”字从火，为无形之气，能腐熟水谷之变化；有认为“焦”字当作“樵”字，樵，槌也，节也，谓人体上、中、下三节段或三个区域。

现有一种说法就是从字形上来看，汉字“焦”的下面是四点，在我们古代的造字中，四点是代表火的。上面的字是“隹”，意思是小鸟。小鸟下面是火，焦字代表我们在烧烤时，一定要用小火来慢慢烤。因此，三焦在中医里归属少阳，是小火、少火的意思。亥时，就是人应该休息了，这个时候的休息，我们整个大空腔里面都是温煦的，就能得到最好的休养。

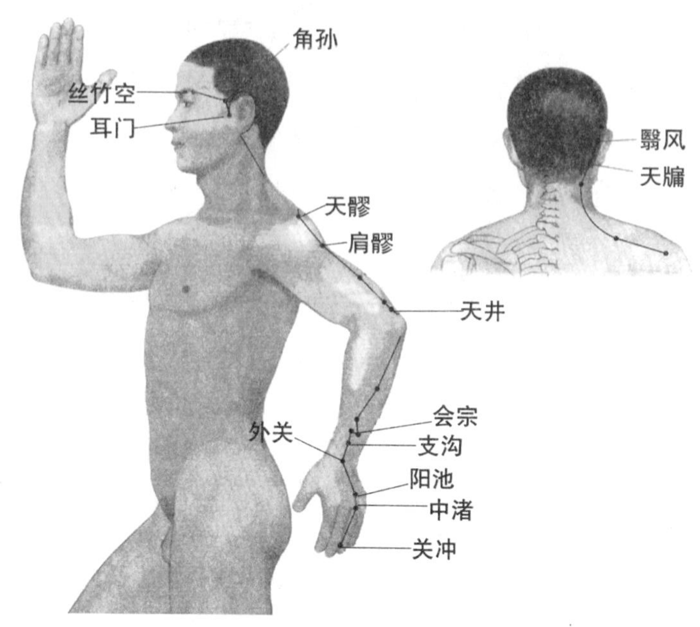

循行路线

三焦经从无名指末端开始，沿上肢外侧中线上行至肩，在第 7 颈椎处交会，向前进入缺盆，络于心包，通过膈肌，广泛遍属于上、中、下三焦。

它的支脉：从膻中上行，出锁骨上窝，上向后项，连系耳后（天牖、翳风、颅息），直上出耳上方（角孙），弯下向面颊，至眼下（顴）。

它的支脉：从耳后进入耳中，出走耳前（和、耳门），经过上关前，交面颊，到外眼角（丝竹空；会瞳子）接足少阳胆经。

联络脏腑

三焦有什么功能呢？它就像是一场婚礼的司仪、一台晚会的导演、一个协会的秘书长、一个工程的总指挥。它使得各个脏腑间能相互合作、步调一致，同心同德地为身体服务。

我们通常说“五脏六腑”，那六腑是什么？没有学过一点中医知识的人是说

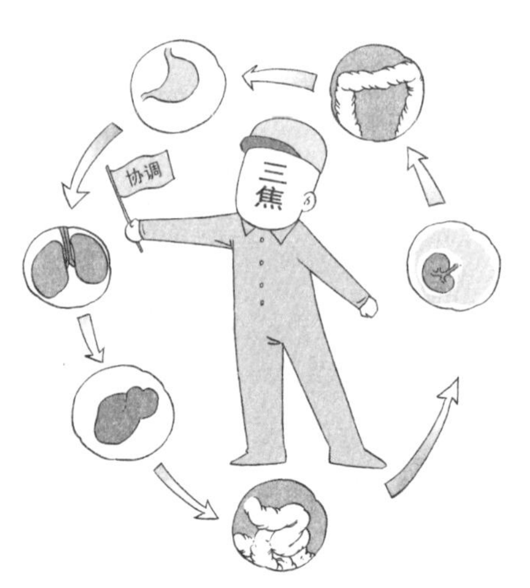

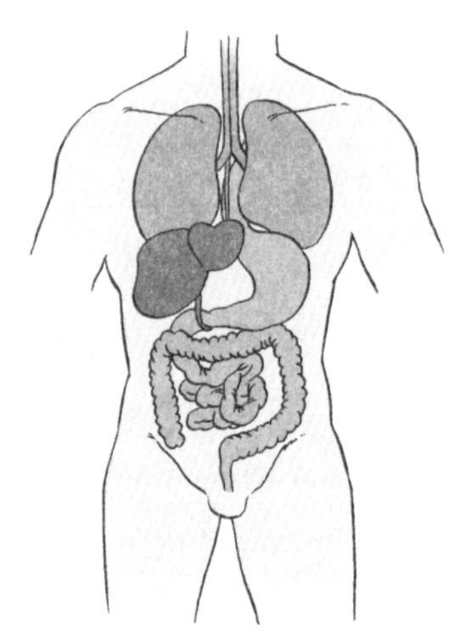

不清楚的，通常只能说全五腑——胃、大肠、小肠、膀胱、胆。还有一腑，就是三焦。我们的五腑都像一个容器，且时满时空，就像我们的胃肠，被食物填满又排空，周而复始。三焦就是装载全部脏腑的大容器，也就是整个人的体腔。古人将三焦分为三部分——上焦、中焦、下焦，上焦心肺，中焦脾胃、肝胆，下焦肾、膀胱、大小肠。

通行元气

三焦是人体元气（原气）升降出入的道路，人体元气是通过三焦而到达五脏六腑和全身各处的。元气，为人体最根本的气，是生命活动的原动力。元气根于肾，通过三焦别入十二经脉而达于五脏六腑，故称三焦为元气之别使。《中藏经·论三焦虚实寒热生死逆顺脉证之法》对三焦通行元气的生理作用作了更为具体的描述："三焦者，人之三元之气也，号曰中清之府，总领五脏六腑、营卫、经络、内外、左右、上下之气也。三焦通，则内外左右上下皆通也，其于周身灌体，和内调外，营左养右，导上宣下，莫大于此也。"因为三焦通行元气于全身，是人体之气升降出入的通道，亦是气化的场所，故称三焦有主持诸气、总司全身气机和气化的功能。如果元气虚弱，三焦通道运行不畅或衰退，就会导致全身或某些部位的气虚现象。

运行水谷

《素问·六节藏象论》说："三焦……仓廪之本，营之居也，名曰器，能化糟粕，转味而入出者也。"指出三焦具有将水谷的精微变化为营气，以及传化糟粕的作用。《难经》明确提出三焦的运行水谷作用，如三十一难说："三焦者，水谷之道路，气之所终始也。上焦者，在心下，下膈，在胃上口，主纳而不出。……中焦者，当胃中脘，不上不下，主腐熟水谷。……下焦者，当膀胱上口，主分别清浊，主出而不纳。"水谷在人体运行道路及气之所终始，包括饮食物的消化、精微物质的吸收、糟粕的排泄全部过程，用"三焦者，水谷之道路"来概括。并根据上、中、下三焦所处部位不同，对水谷运行过程中所起的作用也就不同，而有上焦主纳，中焦主腐熟，下焦主分别清浊、主出的具体描述。这是以三焦运行水谷来概括饮食物的消化、吸收及排泄的功能。

运行水液

人体水液代谢是一个复杂的生理过程，是多个脏腑的一系列生理功能的综合作用。如《素问·经脉别论》说："饮入于胃，游溢精气，上输于脾，脾气散精，上归于肺，通调水道，下输膀胱，水精四布，五经并行。"水液代谢虽由胃、脾、肺、肾、肠、膀胱等脏腑共同协作而完成，但人体水液的升降出入，周身环流，则必须以三焦为通道才能实现。因此，三焦水道的通利与否，不仅影响到水液运行的迟速，而且也必然影响到有关脏腑对水液的输布与排泄功能。也可以说，三焦运行水液，是对脾、肺、肾等脏腑主管水液代谢作用的综合概括。

如果三焦水道不利，则脾、肺、肾等脏腑调节水液的功能将难以实现，引起水液代谢的失常，水液输布与排泄障碍，产生痰饮、水肿等病变。正如《类经·藏象类》所说："上焦不治，则水泛高原；中焦不治，则水留中脘；下焦不治，则水乱二便。"

我们可以这样理解：人体里的内脏，都要有个家。于是，身体里就有一栋三层的"楼房"，三楼住着心和肺（上焦），二楼住着脾和胃（中焦），一楼住着肝和肾（下焦）。他们就像"小朋友"一样，住在楼下的，有时候到楼上找人玩玩。

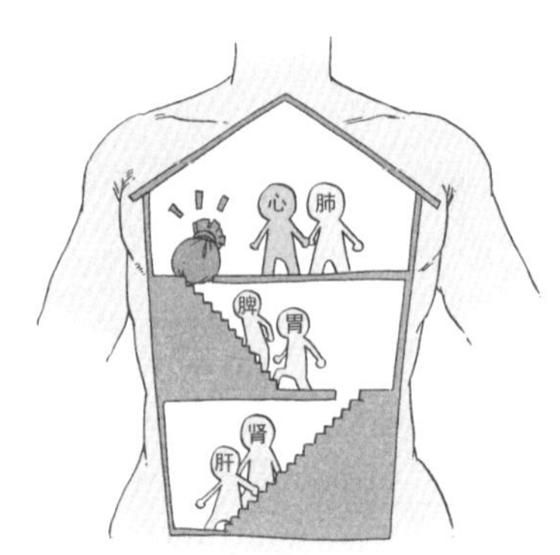

住在楼上的也要下来找人玩玩（心肾相交，上下交通）。那么怎么去呢？就要有楼梯了。这三层楼的楼梯，就是三焦经了。如果楼梯堵塞了，楼上楼下的“小朋友”就不能互相来玩了。我们敲三焦经，就是要清理楼梯上的垃圾，让楼梯重新恢复畅通，那么住在那里的“小朋友”就高兴了，我们的身体也就没病了。

手少阳三焦经的穴位

本经一侧有 23 穴。其中有 13 个穴分布在上肢背面，10 个穴在颈部，耳翼后缘，眉毛外端。首穴关冲、液门穴、中渚穴、阳池穴、外关穴、支沟穴、会宗穴、三阳络穴、四渎穴、天井穴、清冷渊穴、消泺穴、臑会穴、肩髎穴、天髎穴、天牖穴、翳风穴、瘈脉穴、颅息穴、角孙穴、耳门穴、耳和髎穴、末穴丝竹空。

关冲穴

【位置】在无名指末节尺侧，距指甲角 0.1 寸（指寸）。

【功能】泻热开窍，清利喉舌，活血通络。

【主治】头痛，目赤，耳聋，耳鸣，喉痹，舌强，热病，心烦。

液门穴

【位置】在手背部，当第 4 、 5 指间，指蹼缘后方赤白肉际处。

【功能】清头目，利三焦，通络止痛。

【主治】头痛，目赤，耳痛，耳鸣，耳聋，喉痹，疟疾，手臂痛。

中渚穴

【位置】在手背部，当环指本节（掌指关节）的后方，第 4 、5 掌骨间凹陷处。

【功能】清热通络，开窍益聪。

【主治】头痛，目眩，目赤，目痛，耳聋，耳鸣，喉痹，肩背肘臂疫痛，手指不能屈伸，脊膂痛，热病。

阳池穴

【位置】在腕背横纹中，当指总伸肌腱的尺侧缘凹陷处。

【功能】清热通络，通调三焦，益阴增液。

【主治】腕痛，肩臂痛，耳聋，疟疾，消渴，口干，喉痹。

外关穴

【位置】俯掌，腕横纹上 2 寸，桡骨与尺骨之间。

【功能】清热消肿，镇惊熄风，通经止痛。

【主治】中风，胸胁痛及肩、背、肘、臂、腕、手指疼痛麻木，屈伸不利和产后血晕、胞衣不下等。

支沟穴

【位置】在前臂背侧，当阳池与肘尖的连线上，腕背横纹上 3 寸，尺骨与桡骨之间。

【功能】清利三焦，通腑降逆。

【主治】暴喑，耳聋，耳鸣，肩背疫痛，胁肋痛，呕吐，便秘，热病。

会宗穴

【位置】在前臂背侧，当腕背横纹上 3 寸，支沟尺侧，尺骨的桡侧缘。

【功能】清利三焦，安神定志，疏通经络。

【主治】耳聋，痫证，上肢肌肤痛。

三阳络穴

【位置】在前臂背侧，腕背横纹上 4 寸，尺骨与桡骨之间。

【功能】舒筋通络，开窍镇痛。

【主治】暴喑，耳聋，手臂痛，龋齿痛。

四渎穴

【位置】在前臂背侧，当阳池与肘尖的连线上，肘尖下 5 寸，尺骨与桡骨之间。

【功能】开窍聪耳，清利咽喉。

【主治】暴喑，暴聋，齿痛，呼吸气短，咽阻如梗，前臂痛。

天井穴

【位置】臂外侧，屈肘时，当肘尖直上 1 寸凹陷处。

【功能】行气散结，安神通络。

【主治】偏头痛，胁肋、颈项、肩臂痛，耳聋，瘰疬，瘿气，癫痫。

清冷渊穴

【位置】在臂外侧，屈肘时，当肘尖直上 2 寸，即天井上 1 寸。

【功能】疏散风寒，通经止痛。

【主治】头痛，目黄，肩臂痛不能举。

消泺穴

【位置】在臂外侧，当清冷渊与臑会连线中点处。

【功能】清热安神，活络止痛。

【主治】头痛，颈项强痛，臂痛，齿痛，癫疾。

臑会穴

【位置】在臂外侧，当肘尖与肩髎穴的连线上，肩髎穴下 3 寸，三角肌的后缘。

【功能】化痰散结，通络止痛。

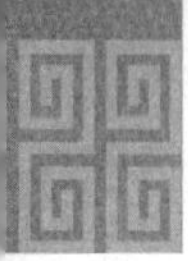
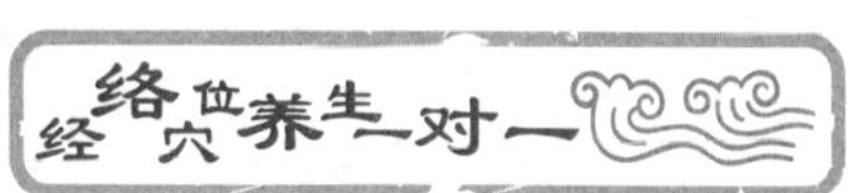

【主治】瘰疬瘿气，目疾，肩胛疼痛，腋下痛等。

肩髎穴

【位置】在肩部，肩髃后方，当肩关节外展时于肩峰后下方呈现凹陷处。

【功能】祛风湿，通经络。

【主治】荨麻疹，肩关节周围炎，脑血管后遗症，胸膜炎，肋间神经痛等。

天髎穴

【位置】在肩胛部，肩井穴与曲垣穴的中间，当肩胛骨上角处。

【功能】祛风除湿，通经止痛。

【主治】颈项强痛，缺盆中痛，肩臂痛，胸中烦满，热病无汗，发热恶寒等。伤科疾病：颈椎病，落枕，冈上肌腱炎，肩背部疼痛。

天牖穴

【位置】在颈侧部，当乳突的后方直下，平下颌角，胸锁乳突肌的后缘。

【功能】清头明目，通经活络。

【主治】头晕，头痛，面肿，目昏，暴聋，项强。

翳风穴

【位置】在耳垂后，当乳突与下颌骨之间凹陷处。

【功能】聪耳通窍，散内泄热。

【主治】耳鸣，耳聋，口眼㖞斜，牙关紧闭，颊肿，瘰疬。

瘈脉穴

【位置】在头部，耳后乳突中央，当角孙与翳风之间，沿耳轮连线的中、下1/3的交点处。

【功能】熄风解痉，活络通窍。

【主治】头痛，耳聋，耳鸣，小儿惊痫，呕吐，泄痢。

颅息穴

【位置】在头部，当角孙至翳风之间，沿耳轮连线上的上、中1/3交点处。

【功能】通窍聪耳，泄热镇惊。

【主治】头痛、耳鸣、耳痛、小儿惊痫，呕吐涎沫。

角孙穴

【位置】在头部，折耳廓向前，当耳尖直上入发际处。

【功能】清热消肿，散风止痛。

【主治】耳部肿痛，目赤肿痛，目翳，齿痛，唇燥，项强，头痛。

耳门穴

【位置】在面部，当耳屏上切迹的前方、下颌骨髁状突后缘，张口有凹陷处。

【功能】开窍聪耳，泄热活络。

【主治】耳聋耳鸣，耳疮流脓，中耳炎，牙痛，下颌关节炎，口周肌肉痉挛。

耳和髎穴

【位置】在头侧部，当鬓发后缘，平耳根之前方，颞浅动脉后缘。

【功能】祛风通络，解痉止痛。

【主治】耳鸣，牙关拘急，鼻准肿痛，流涕，口喎，瘈疭，头痛颊肿，面瘫，面肌痉挛，耳炎鼻炎。

丝竹空穴

【位置】眉毛外端凹陷处，即眉梢的凹陷处。

【功能】散风止痛，清头明目。

【主治】头痛、目赤昏花、眼睑歪动、牙痛、癫痫等。

养生常用穴位

便秘、两肋痛、耳鸣、耳聋使用支沟穴

支沟位于手臂的外侧，当手背朝上时，腕关节背侧的横纹上 3 寸，在前臂的两个骨头之间的空隙中。按揉时要有酸胀的感觉才好。支沟可以用来治疗胁肋部

的疼痛，因为胁肋在理论上属少阳经的“势力范围”。此外，还可以配上其他穴位来治疗。比如落枕时，配上经外奇穴“落枕点”；便秘时，可以配上天枢、气海、照海、丰隆、足三里等。

按揉肩髎治疗肩痛

肩髎位于肩关节的后方，当胳膊向外展开时在肩后有一个“小窝”，后面的位置相当于肩的位置。它主要用来治疗肩周炎，《针灸甲乙经》上面记载说：“肩重不举，臂痛，肩主之。”可见它治肩病的历史有多悠久了。知道了穴位的主治和位置后，自己每天就可以花 5 分钟进行按揉，双手一定要交替进行，因为即使只有一侧患病，这样交替进行的同时也是对肩关节功能活动的一个锻炼。

祛“风疾”第一要穴翳风

翳风这个穴，从它的命名可以看出这个穴位一定和中医的“风”有关，中医上讲的“风”分为“内风”和“外风”。“内风”多是由于人体阴阳不协调、阳气不能内敛而生，而且多为“肝阳上亢”，动则生风，导致“肝风内动”而发生突然昏倒，相当于西医中的突发脑血管病。而“外风”则是由于外界即自然界的不合乎正常时节的风，或是正常的风但由于人的体质弱。“内风”常导致中风、偏瘫等疾病，“外风”则易导致伤风感冒。

翳有“遮盖、掩盖”的意思，顾名思义，翳风能对一切“邪风”导致的疾病有效，即“善治一切风疾”。它不但可以用来治疗，还可以用来预防和诊断疾病以及判断病情的加重与否。

首先说预防，坚持按揉翳风穴可以增加身体对外感风寒的抵抗力。也就是说，能减少伤风感冒的概率。再说治疗，在受了风寒感冒后，如果按揉翳风，头痛、头昏、鼻塞等症状一会儿就没了。治疗面瘫时，翳风也是一个非常重要的穴位，不管是中枢性的面瘫还是周围性的面瘫。有人研究过，周围性面瘫发作前在翳风穴上有压痛，好多人一觉醒来之后发现嘴歪了，或者是前一天晚上睡觉时一直吹风扇，第二天早上刷牙时发现嘴角漏水，照镜子一看，嘴歪眼斜，这时你会发现翳风穴那儿确实存在压痛。而且在治疗几天后，用同样的力量来按压穴位，

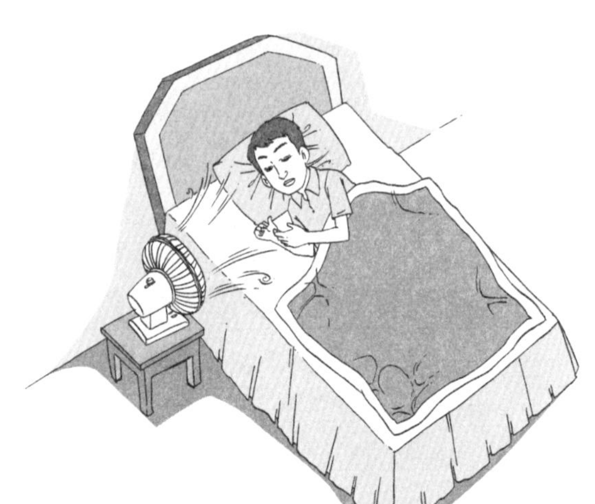

如果感觉疼痛减轻，病情一般较轻；反之，则病情较重。

作为日常的保健常识，当我们从外面的风天雪地里回到屋子里面后，一定要先按揉翳风穴 3 分钟。另外，天热时一定不要让后脑勺一直对着空调或电风扇吹，因为这样后患无穷。

那么，如何确定它的位置呢？翳风穴书上是这样定位的：正坐、侧伏或侧卧，从耳后突起的高骨向下摸，到耳垂后面，在下颌骨的后面的凹陷处就是了。向前按时有一种酸胀的感觉能传到舌根。

耳门拒风邪于门外

感冒之后耳朵里面觉得堵得慌，好像是说话时用手捂着耳朵的感觉。这都是风邪在作怪，风邪为阳邪易袭阳位，而我们身体上的阳位就是人体的上部、肌肉、腰背。这是与自然界的风的特性有关的。这时只要我们想办法把风邪从我们的身体中驱赶出来就可以解决问题了。

首先让我们来看一看这个穴位名字的由来。“耳门”顾名思义，看到这个名字我们就可以很直观了解到它的位置——在耳朵眼外面。揉按此穴我们不需要讲时间，只要感觉不太舒服就可以拿来揉按。怎样找到它呢？有一简便方法：耳门在耳朵眼的前方，不张嘴时能摸到一个骨头，骨头下方的凹陷处就是。当我们有

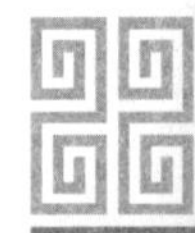

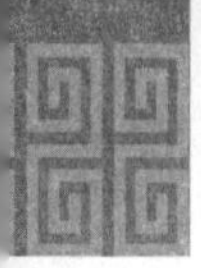
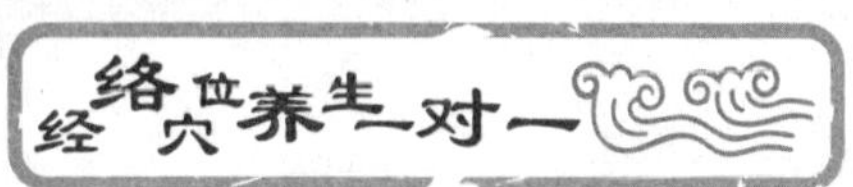

了如上所述的症状时，我们只需这样做：每次先按揉风池穴 3 分钟，一定要产生较强的酸胀感，按着用双手同时按揉两侧耳门，3 分钟足够，不过最好一天多按几次效果更佳。日常生活中除了注意按揉外，还要在饮食方面注意不能吃肥腻的东西，容易上火的东西也不要多吃。

脏腑经络病候

从循行路线来看，三焦经绕着耳朵转了大半圈，其实三焦经我们又把它称为“耳脉”，所以耳朵的疾患可以说是通治了，像耳聋、耳鸣、耳痛都可通过刺激本经穴位得到缓解。

这条经从脖子侧后方下行至肩膀小肠经的前面，所以和小肠经合治肩膀痛，还能治疗颈部淋巴结炎、甲状腺肿等发生在颈部的疾病。由于顺肩膀而下行到臂后侧，所以又可治疗肩周炎以及肩部、上臂、肘弯、前臂外侧的病痛，还包括小指侧的无名指运用欠灵活等症。

三焦经的终止点叫丝竹空，正好在我们长鱼尾纹的地方，而且很多女士这个地方最易长斑，所以刺激三焦经是可以防止长斑和减少鱼尾纹的。

此外，三焦经还有一些你意想不到的功效呢！例如掐中渚穴，可以治小腿抽筋，支沟穴可以治胁痛岔气，液门穴可以治口干咽痛。

第三章：足三阳经

足三阳经都是大经，都是从头一直走到足的，阳明经走入身体的最前部颜面胸腹等部位，少阳经走身体的侧面，太阳经走身体的后面。

足太阳膀胱经——人体最大的排毒通道

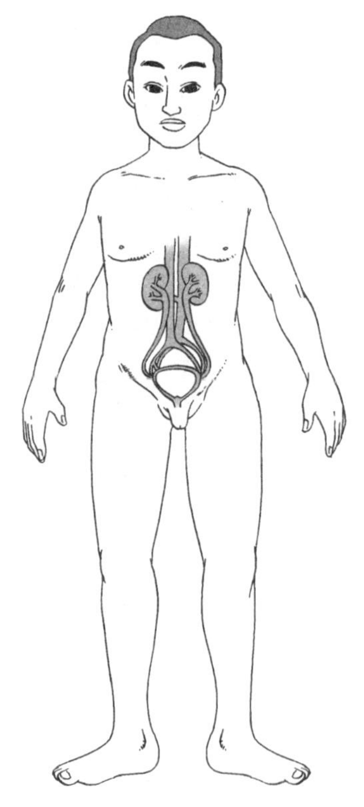

膀胱经就好比一个城市形形色色的排污管道，集合各个企业、民宅的污水，最后汇集去污水储存站（膀胱）排出。污水排出也要经过一定处理，这时候肾经及肾脏这个“污水处理厂”就该工作了。

膀胱经是申时当令，申时即指下午 3 ～ 5 时。古人有句话说得特别好，朝而受业，夕而习复。意思就是早晨太阳升起，气机生发的时候，要汲取，要学习，要干点什么；到了下午的时候，要再一次地复习、练习。到了申时，我们就应该是把一天的学习、经验所得付诸于实践的时候了，因为膀胱经当令时，全身“气化”能力强，精力旺盛，头脑最活跃和有效，所以我们千万不要把下午的 3 ～ 5 时这段时间给浪费掉了。在日常生活、企业管理上，大家都可以利用身体的这个规律，工作多了，留着熬夜去做效率肯定低下，而且还伤身体。就应该在头脑最清醒、效率最高的时候去完成工作，不要把这段时间给浪费了。

循行路线

足太阳膀胱经起于内眼角的睛明穴，止于足小趾尖的至阴穴，循行经过头、颈、背部、腿足部，左右对称。本经共有67个穴位，是十四经中穴位最多的一

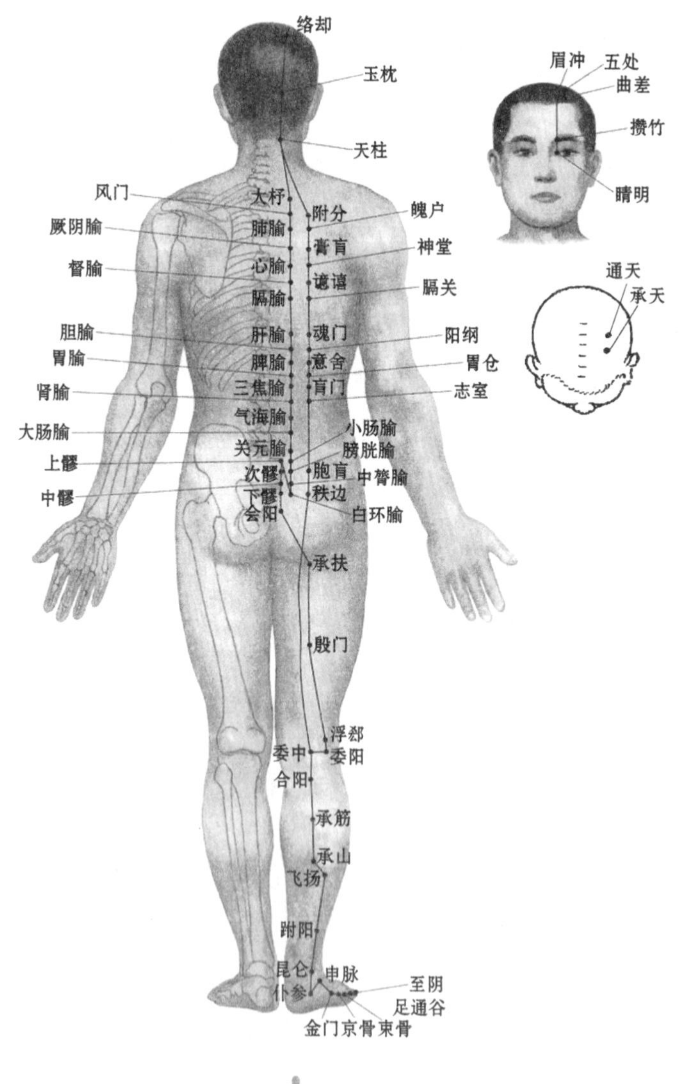

条经。共有一条主线，三条分支。

头顶部的支脉：从头顶到达耳上角。

头顶的直行的经脉：从头顶入里联络于脑，回出来分开向下行于颈后，沿着肩胛骨内侧，挟着脊柱，到达腰部，从脊柱两旁肌肉进入体腔，联络肾，属于膀胱。

腰部的支脉：向下通过臀部，进入窝中。

后项的支脉：通过肩胛骨的内缘直下，经过臀部向下行，沿着大腿后外侧，与腰部下来的支脉会合于窝中，从此向下经过小腿后侧，出外踝的后面，沿着第五跖骨至小趾外侧端，与足少阴肾经相连。

联络脏腑

膀胱，中医称净府。《素问·汤液醪醴论》："开鬼门，洁净府。"张志聪注："洁净府，泻膀胱也。"

膀胱是水液汇聚之所，有津液之府、州都之官之称。与肾相表里，有化气行水等功能。膀胱病则有虚寒和实热等不同病机。临床多见湿热蕴结、肾阳不足、气化失司所致诸病。突出症状是小便失常（如遗溺、癃闭、淋浊、溺时疼痛等）。

《黄帝内经》所论即包括多种病证。《诸病源候论·膀胱病候》："其气盛为有余，则病热，胞涩、小便不通，小腹偏肿痛，是为膀胱之气实也，则宜泻之；膀胱气不足，则寒气客之，胞滑、小便数而多也，面色黑，是膀胱之虚也，则宜补之。"

《太平圣惠方》卷七："虚则生寒，寒则脬滑，小便不禁，尿多白色，面黑胫酸，两胁胀满，则是膀胱虚冷之候也。"又云："实则生热，热则膀胱急，口舌燥，咽肿痛，小便不通，尿黄赤色，举体沉重，四肢气满，面肿目黄，少腹偏痛者，则是膀胱实热之候也。"

《素问·宣明五气篇》："膀胱不利为癃，不约为遗溺。"不利多实，不约多虚（为膀胱气虚）。

《杂病源流犀烛·膀胱源流》:“膀胱病者，热结下焦，小腹苦满、胞转，小便不利，令人发狂。冷则湿痰上溢，而为多唾，小便淋沥，故遗尿。”根据不同的膀胱病证，分别选用宣通气化、渗湿利水、温肾固脬、清热通淋、化石等法。

足太阳膀胱经的穴位

本经共有67个穴位，其中有49个穴位分布在头面部、项背部和腰背部，18个穴位分布在下肢后面的正中线上和足的外侧部。首穴睛明、攒竹、眉冲、曲差、五处、承光、通天、络却、玉枕、天柱、大杼、风门、肺俞、厥阴俞、心俞、督俞、膈俞、肝俞、胆俞、脾俞、胃俞、三焦俞、肾俞、气海俞、大肠俞、关元俞、小肠俞、膀胱俞、中膂俞、白环俞、上髎、次髎、中髎、下髎、会阳、承扶、殷门、浮郄、委阳、委中、附分、魄户、膏肓俞、神堂、譩譆、膈关、魂门、阳纲、意舍、胃仓、肓门、志室、胞肓、秩边、合阳、承筋、承山、飞扬、跗阳、昆仑、仆参、申脉、金门、京骨、束骨、足通谷、末穴至阴。

睛明穴

【位置】目内眦旁0.1寸处。

【功能】祛风明目。

【主治】目赤肿痛、眦痒、流泪、夜盲、青盲、色盲。

攒竹穴

【位置】眉毛内侧端眶上切迹处，即眉头凹陷中。

【功能】清热，明目。

【主治】头痛、失眠、眉棱骨痛、目赤、口眼歪斜

眉冲穴

【位置】位于人体的头部，当攒竹穴直上入发际0.5寸，神庭穴与曲差穴连线之间。

【功能】疏风清热，清头明目。

【主治】头痛，眩晕，鼻塞；癫痫。

曲差穴

【位置】在头部，当前发际正中直上0.5寸，旁开1.5寸，即神庭与头维连线的内1/3与中1/3交点上。

【功能】疏风泄热，清头明目。

【主治】头痛，鼻塞，鼽衄；目视不明。

五处穴

【位置】在头部，当前发际正中直上1寸，旁开1.5寸。

【功能】疏风泄热，清头明目。

【主治】头痛，头晕；中风偏瘫；癫痫。

承光穴

【位置】在头部，当前发际正中直上2.5寸旁开1.5寸。

【功能】疏风泄热，清头明目。

【主治】目视不明，中风偏瘫，癫痫；头晕目眩。

通天穴

【位置】在头部，当前发际正中直上4寸，旁开1.5寸。

【功能】疏风清头，通利鼻窍。

【主治】鼻塞，鼻中瘜肉，鼻疮，鼻渊，鼻衄；头痛，目眩；中风偏瘫，癫痫。

络却穴

【位置】在头部，当前发际正中直上5.5寸，旁开1.5寸。

【功能】疏风清头，通经活络。

【主治】目视不明，风偏瘫，癫痫；耳鸣。

玉枕穴

【位置】后头部，当后发际正中直上2.5寸，旁开1.3寸，平枕外粗隆上缘

的凹陷处。

【功能】疏风清头，通经活络，通窍明目。

【主治】头项痛，目视不明，鼻塞；脚癣。

天柱穴

【位置】哑门穴旁开 1.3 寸处（即第 1 颈椎棘突下旁开 1.3 寸处）。

【功能】疏风，解表，止痛。

【主治】头痛项强、眩晕、鼻塞咽肿、热病、狂病等。

大杼穴

【位置】在背部，当第一胸椎棘突下，旁开 1.5 寸。

【功能】祛风解表，疏调筋骨，宣肺降逆。

【主治】各种骨病（骨痛，肩、腰、骶、膝关节痛）；发热，咳嗽，头痛鼻塞。

风门穴

【位置】在背部，当第二胸推棘突下，旁开 1.5 寸。

【功能】宣肺解表，疏风清热。

【主治】伤风，咳嗽；发热，头痛，项强，胸背痛。

肺俞穴

【位置】在背部，当第三胸椎棘突下，旁开 1.5 寸。

【功能】养阴清热，调理肺气。

【主治】发热，咳嗽，咳血，盗汗，鼻塞；发脱落，痘，疹，疮，癣。

厥阴俞穴

【位置】在背部，当第四胸椎棘突下，旁开 1.5 寸。

【功能】疏通心脉，宽胸理气。

【主治】心痛，心悸；嗽，胸闷；牙痛。

心俞穴

【位置】在背部，当第五胸椎棘突下，旁开 1.5 寸。

【功能】养血宁心，理气止痛，通络宽胸。

【主治】心痛，心悸，胸闷，气短；咳嗽，吐血；失眠，健忘，癫痫；梦遗，盗汗。

督俞穴

【位置】在背部，当第六胸椎棘突下，旁开 1.5 寸。

【功能】理气宽胸。

【主治】心痛，胸闷；胃痛，腹痛；咳嗽，气喘。

膈俞穴

【位置】在背部，第七胸椎棘突下，旁开 1.5 寸。

【功能】宽胸降逆，理血化瘀，调气补虚，调和脾胃。

【主治】急性胃脘痛，呃逆，噎膈，便血；咳嗽，气喘，吐血，骨蒸盗汗。

肝俞穴

【位置】在背部，当第十胸椎棘突下，旁开 1.5 寸。

【功能】疏肝利胆，理气解郁，调和脾胃。

【主治】黄疸，口苦，胁痛；肺痨，潮热。

胆俞穴

【位置】在背部，当第十胸椎棘突下，旁开 1.5 寸。

【功能】疏肝利胆，理气解郁，调和脾胃。

【主治】黄疸，口苦，胁痛；肺痨，潮热。

脾俞穴

【位置】在背部，当第十一胸椎棘突下，旁开 1.5 寸。

【功能】健脾利湿，益气和中。

【主治】腹胀，黄疸，呕吐，泄泻，痢疾，便血；水肿。

胃俞穴

【位置】在背部，当第十二胸椎棘突下，旁开 1.5 寸。

【功能】理气和胃，化湿消滞。

【主治】胃脘痛，呕吐；腹胀，肠鸣。

三焦俞穴

【位置】在腰部，当第一腰椎棘突下，旁开 1.5 寸。

【功能】通利三焦，疏调水道。

【主治】水肿，小便不利；腹胀，肠鸣，泄泻，痢疾；膝关节无力。

肾俞穴

【位置】在腰部，当第二腰椎棘突下，旁开 1.5 寸。

【功能】滋阴壮阳，补肾益气，利水消肿。

【主治】遗尿，小便不利，水肿；遗精，阳痿，月经不调，白带；耳聋，耳鸣，咳嗽，气喘；中风偏瘫，腰痛，骨病。

气海俞穴

【位置】在腰部，当第三腰椎棘突下，旁开 1.5 寸。

【功能】培元益气，强壮腰膝。

【主治】腹胀，肠鸣，痔漏；痛经，腰痛。

大肠俞穴

【位置】在腰部，当第四腰椎棘突下，旁开 1.5 寸。

【功能】通肠利腑，强壮腰膝。

【主治】腹胀，泄泻，便秘，痔疮出血；腰痛；荨麻疹。

关元俞穴

【位置】在腰部，当第五腰椎棘突下，旁开 1.5 寸。

【功能】壮阳补肾，调理下焦。

【主治】腰骶痛；腹胀，泄泻；小便频数或不利，遗尿。

小肠俞穴

【位置】在骶部，当骶正中嵴旁开 1.5 寸，平第一骶后孔。

【功能】通肠利腑，清热利湿。

【主治】腰骶痛，膝关节痛；小腹胀痛，小便不利；遗精，白带。

膀胱俞穴

【位置】在骶部，当骶正中嵴旁 1.5 寸，平第二骶后孔。

【功能】通调膀胱，清热利湿。

【主治】小便不利，遗尿；腰脊强痛，腿痛；泄泻，便秘。

中膂俞穴

【位置】在骶部，当骶正中嵴旁 1.5 寸，平第三骶后孔。

【功能】清利下焦，益肾壮腰。

【主治】泄泻；疝气，腰脊强痛。

白环俞穴

【位置】在骶部，当骶正中嵴旁 1.5 寸，平第四骶后孔。

【功能】温补下元，调理气血。

【主治】遗精，白带，月经不调，遗尿；腰骶疼痛，疝气。

上髎穴

【位置】在骶部，当髂后上嵴与后正中线之间，适对第一骶后孔处。

【功能】壮腰补肾，通经活血。

【主治】月经不调，赤白带下，阴挺；遗精，阳痿；大、小便不利，腰骶痛。

次髎穴

【位置】在骶部，当髂后上棘内下方，适第二骶后孔处。

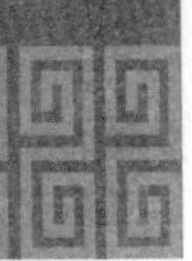

【功能】壮腰补肾，通经活血。

【主治】遗精，阳痿；月经不调，赤白带下；腰骶痛，下肢痿痹。

中髎穴

【位置】当次髎内下方，适对第三骶后孔处。

【功能】壮腰补肾，调经止痛，通调二便。

【主治】月经不调，白带，小便不利，便秘，泄泻；腰骶疼痛。

下髎穴

【位置】在骶部，当中髎内下方，适对第四骶后孔处。

【功能】壮腰补肾，调经止痛，通调二便。

【主治】腰骶痛，小腹痛；小便不利，带下。

会阳穴

【位置】男性在阴囊根部与肛门中间；女性在大阴唇后联合与肛门的中间处。

【功能】调经强肾，苏厥回阳，清热利湿。

【主治】痔疾、二便不利、遗精、阳痿、月经不调、癫狂、昏迷。

承扶穴

【位置】在大腿后面，臀下横纹的中点。

【功能】疏经活络。

【主治】腰骶臀股部疼痛，痔疾。

殷门穴

【位置】在大腿后面，当承扶与委中的连线上，承扶下 6 寸。

【功能】疏经活络，壮腰脊，强筋骨。

【主治】腰痛，下肢痿痹。

浮郄穴

【位置】在腘横纹外侧端，委阳上 1 寸，股二头肌腱的内侧。

【功能】舒筋利节。

【主治】腘窝部疼痛、麻木或挛急。

委阳穴

【位置】在腘横纹外侧端，当股二头肌腱的内侧。

【功能】舒筋利节，通利水道。

【主治】腰脊强痛，小腹胀满，小便不利；腿足拘挛疼痛，痿厥。

委中穴

【位置】窝横纹正中央。

【功能】泻热舒筋。

【主治】腰痛、半身不遂、下肢瘫痪、遗尿。

附分穴

【位置】在背部，当第二胸椎棘突下，旁开 3 寸。

【功能】舒筋活络，祛风散寒。

【主治】颈项强痛，肩背拘急，肘臂麻木。

魄户穴

【位置】在背部，当第三胸椎棘突下，旁开 3 寸。

【功能】养阴清肺，平喘止咳。

【主治】咳嗽，气喘，肺痨；项强，肩背痛。

膏肓俞穴

【位置】在背部，当第四胸椎棘突下，旁开 3 寸。

【功能】养阴清肺，补虚益损。

【主治】肺痨咳嗽气喘，纳差，便溏，消瘦乏力；遗精，盗汗，健忘；肩背酸痛。

神堂穴

【位置】在背部，当第五胸椎棘突下，旁开 3 寸。

【功能】宽胸理气，宁心通络。

【主治】心痛，心悸，失眠；胸闷，咳嗽，气喘；肩背痛。

譩譆穴

【位置】在第六胸椎棘突下，旁开 3 寸。

【功能】养阴清肺，疏风解表，活血通络。

【主治】胸痛引背，肩背痛，咳嗽，气喘，目眩，目痛，鼻衄，热病无汗，疟疾。

膈关穴

【位置】在背部，当第七胸椎棘突下，旁开 3 寸。

【功能】和胃降逆，宽胸利膈。

【主治】饮食不下，呃逆，呕吐；脊背强痛。

魂门穴

【位置】在背部，当第九胸椎棘突下，旁开 3 寸。

【功能】疏肝理气，健脾和胃。

【主治】胸胁胀满，呕吐，泄泻；背痛。

阳纲穴

【位置】在背部，当第十胸椎棘突下，旁开 3 寸。

【功能】疏肝利胆，清热利湿，调理肠胃。

【主治】黄疸，腹痛，肠鸣，泄泻；消渴。

意舍穴

【位置】在背部，当第十一胸椎棘突下，旁开 3 寸。

【功能】健脾和胃，化湿消滞。

【主治】腹胀，肠鸣，呕吐，泄泻。

胃仓穴

【位置】在背部，当第十二胸椎棘突下，旁开 3 寸。

【功能】健脾和胃，理气消滞。

【主治】胃脘痛，腹胀；小儿食积；水肿。

肓门穴

【位置】在腰部，当第一腰椎棘突下，旁开 3 寸。

【功能】化滞消痞，化坚通乳。

【主治】腹痛，便秘；痞块，乳疾。

志室穴

【位置】在腰部，当第二腰椎棘突下，旁开 3 寸。

【功能】补肾益精，通阳利尿。

【主治】遗精，阳痿；小便不利，水肿，腰脊强痛。

胞肓穴

【位置】在臀部，平第二骶后孔，骶正中嵴旁开 3 寸。

【功能】疏通下焦。

【主治】尿闭，阴肿；腰脊痛；肠鸣腹胀。

秩边穴

【位置】在臀部，平第四骶后孔，骶正中嵴旁开 3 寸。

【功能】疏通下焦，强壮腰膝。

【主治】腰骶痛，下肢痿痹；小便不利，便秘，痔疾。

合阳穴

【位置】在小腿后面，当委中与承山的连线上，委中下 2 寸。

【功能】疏经活络，祛风除湿。

【主治】腰脊强痛，下肢痿痹；疝气；崩漏。

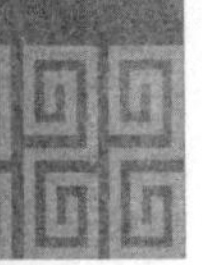
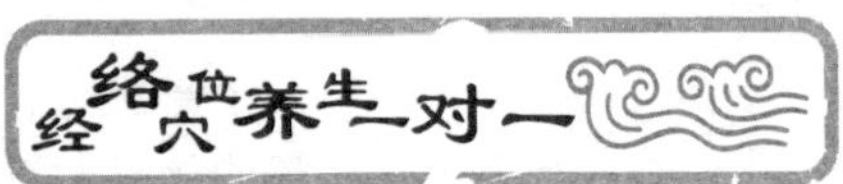

承筋穴

【位置】在小腿后面，当委中与承山的连线上，腓肠肌肌腹中央，委中下5寸。

【功能】疏筋活络，通肠提肛。

【主治】痔疾，腰腿拘急疼痛。

承山穴

【位置】在小腿后面正中，委中与昆仑之间，当伸直小腿或足跟上提时，腓肠肌肌腹下出现尖角凹陷处。

【功能】舒筋理气。

【主治】寒湿，腰、背、腿、足拘挛肿痛、痔疮、便秘等。

飞扬穴

【位置】在小腿后面，当外踝后，昆仑穴直上7寸，承山外下方1寸处。

【功能】散风解表，疏经活络，清热利湿。

【主治】头痛，目眩，鼽衄；腰腿疼痛无力；痔疾。

跗阳穴

【位置】在小腿后面，外踝后，昆仑穴直上3寸。

【功能】舒筋活络，清利头目。

【主治】头痛，头重；腰骶疼痛，下肢痿痹，外踝肿痛。

昆仑穴

【位置】在足部外踝后方，当外踝尖与跟腱之间的凹陷处。

【功能】舒筋活络，清利头目。

【主治】急性腰痛，足跟肿痛；难产，头痛，项强，目眩，鼻衄；小儿惊风。

仆参穴

【位置】足外侧部，外踝后下方，昆仑直下，跟骨外侧，赤白肉际处。

【功能】疏经活络，舒筋健骨。

【主治】下肢痿痹，足跟痛；癫痫。

申脉穴

【位置】在足外侧部，外踝直下方凹陷处。

【功能】疏经活络，宁心安神。

【主治】痫症，癫狂；失眠，足外翻；头痛，项强，腰腿痛；眼睑下垂。

金门穴

【位置】在足外侧，当外踝前缘直下，骰骨下缘处。

【功能】疏经活络，宁神熄风。

【主治】癫狂，痫症，小儿惊风；头痛，腰痛，下肢痿痹，外踝痛。

京骨穴

【位置】在足外侧，第五跖骨粗隆下方，赤白肉际处。

【功能】疏经活络，散风清热，宁神清脑。

【主治】头痛，项强，目翳；腰腿痛；癫痫。

束骨穴

【位置】在足外侧，足小趾本节（第五跖趾关节）的后方，赤白肉际处。

【功能】疏经活络，散风清热，清利头目。

【主治】癫狂，头痛项强；腰腿痛，肛门痛。

足通谷穴

【位置】在足外侧，足小趾本节（第五跖趾关节）的前方，赤白肉际处。

【功能】疏经活络，散风清热。

【主治】头痛，项强，目眩．鼻衄；癫狂。

至阴穴

【位置】在足小趾末节外侧，距趾甲角 0.1 寸（指寸）。

【**功能**】疏风清热，矫正胎位。

【**主治**】胎位不正，难产；头目痛，鼻塞，鼻衄。

养生常用穴位

揉睛明穴治眼病与打嗝

睛明穴位于内眼角稍靠上的凹陷处，是治疗眼病和呃逆（俗称打隔）的常用穴。在针灸临床上此穴属于危险穴位，但确实是有效神穴。在自我保健中我们可以用双手同时按压双穴，缓解眼睛疲劳。而长时间低头看书或者盯着电脑工作的人，经常会感到眼睛发胀、怕见光，这时就应该暂时放下手中的工作双手点按睛明穴，向内上方用力，会感觉到整个眼睛都酸胀，或者还有点发痛，不要怕，这种效果是最好的。然后持续点压或者一松一压此穴 1 ～ 2 分钟，眼睛会很快舒服。

说到打嗝，很多人都有这个体会，打起嗝来不光尴尬，还很痛苦。除了那些胃部有病的人之外，有些人是因为刚从屋里面出来，受了点寒气，被风一吹就开始打嗝了，有的人可能整天都停不了，感觉整个人都要崩溃了。治疗方法当然有很多，比如喝点温水，或者转移一下注意力，或者是按揉耳穴上面的胃、膈反射

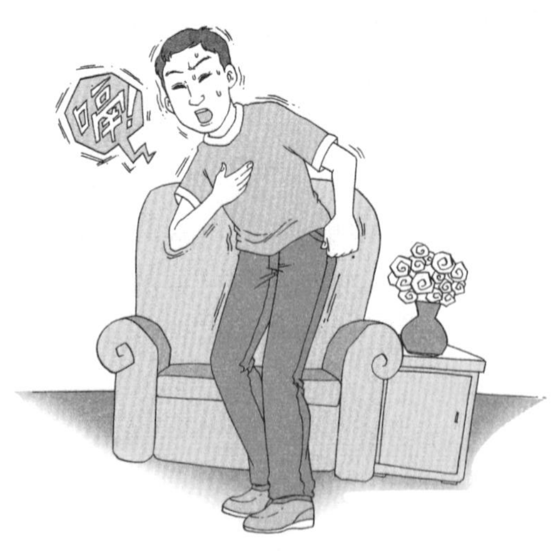

区。其实此时最好按压睛明穴，双手拇指加大力气点按穴位，使其产生强烈的酸胀感。还有一种情况：有些危重患者会有打嗝情况，怎么都止不住，常被误认为是在“倒气”。这时候，如果按照上述方法刺激睛明穴，也会收到意想不到的效果。

痛经腰痛擦八穴

八穴，就是上髎、次髎，中髎、下髎几个穴的统称。

上髎位于骶部，当髂后上棘与后正中线之间，适对第 1 骶后孔处。

次髎位于骶部，当髂后上棘内下方，适对第 2 骶后孔处。

中髎位于骶部，当次下方，适对第 3 骶后孔处。

下髎位于骶部，当中下内方，适对第 4 骶后孔处。

其中次髎是用来治疗腰痛和痛经的特效穴，尤其是痛经，效果很好。如果没有办法针刺或者不懂自己如何点揉，一般就采用横擦的办法，就是用手掌隔着衣服横向地来回摩擦，直到那种热感直透过皮肤，这几乎是治疗痛经的必用办法，就是在医院也这么用，效果非常好。

腰背痛点按委中

委中穴位于膝关节后侧，也就是窝处，腿屈曲时腘窝横纹的中点，是治疗腰痛的要穴。针灸的《四总穴歌》里说“腰背委中求”，就是说腰背处的所有疾病和不舒服等要向委中处寻找，在保健时要点按。

在操作时可以一点一放，同时配合腿部的屈伸，不但对腰痛有很好的止痛作用，还可以治疗腿部的酸胀、膝关节周围的软组织病以及下肢的一些病症，比如下肢腿软无力，还可用于中风偏瘫后遗症的护理。

小腿抽筋点承山

承山穴位于小腿的后方正中线上，当提脚尖时能看到或摸到小腿后方肌肉的交角凹陷处。

承山穴在运用上主要用来治疗痔疮和缓解肌肉疲劳以及腰痛等，对便秘也有一定的效果，尤其对治疗登山或长时间运动之后产生的小腿酸困、抽筋，效果很

好。这个穴位找起来比较方便，顺着小腿后面往下推，肌肉变薄处或者感觉到一个尖儿的地方就是。在进行点按时小腿会感到酸胀或者疼，但点完之后效果很好，如俗话说的“腿肚转筋”能很快地缓解。运用时手指的力应该缓慢增加，不能一开始就用很大的力，否则容易造成损伤。另外，在辅助治疗痔疮等病时力量不需要太大，应该进行常规的点按和揉，同时配合提肛运动，如果坚持每天做上一次，配合提肛运动 100 ～ 150 次，对治痔疮很有好处。

下面具体介绍一下提肛运动。此运动能改善局部血液循环，改善肛门括约肌功能，预防肛门松弛，对防治痔疮和脱肛颇见功效。方法（坐、卧、站立均可）：吸气时，肛门用力内吸上提，紧缩肛门，呼气时放松。每次肛门放松、紧缩 30 下，早晚各做一次。若能采取胸膝卧位（双膝跪姿，胸部贴床，抬高臀部）做好提肛运动，则效果更好。屈髋提肛运动的效果更好，方法是：仰卧床上，两腿交叉上提屈曲髋部（使大腿尽量于腹部贴近），连做 20 ～ 30 次。屈髋时呼气，放松肛门，每天早晚各一次。

五更泻的标本兼治大法

五更泻，这个名字有趣吧，但恐怕得了这个病的人才知道到底有多痛苦：每

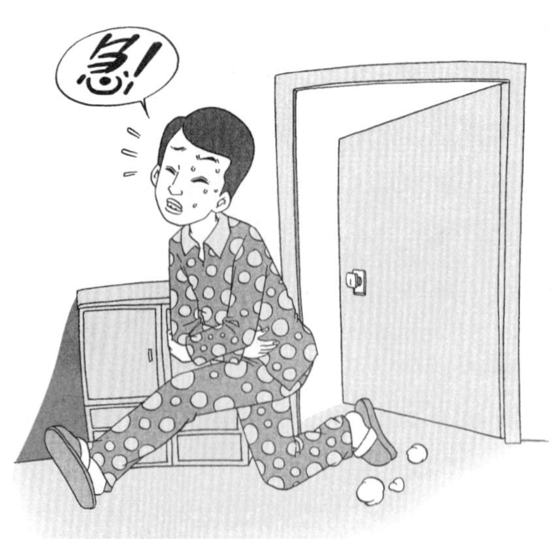

天早上天快亮的时候就得上厕所，而且都是急急忙忙的。五更泻顾名思义，五更，就是黎明时分，所以古书上记载又叫“晨泻”或者“鸡鸣泻”。

为什么会这样呢？中医认为这是脾肾阳虚造成的，因为肾阳又为人的一身阳气之本，所以五更泻又叫“肾泻”。清代名医柯韵伯说：“夫鸡鸣至平旦，天之阴，阴中之阳也。因阳气当至而不至，虚邪得以留而不去，故作泻于黎明。”鸡鸣和平旦都是古代时间段的叫法。古时把一天分为平旦、日中、日西、黄昏、合夜、鸡鸣六个时间段，平旦、日中、日西属于阳；黄昏、合夜、鸡鸣属于阴。而鸡鸣则是阴阳转化的时候，五更泻的意思就是鸡鸣或者五更的时候腹泻，是因为阳气该来而没有来，阴气该降而没有降，从而导致腹内阴气盛而阳气虚弱。因为阳气主温煦，腹内温煦不足，食物本来应该停在胃肠内进一步消化吸收，但是里面太冷了，胃肠得不到应有的“温暖”，留不住里面的东西，所以会腹泻。

肾阳虚是“五更泻”的真正内因，而外因则有饮食失调、感受风寒等。

对此病只需温补肾阳、脾阳就可以了。在这里推荐四神丸，四神丸的四味主药分别是：补骨脂、肉豆蔻、五味子、吴茱萸，另外还有生姜和大枣两味药来调和。古代医家解释这个方子时说“此乃足少阴药也”，足少阴就是肾经，也就是说这是补肾的药物。清代医家汪昂说“久泻皆由肾命火衰，不能专责脾胃”。中医里面把泄泻归为“水害而无制”。肾在五行合水，脾在五行为土，土制水，平时所说：兵来将挡，水来土掩。所以控制体内的水就要补脾。

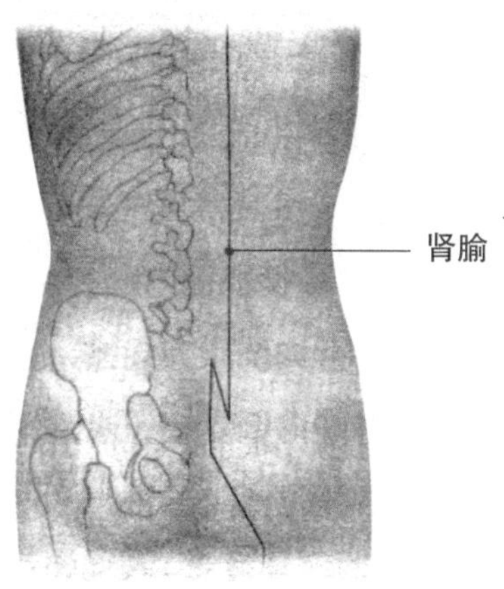

◆**上述四味主药的功效如下：**

补骨脂归肾经，古代医书《本草纲目》上说它“为壮火益土之要药”；肉豆蔻温脾肾而且涩肠止泻，可以说是标本兼治的药；吴茱萸暖脾胃而且散寒祛湿；五味子能温肠胃、涩肠止泻。名医王晋三说“四神者，四种之药，治肾泄有神功也”，所以才叫“四神丸”。除了这四味主药以外，还有两味药：生姜、大枣。张仲景在《伤寒论》里经常用这两味药，说这两个合用可以调和营卫。生姜可以散寒行水，大枣可以滋养脾胃，对五更泄也有辅助治疗作用。所以，综合全方组成来看，六味药可以说是标本兼顾了。

除了服用中药外，我们还可以拿出身体上的秘密武器经络穴位，这是我们身上的“天然药厂”。在这里向大家介绍三个穴位：肾俞、天枢、足三里。

肾俞就在肚脐正对的脊柱水平线上旁开两指，前面已经说过了。此穴位在这里最好用拔罐的方法。每天晚上 9 时左右，在两侧肾俞同时拔火罐 10 分钟，中间可以让家人不时地用手去晃晃火罐，但是不要用力太大，不能漏气。然后在拿掉火罐的时候双手迅速搓热，把掌心按在肾俞上，然后艾灸天枢。前面说过，天枢可以治疗几乎所有的肠胃病，便秘、泄泻更是手到擒来，但是这里要说一个天枢另外的妙用：艾灸它可以温肾祛湿。在中医里面，“水”和”湿”是同一类的病理产物，都是不正常的“水分”。艾灸既可以温肾也可以祛湿，可以说是标本兼治的穴位，不可不用。

足三里可以不定时地按揉，每次按 2 分钟即可，但是力量一定不要太大，从

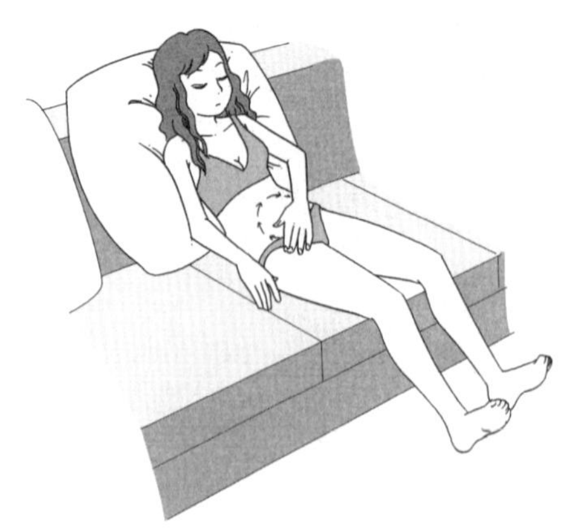

小到大，最大时能感觉有一种轻微的酸胀感就可以了，按到酸疼或者胀疼反而不好。

还有一个：摩腹。逆时针方向，每天两次，一定要保证做，睡觉前，早起醒来，一直摩到腹部有温热的感觉为止。这样做还有助于晚上的睡眠。

当然，平时还可以做一些食疗的粥，或者泡一点药酒喝。

芡实百合粳米粥：芡实、百合、粳米各 50 克，加水适量煮粥，食用时加少许食盐调味。芡实可以涩肠止泻、涩精止遗，是一味补肾的好药。

猪腰补骨脂汤：用补骨脂 10 克，猪腰子一对（洗净切成小块）入锅加水煎 1 小时，调味后分 2 次或 3 次食用，隔日 1 次，连用数次。

炒核桃仁：取 3 ～ 5 个核桃的果仁炒熟食用，每日 2 次或 3 次，服用数日后，早晨腹鸣、腹痛及泄泻会逐渐好转。此方对体质虚弱及营养不良者最为适宜，因为核桃仁可以补肾益精，炒熟的过程就是核桃仁吸引“热量”的过程，这也是中医里面炮制药物的方法，“炒”可以使药物的性味变成“温热”，所以最好要炒熟食物。

醋浸生姜茶：取适量生姜，洗净切成薄片，用米醋浸腌 24 小时即可。使用时，每次用 3 片生姜加适量红糖，以沸水冲泡代茶，经常饮用有止泻效果。

补骨脂酒：取补骨脂 60 克，浸泡在 500 毫升酒中，约 1 周后，每晚饮一小盅。这里要注意两点：酒最好是黄酒，现在超市和药店都可以买到，如果实在没有黄酒就用白酒代替，但一定要是粮食制成的酒，白酒的度数以 60° ～ 70°

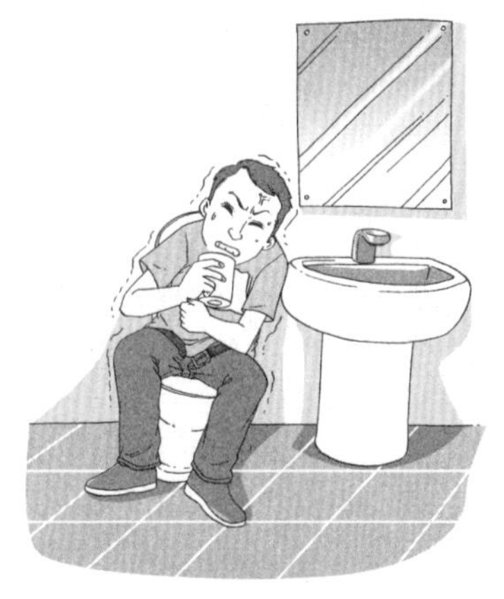

为宜。

除了上面的食疗外，我们平时在饮食方面还要注意：饮食应清淡，易消化，少油腻。一日三餐定时定量，避免因无规律饮食而致肠道功能紊乱。还应禁食酒、咖啡、果汁、汽水、辣椒、洋葱、生冷瓜果，以及油腻性及纤维素含量高的食品，避免诱发或加重腹泻。

◆如何刺激膀胱经，我们有诀窍：

《黄帝内经》上说，膀胱经有问题人会发热，穿厚衣服也觉得冷，流鼻涕，头痛，项背僵硬疼痛；眼珠疼痛得好像要脱出一样，颈项好像被人拉拔一样难受，腰好像要折断一样疼痛，膝弯部位好像结扎一样不能弯曲，小腿肚像撕裂一样疼痛，股关节屈伸不灵活；癫病、狂证、痔疮都发作了；而膀胱经所经过部位都会疼痛，足小趾更不能随意运动。

膀胱经大部在背后，自己一般情况下够不到。那怎么办呢？我们可以利用一个类似擀面杖的东西放在背部，上下滚动以刺激相关腧穴，疏通经气，同时还能对整个背部的肌肉等软组织进行放松。还有一个方法就是两手拽着毛巾的两端，在背部从上至下来回摩擦，也可以刺激相应的膀胱经穴。

当然在背部脊柱两旁进行走罐最好，可以对感冒、失眠、背部酸痛有很好的疗效。尤其对失眠，效果非常明显。还有头部，循经进行轻揉或者用手像梳头似的进行刺激，对头昏脑胀也有很好的缓解作用。

除了对背部和头部的按揉梳理外，还可以对腿部的循行进行按揉，因为膀胱经的循行深层解剖有坐骨神经，所以沿经进行按揉（当然要加力，因为大腿的肌肉很丰厚），可以缓解坐骨神经痛和腰椎间盘突出压迫神经所致的腿部疼痛、麻木等症状。

脏腑经络病候

膀胱经——人体最大的排毒通道　膀胱经为总的排毒通路，无时不在传输邪毒，而其他排毒通路皆是局部分段进行，且最后也要并归膀胱经。所以欲驱体内

之毒，膀胱经必须畅通无阻。

如果本经有了异常变动就表现为下列的病症：头重痛，眼睛要脱出，后项像被牵引，脊背痛，腰好像折断，股关节不能弯曲，窝好像凝结，腓肠肌像要裂开；还可发生外踝部的气血阻逆，如厥冷、麻木、酸痛等症。

本经所属腧穴就能主治有关“筋”方面所发生的病症：痔、疟疾、躁狂、癫痫、头顶后项痛、眼睛昏黄、流泪、鼻塞、多涕或出血，后项、背腰部、骶尾部、膝弯、腓肠肌、脚都可发生病痛，小脚趾不好运用。

足阳明胃经——人的后天之本

辰时，指上午 7 ～ 9 时这个时间段。这是胃的“主时”，必须要吃早饭，就是因为经脉气血从子时（23:00 ～ 1:00）的一阳初生，到卯时（5:00 ～ 7:00）已是阳气全生起来了，辰时更是阳光普照。此前一直是阳气运化，到了这个时候，人体就需要补充一些阴了，而食物就属于阴。而且，这个时候你如果不吃东西，到了下一个时辰，即 9 ～ 11 时脾主时的时候，脾主经营运化，肚子里却没

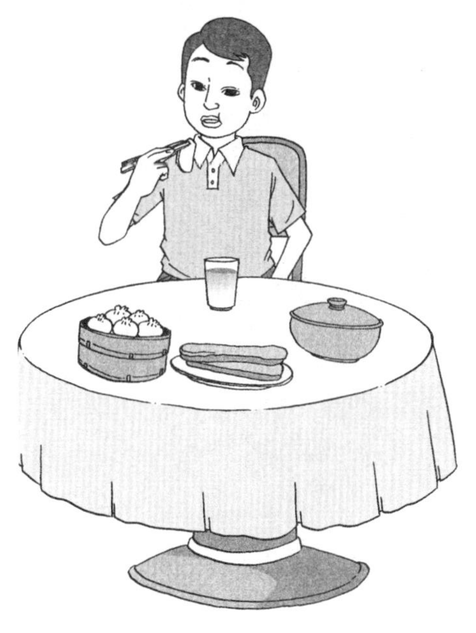

有食物，脾去运化什么呢？这样长期下去，对人体的伤害就非常大！所以，早晨起来就应该吃早饭，摄取水谷精微，这些东西都是有质的实体，属于阴，必须要属阳的脾胃运化功能来消化，这样才能长养身体的元气。养身体，一定是要通过吃饭这个途径来实现。

循行路线

胃经起于鼻旁迎香，交会鼻根中，旁边会足太阳经（会睛明），向下沿鼻外侧（承泣、四白），进入上齿槽中（巨），回出来夹口旁（地仓）环绕口唇（会人中），向下交会于颏唇沟（会承浆）；退回来沿下颌出面动脉部（大迎），再沿下

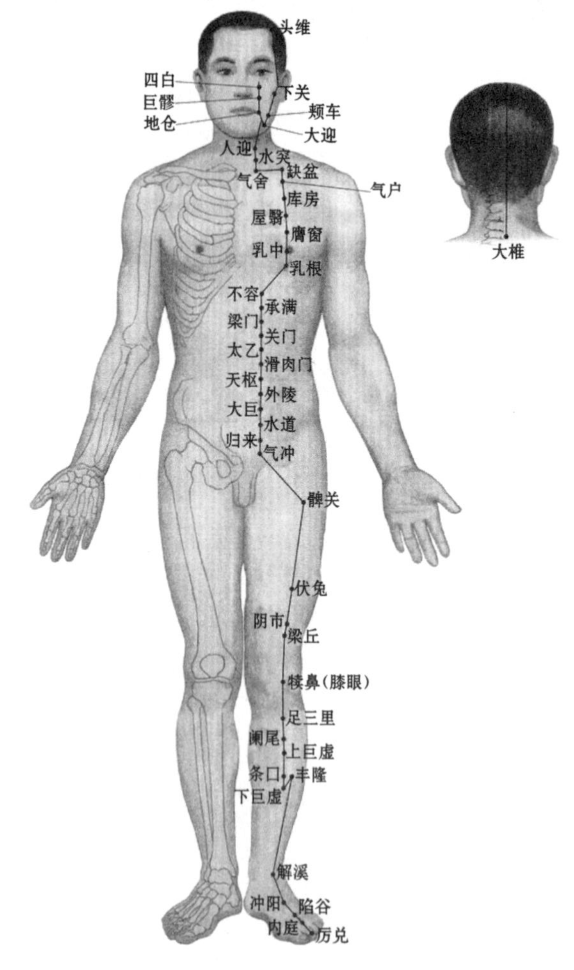

颔角（颊车），上耳前（下关），经颧弓上（会上关、悬厘、颔厌），沿发际（头维），至额颅中部（会神庭）。

它的支脉：从大迎前向下，经颈动脉部（人迎），沿喉咙（水突、气舍，一说会大椎），进入缺盆（锁骨上窝部），通过膈肌，属于胃（会上脘、中脘），络于脾。

外行的主干：从锁骨上窝（缺盆）向下，经乳中（气户、库房、屋翳、膺窗、乳中、乳根），向下夹脐两旁（不容、承满、梁门、关门、太乙、滑肉门、天枢、外陵、大巨、水道、归来），进入气街（腹股沟动脉部气冲穴）。

它的支脉：从胃口向下，沿腹里，至腹股沟动脉部与前者会合。——由此下行经髋关节前（髀关），到股四头肌隆起处（伏兔、阴市、梁丘），下向膝髌中（犊鼻），沿胫骨外侧（足三里、上巨虚、条口、下巨虚），下行足背（解溪、冲阳），进入中趾内侧趾缝（陷谷、内庭），出次趾末端（厉兑）。

它的支脉：从膝下三寸处（足三里）分出（丰隆），向下进入中趾外侧趾缝，出中趾末端。

另一支脉：从足背部（冲阳）分出，进大趾趾缝，出大趾末端，接足太阴脾经。

联络脏腑

胃位于膈下，上接食管，下通小肠。胃的上口为贲门，下口为幽门。胃又称胃脘（guǎn 管，又读 wǎn 碗），“脘”的古音同“管”，义亦相通。故胃之上为食管，胃之下为肠管，胃居两者之间名为胃管（脘）。其分上、中、下三部。胃的上部称上脘，包括贲门；胃的中部称中脘，即胃体部分；胃的下部称下脘，包括幽门。《中国医学大辞典》按：“胃，汇也，水谷汇聚之所也，为人体内消化器，形如囊，左大右小，横卧于膈膜下，上端为贲门，接于食道，下端为幽门，连于小肠。”胃内腔宽阔，受纳饮食，《灵枢·海论》称：“胃者，水谷之海”。又因饮食是人体气血生化之源，《灵枢·玉版》称“胃者，水谷气血之海也”。

胃的主要生理功能是受纳和腐熟水谷，胃的运动特点是主通降，胃的特性是喜润恶燥。

胃主受纳腐熟水谷

《灵枢·平人绝谷》说：胃“受水谷。”《难经·三十一难》说：“中焦者，当胃中脘，不上不下，主腐熟水谷。”

受纳，即接受和容纳。水谷，即饮食物。胃主受纳，是指胃在消化道中具有接受和容纳饮食物的作用。饮食物的摄入，先经口腔，由牙齿的咀嚼和舌的搅拌，会厌的吞咽，从食管进入胃中。胃的纳，不仅是容纳，它还有主动摄入的意思，亦称为“摄纳”。胃之所以能主动摄纳，是依赖于胃气的作用，胃气主通降，使饮食下行，食下则胃空，胃空则能受饮食，故使人产生食欲。饮食入口，经过食管，容纳于胃，故称胃为“水谷之海”、“太仓”、“仓廪之官”。胃容纳水谷的量，在《灵枢·平人绝谷》中有胃“受水谷三斗五升，其中之谷常留二斗，水一斗五升而满”的记载。

腐熟，是指胃对饮食物进行初步消化，形成“食糜”的作用过程。《灵枢·营卫生会》说的“中焦如沤”，更形象地描绘了胃中腐熟水谷之状，犹如浸泡沤肥之状。胃接受水谷后，依靠胃的腐熟作用，进行初步消化，将水谷变成食糜，成为更易于转运吸收的状态。食糜传入小肠后，在脾的运化作用下，精微物质被吸收，化生气血，营养全身。故称胃为“水谷气血之海”。

胃的受纳、腐熟功能失常，一是受纳腐熟不及，如胃气虚弱，或胃气不降，即使胃中空虚，也无食欲，或食后胃脘疼痛、嗳腐食臭，或食后呕吐；一是摄纳腐熟太过，如胃中火旺，消谷下行过快，食后不久即饥饿欲食。

胃的受纳腐熟功能，虽然是消化过程的开始，但它是非常重要的，因为胃的受纳腐熟，是小肠的受盛化物和脾主运化的前提条件。人体精气血津液的产生，直接源于饮食物，而作为水谷之海的胃，也就成了气血生化之源。故《灵枢·玉版》说：“人之所受气者，谷也。谷之所注者，胃也。胃者，水谷气血之海也。”《素问·五脏别论》说：“胃者，水谷之海，六腑之大源也。五味入口，藏于胃，

以养五脏气……是以五脏六腑之气味，皆出于胃。”说明胃的受纳腐热水谷，是机体营养之源。因此，胃的受纳腐熟功能强健，则机体气血的化源充足；反之，则化源匮乏。所以，《灵枢·五味》说：“谷不入，半日则气衰，一日则气少矣”。

胃主受纳腐熟水谷的功能，必须和脾的运化功能相配合，才能使水谷化为精微，以化生气血津液，供养全身，维持机体的生命活动。如《景岳全书·饮食门》说：“胃司受纳，脾司运化，一纳一运，化生精气。”故脾胃合称为“后天之本”、“气血生化之源”。

胃主通降

通，就是通畅。降，就是下降。饮食物经食管进入胃中，经胃受纳腐熟后再下传小肠，在这一过程中，胃必须保持畅通状态，才能使饮食物的运行畅通无

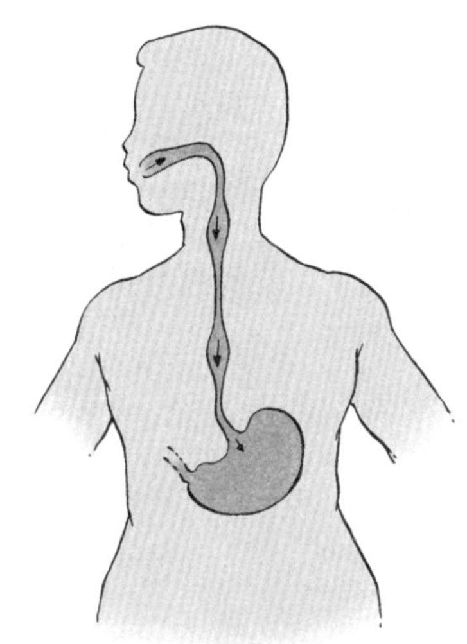

阻。保持“通”的状态，有赖于胃气的推动作用。胃气的运动特点是“降”，才能使饮食物经腐熟后，向下传送到小肠。“通”与“降”的含义虽然不同，但两者关系非常密切。通，才能降；降，才能保持通。若不通，就不可能降；反之，如果不降，也就不会通。也就是说，通与降是互为条件、互为因果的。所以，胃的功能正常，常用“以降为顺”、“以通为和”来说明，简称为“胃主通降”。

胃主通降，相对于脾的升清而言，则是降浊。浊，此指饮食水谷，如《灵

枢·阴阳清浊》说："受谷者浊"，"浊者下走于胃"。胃主降浊，主要是指胃中初步消化的食糜，在胃气的推动下而下降至肠道。

胃失通降，即为病理状态。若胃气虚弱，传送无力，致饮食停滞胃中，产生胃脘胀满疼痛、食少等症；若胃气不降，甚则上逆，产生胃脘胀满、嗳气、呃逆、呕吐等症。

在藏象学说中，常以脾升胃降来概括整个消化系统的功能活动。胃气的通降作用，不仅作用于胃本身，而且对整个六腑系统的消化功能状态都有重要影响，从而使六腑都表现为通降的特性。胃与其他腑，一通则皆通，一降则皆降。在中医学中，对小肠将食物残渣下传于大肠，以及大肠传化糟粕的功能活动，也用胃的通降来概括，将大便秘结也列入胃失通降之症。因此，胃之通降，概括了胃气使食糜及残渣向下输送至小肠、大肠和促使粪便排泄等的生理过程。

胃喜润恶燥

《临证指南医案·脾胃》说："太阴湿土，得阳始运；阳明阳（燥）土，得阴自安。以脾喜刚燥，胃喜柔润也。"指出"胃喜润恶燥"的特性。

胃主受纳腐熟水谷的生理功能，除胃气的推动、温煦作用外，还需要胃液

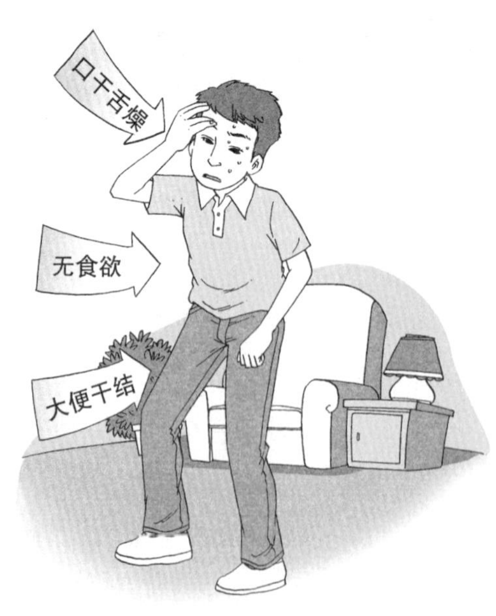

（阴）的濡润滋养，其功能才能正常。《灵枢·营卫生会》说："中焦如沤。"沤者，久渍也，长时间浸泡之义。饮食入胃，必赖胃液浸渍和腐熟；若胃液不足，沤腐难成，而致消化不良诸症。

从胃受纳腐熟功能失常的临床表现来看，因胃阴虚而致者，亦每每易见，特别是慢性萎缩性胃炎更为突出。因胃属燥土，无水不沤。导致胃阴虚的原因很多，总括起来不外乎外感、内伤两个方面。外感方面，以暑、热、燥邪为主要。暑热伤人，汗出过多，可劫夺胃阴；温热病邪侵袭，可直接熏灼胃阴；燥热耗灼，则胃津枯涸。在内伤方面，或因素体阴虚，津液不足；或因阳明热盛，灼伤胃津；或因肝郁化火，犯胃伤阴；或因久病、产后、高年之人，阴气大亏；以及误施汗、吐、下法，损伤胃阴。上述种种原因，劫阴伤液，致令胃阴不复。

胃阴虚的临床表现：咽干舌燥，口干口渴，纳食减少，或虚痞不食，或全无食欲，口淡乏味，咽食不利，呕吐，或干呕呃逆，胃脘隐痛，嘈杂不舒，大便干结，形体消瘦，神疲乏力，舌质光红，或干红少津有裂纹，脉弦细而数，或细数无力等症。《临证指南医案》说："知饥少纳，胃阴伤也"，"胃阴虚，不饥不纳。"总括了胃阴不足的胃不受纳的病变特点。

根据胃喜柔润特点，对胃病的治疗，《临证指南医案·脾胃》指出："所谓胃宜降则和者，非用辛开苦降，亦非苦寒下夺，以损胃气，不过甘平或甘凉濡润以养胃阴，则津液来复，使之通降而已矣。"以甘凉柔润或甘寒生津的药物作为生津养胃的基本方法。此外，如肝气郁结，横逆犯胃，宜疏肝养胃，方选逍遥散，重用白芍，疏中有柔，酸甘化阴；肝郁化火，伤胃劫阴，辛开苦降不宜太甚，用沙参、麦冬有泻火柔肝养胃之功。以及张仲景《伤寒论》中的酸甘化阴以建中之大法，《临证指南医案·脾胃》中的"阳明阳土，得阴自安"之论述，无不体现胃"喜润恶燥"之特性。

足阳明胃经的穴位

本经共有 45 个穴位，15 个穴位分布在下肢的前外侧面，30 个穴位在腹、胸

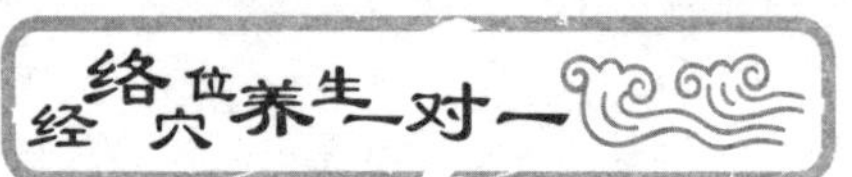

部和头面部。首穴承泣、四白、巨髎、地仓、大迎、颊车、下关、头维、人迎、水突、气舍、缺盆、气户、库房、屋翳、膺窗、乳中、乳根、不容、承满、梁门、关门、太乙、滑肉门、天枢、外陵、大巨、水道、归来、气冲、髀关、伏兔、阴市、梁丘、犊鼻、足三里、上巨虚、条口、下巨虚、丰隆、解溪、冲阳、陷谷、内庭、末穴厉兑。

承泣穴

【位置】在面部，瞳孔直下，当眼球与眶下缘之间。

【功能】将体内胃经的物质营养及能源输送头面天部及任脉、阳跷脉等。

【主治】目赤肿痛，流泪，夜盲，眼睑（瞤）动，口眼歪斜。

四白穴

【位置】在面部，瞳孔直下，当眶下孔凹陷处。

【功能】散发脾热，向天部提供水湿。

【主治】目赤痛痒，目翳，眼睑（瞤）动，口眼歪斜，头痛眩晕。

巨髎穴

【位置】在面部，瞳孔直下，平鼻翼下缘处，当鼻唇沟外侧。

【功能】冷降胃浊。

【主治】口眼歪斜，眼睑（瞤）动，鼻出血，齿痛，唇颊肿。

地仓穴

【位置】口角旁 0.4 寸，巨髎穴直下取之，上直对瞳孔。

【功能】分流胃经地部经水，为阳跷脉提供阳热之气。

【主治】口歪，流涎，眼睑（瞤）动。

大迎穴

【位置】在下颌角前方，咬肌附着部前缘，当面动脉搏动处。

【功能】接受并传送胃经向头部输送的气血物质。

【主治】口歪，口噤，颊肿，齿痛。

颊车穴

【位置】下颌角前上方一横指凹陷中，咀嚼时咬肌的隆起处。

【功能】疏风止痛，活络通关。

【主治】牙痛、颊肿、口眼斜、口噤不语。

下关穴

【位置】在面部耳前方，当颧弓与下颌切迹所形成的凹陷中。

【功能】胃经气血在此分清降浊。

【主治】耳聋，耳鸣，聤耳，齿痛，口噤，口眼歪斜。

头维穴

【位置】在头侧部，当额角发际上 0.5 寸，头正中线旁 4.5 寸。

【功能】祛风泄火，止痛明目。

【主治】头痛，目眩，口痛，流泪，眼睑（瞤）动。

人迎穴

【位置】在颈部，喉结旁，当胸锁乳突肌的前缘，颈总动脉搏动处。

【功能】接收胃经气血并分流胸腹。

【主治】咽喉肿痛，气喘，瘰疬，瘿气，高血压。

水突穴

【位置】在颈部，胸锁乳突肌的前缘，当人迎与气舍连线的中点。

【功能】冷却循颈项上炎的火热之气并为天部提供水湿阳气。

【主治】咽喉肿痛，咳嗽，气喘。

气舍穴

【位置】在颈部，当锁骨内侧端的上缘，胸锁乳突肌的胸骨头与锁骨头之间。

【功能】冷却循颈项上炎的火热之气并为天部提供水湿阳气。

【主治】咽喉肿病，气喘，呃逆，瘿瘤，瘰疬，颈项强。

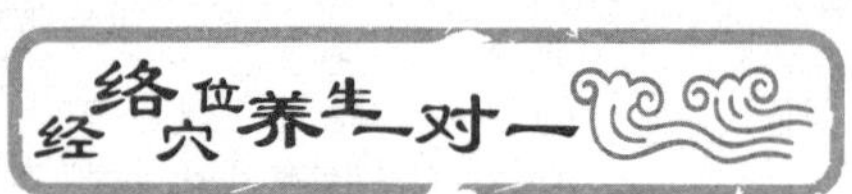

缺盆穴

【位置】在锁骨上窝中央，距前正中线 4 寸。

【功能】宽胸利膈，止咳平喘。

【主治】咳嗽，气喘，咽喉肿痛，缺盆中痛，瘰疬。

气户穴

【位置】在胸部，当锁骨中点下缘，前正中线旁开 4 寸处。

【功能】理气宽胸，止咳平喘。

【主治】咳喘，胸痛，呃逆，胁肋疼痛。

库房穴

【位置】在胸部，当第 1 肋间隙，距前正中线 4 寸。

【功能】存储脾土微粒，燥化脾土水湿。

【主治】咳嗽，气喘，咳唾脓血，胸肋胀痛。

屋翳穴

【位置】在胸部，当第 2 肋间隙，距前正中线 4 寸。

【功能】止咳化痰，消痈止痒。

【主治】咳嗽，气喘，咳唾脓血，胸肋胀痛，乳痈。

膺窗穴

【位置】在胸部，当第 3 肋间隙，距前正中线 4 寸。

【功能】止咳宁嗽，消肿清热。

【主治】咳嗽，气喘，胸肋胀痛，胸满气短，乳痈等。

乳中穴

【位置】在胸部，当第 4 肋间隙，乳头中央，距前正中线 4 寸。

【功能】调气醒神。

附记：本穴不针不灸，只作胸腹部腧穴的定位标志。

乳根穴

【位置】在胸部，当乳头直下，乳房根部，第 5 肋间隙，距前正中线 4 寸。

【功能】通乳化瘀，宣肺利气。

【主治】咳嗽，气喘，呃逆，胸痛，乳痈，乳汁少。

不容穴

【位置】在上腹，当脐中上 6 寸，距前正中线 2 寸。

【功能】调中和胃，理气止痛。

【主治】呕吐，胃病，食欲不振，腹胀。

承满穴

【位置】在上腹部，当脐上 5 寸，距前正中线 2 寸。

【功能】理气和胃，降逆止呕。

【主治】胃痛，吐血，食欲不振，腹胀。

梁门穴

【位置】在上腹部，当脐中上 4 寸，距前正中线 2 寸。

【功能】和胃理气，健脾调中。

【主治】胃痛，呕吐，食欲不振，腹胀，泄泻。

关门穴

【位置】在上腹部，当脐中上 3 寸，距前正中线 2 寸。

【功能】调理肠胃，利水消肿。

【主治】腹胀，腹痛，肠鸣泄泻，水肿。

太乙穴

【位置】上腹部，当脐中上 2 寸，距前正中线 2 寸。

【功能】涤痰开窍，镇惊安神。

【主治】病，心烦，癫狂。

滑肉门穴

【位置】在上腹部，当脐中上 1 寸，距前正中线 2 寸。

【功能】镇惊安神，清心开窍。

【主治】胃痛，呕吐，癫狂。

天枢穴

【位置】在腹中部，平脐中，距脐中 2 寸。

【功能】调中和胃，理气健脾。

【主治】腹胀肠鸣，绕脐痛，便秘，泄泻，痢疾，月经不调。

外陵穴

【位置】在下腹部，当脐中下 1 寸，距前正中线 2 寸。

【功能】和胃化湿，理气止痛。

【主治】腹痛，疝气，痛经。

大巨穴

【位置】在下腹部，当脐中下 2 寸，距前正中线 2 寸。

【功能】调肠胃，固肾气。

【主治】小腹胀满，小便不利，疝气，遗精，早泄。

水道穴

【位置】在下腹部，当脐中下 3 寸，距前正中线 2 寸。

【功能】利水消肿，调经止痛。

【主治】小腹胀满，小便不利，痛经，不孕，疝气。

归来穴

【位置】在下腹部，当脐中下 4 寸，距前正中线 2 寸。

【功能】活血化瘀，调经止痛。

【主治】腹痛，疝气，月经不调，白带，阴挺。

气冲穴

【位置】在腹股沟稍上方，当脐中下 5 寸，距前正中线 2 寸。

【功能】调经血，舒宗筋，理气止痛。

【主治】肠鸣腹痛，疝气，月经不调，不孕，阳痿，阴肿。

髀关穴

【位置】在大腿前面，髂前上棘与髌底外侧端的连线上，屈股时，平会阴，居缝匠肌外侧凹陷处。

【功能】强腰膝，通经络。

【主治】腰痛膝冷，痿痹，腹痛。

伏兔穴

【位置】大腿前面，当髂前上棘与髌底外侧外侧端的连线上，髌底上 6 寸。

【功能】散寒化湿，疏通经络。

【主治】腰痛膝冷，下肢麻痹，疝气，脚气。

阴市穴

【位置】在大腿前面，当髂前上棘与髌底外侧端的连线上，髌底上 3 寸。

【功能】温经散寒，理气止痛。

【主治】腿膝痿痹，屈伸不利、疝气，腹胀腹痛。

梁丘穴

【位置】屈膝，大腿前面，当髂前上棘与髌底外侧端的连线上，髌底上 2 寸。

【功能】理气和胃，通经活络。

【主治】膝肿痛，下肢不遂，胃痛，乳痈，血尿。

犊鼻穴

【位置】屈膝，在膝部，髌骨与髌韧带外侧凹陷中。

【功能】通经活络，消肿止痛。

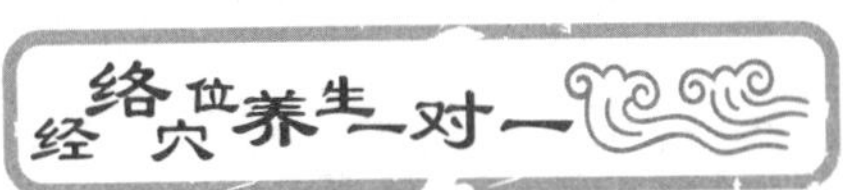

【主治】膝痛，下肢麻痹，屈伸不利，脚气。

足三里穴

【位置】在小腿前外侧，当犊鼻下 3 寸，距胫骨前缘一横指（中指）。

【功能】健脾和胃，扶正培元，通经活络，升降气机。

【主治】胃痛，呕吐，噎膈，腹胀，泄泻，痢疾，便秘，乳痈，肠痈，下肢痹痛，水肿，癫狂，脚气，虚劳羸瘦。

上巨虚穴

【位置】在小腿前外侧，当犊鼻下 6 寸，距胫骨前缘一横指（中指）。

【功能】调和肠胃，通经活络。

【主治】肠鸣，腹痛，泄泻，便秘，肠痈，下肢痿痹，脚气。

条口穴

【位置】在小腿前外侧，当犊鼻下 8 寸，距胫骨前缘一横指（中指）。

【功能】舒筋活络，理气和中。

【主治】脘腹疼痛，下肢痿痹，转筋，跗肿，肩臂痛。

下巨虚穴

【位置】在小腿前外侧，当犊鼻下 9 寸，距胫骨前缘一横指（中指）。

【功能】调肠胃，通经络，安神志。

【主治】小腹痛，泄泻，痢疾，乳痈，下肢痿痹。

丰隆穴

【位置】小腿前外侧，当外踝尖上 8 寸，条口外，距胫骨前缘二横指（中指）。

【功能】健脾化痰，和胃降逆，开窍。

【主治】头痛，眩晕，痰多咳嗽，呕吐，便秘，水肿，癫狂痛，下肢痿痹。

解溪穴

【位置】在足背与小腿交界处的横纹中央凹陷中，当（踇）长伸肌腱与趾长伸肌腱之间。

【功能】舒筋活络，清胃化痰，镇惊安神。

【主治】头痛，眩晕，癫狂，腹胀，便秘，下肢痿痹。

冲阳穴

【位置】在足背最高处，当拇长伸肌腱和趾长伸肌腱之间，足背动脉搏动处。

【功能】和胃化痰，通络宁神。

【主治】口眼歪斜，面肿，齿痛，癫狂痫，胃病，足痿无力。

陷谷穴

【位置】在足背，当第 2、3 跖骨结合部前方凹陷处。

【功能】清热解表，和胃行水，理气止痛。

【主治】面目浮肿，水肿，肠鸣腹痛，足背肿痛。

内庭穴

【位置】在足背当第 2、3 跖骨结合部前方凹陷处。

【功能】清胃泻火，理气止痛。

【主治】齿痛，咽喉肿病，口歪，鼻衄，胃病吐酸，腹胀，泄泻，痢疾，便秘，热病，足背肿痛。

厉兑穴

【位置】在足第 2 趾末节外侧，距趾甲角 0.1 寸。

【功能】清热和胃，苏厥醒神，通经活络。

【主治】鼻衄，齿痛，咽喉肿痛，腹胀，热病，多梦，癫狂。

养生常用穴位

人身第一保健穴—足三里

足三里穴位于膝关节髌骨下，髌骨韧带外侧凹陷中，即外膝眼直下四横指，然后再往外一横拇指的地方。在这里教大家一个简便取穴的方法：正坐屈膝位，用自己的掌心盖住自己对侧的膝盖骨，五指朝下，中指尽点，胫骨前缘外。

足三里号称人体长寿第一大穴，从古至今一直为人们所重视。刺激足三里穴，可使胃肠蠕动有力而规律，并能提高多种消化酶的活力，增进食欲，帮助消化；可以改善心脏功能，调节心律，增加红细胞、白细胞、血红蛋白和血糖量；在内分泌系统方面，对垂体－肾上腺皮质系统有双向良性调节作用，并提高机体防御疾病的能力，所以民间才有“肚腹三里留”这种说法。

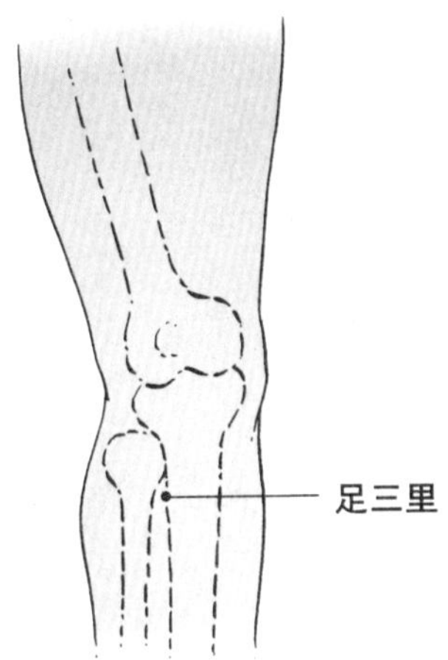

消化不好会导致身体血气的不足，从而间接影响到身体的健康。现代人虽然把很多营养的东西都吃到肚子里了，但由于胃肠功能不好，使得人体的吸收能力很低，吃进身体里的食物经常因为无法吸收而直接排出，吃再好的东西也没有多大作用的。在这种情况下最好的方法就是常按足三里，坚持每天用手指揉上 5 分钟，不到 10 天，你就会发现自己的消化好了，饭量也增加了，饭后不会再有不舒服的感觉了，而且不会经常拉肚子了。

按揉足三里穴能预防和减轻很多消化系统的常见病，如胃十二指肠球部溃疡、急性胃炎、胃下垂等，解除急性胃痛的效果也很明显，对于呕吐、呃逆、嗳气、肠炎、痢疾、便秘、肝炎、胆囊炎、胆结石、肾结石绞痛，以及糖尿病、高血压等，也有很好的作用。

所谓“若要安，三里常不干”，是指古代人们治病时经常用艾直接灸，就是把艾炷直接放在穴位上面灸，皮肤上面不放置任何导热的东西。这样灸过几天之后，再吃些中医上讲的“发物”，穴位处就会发灸疮，脓成溃破即能愈合。这样对提高人体自身免疫力有好处，对于那些由于机体免疫力下降导致的慢性疾病效果很好，比如哮喘。但现在人们可能由于害怕疼痛或者怕留疤痕影响美观而很少使用了。

但是，我们还是可以用艾条来进行艾灸保健。现在，几乎随便走进一家药店，只要有卖中药，就能买到艾条，非常方便。每星期艾灸足三里穴 1 次或 2 次，每次灸 15 ～ 20 分钟，艾灸时应让艾条离皮肤大概 2 厘米或者两指那么高就行，灸到局部的皮肤发红，并缓慢地沿足三里穴上下移动，感觉到疼就移开一些，不要烧伤皮肤就好。

除了艾灸法，还可以经常按揉敲打足三里，一只手或者用一个小按摩槌什么的就可以操作了。每天用大拇指或中指按揉足三里穴 5 ～ 10 分钟，每次按揉尽量要使足三里穴有一种酸胀、发热的感觉。

以上两种方法只要使用其中的一个，坚持两个星期，就能很好地改善胃肠功能，会感觉吃饭也香了，饭后也不觉得肚子胀、肚子疼了，也不便秘了，脸色也变得有光泽了，整个人显得精神焕发，精力充沛。所以民间才有谚语说：“拍击足三里，胜吃老母鸡。”

让胃永远舒服的足三里和天枢

有食欲，饭前也有饥饿感，但是吃过饭就觉得肚子不舒服，发胀发闷。这相当于现代医学界定的慢性胃炎，发展下去就是胃溃疡、胃穿孔。

要改变这种情况就要采取以下方法：

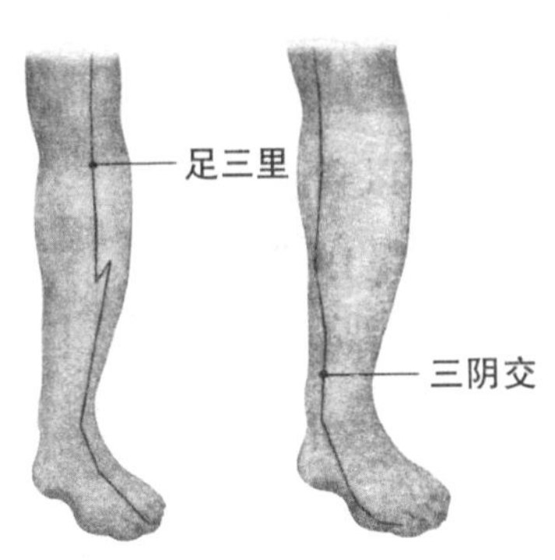

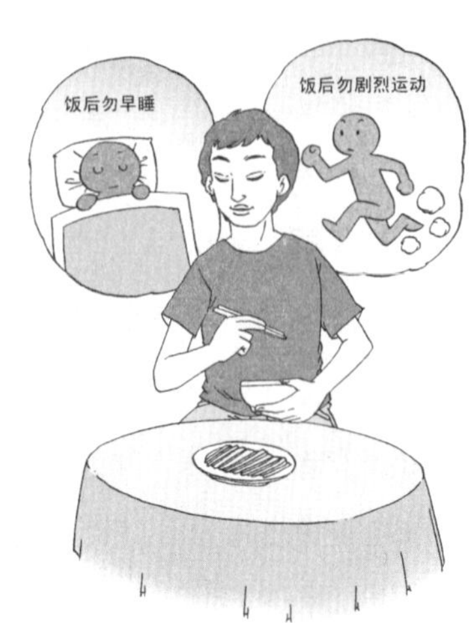

首先，坚持每天按揉足三里和天枢，用大拇指按揉，力量由轻到重，再由重到轻，每次 3 分钟，每天不拘次数。或者用艾灸，饭后半小时内和每天早上 7 ～ 9 时一定要做，两侧都要做到。

其次，坚持饭后摩腹，顺时针方向，每次 10 分钟。

再次，一定要记得“少吃多餐”，很多长寿的人有一个共同的饮食习惯：每餐只吃七分饱，饿了就多吃几顿。

千万不能饭后立刻躺下睡觉，趴在桌子上睡更不好！同时，饭后 1 小时内不能作任何剧烈运动。

还有，饮食一定要清淡，吃饭要细嚼慢咽。人们在说起胃的时候都用“养胃”这个词，养就是“養”，上面是个“羊”，下面是“食”，这是说要让我们像羊一样吃东西，因为羊有 4 个胃，吃进的东西都要反刍，反复咀嚼。当然我们没有四个胃去反刍，但是我们可以向羊学习，学羊的细嚼慢咽，这样才能把胃养好。“狼吞虎咽，风卷残云”的吃法万万不可取。

胃弱的人饭后每天一定要吃大山楂丸，山楂是一味中药，专消不易消化的食物。还有，最好去药店买一些保和丸，“和”就是“和平、安宁”的意思，所谓保和就是为了保证胃的“和平”，它的药性比较平和，在大的中药店里都能买到，每顿饭后半小时到 1 小时之内服 8 粒就可以了。

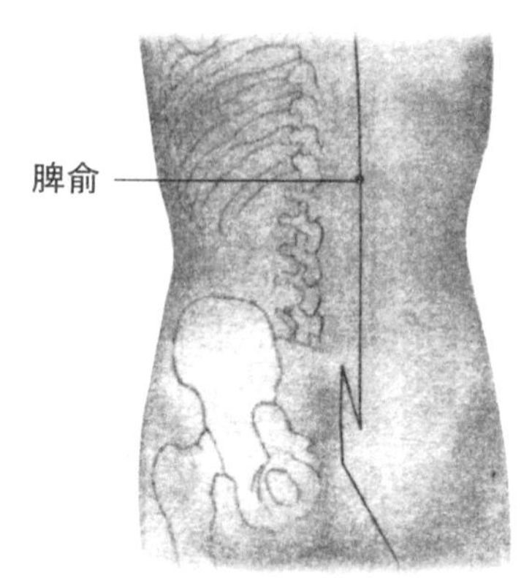

何需吃药，脾俞和足三里足以壮脾

前面讲了脾主管运化（消化），所以脾弱不弱主要看两点：食欲和饭后的消化。有些人到了吃饭的时候根本没有食欲，从来不觉得饿，或者吃过饭 2 小时了还觉得很饱，这肯定是脾运化的功能有问题了，因为此时食物应该已经经过了胃的初步腐熟形成食糜了，剩下就该脾去干活“加工”了，就像磨面粉一样，把 100 千克麦子倒进去，却只出来 10 千克面粉，这毫无疑问是“磨”出了问题。

所以要想办法把这个“磨”的功能给调上去，最好的方法是从我们自身来找动力源——穴位。这时，我们只选用见效最快最持久的脾俞和足三里。

两侧的足三里都采用按揉的方法，每天不定时，每次 3 分钟，力量还是轻—重—轻的顺序，每顿饭前饭后的按揉是必不可少的。脾俞最好用拔罐的方法，隔天一次，每次 15 分钟。两侧都要按拔，每天晚上睡觉前 1 小时进行就可以了。

这个时候吃饭也要注意虽不必“少吃多餐”，但也不能暴饮暴食，以防加重病情。此外，一定要吃比较松软易消化的食物，煎炸烧烤一类的东西绝对少吃。

还可以配以补中益气丸或者健脾丸，两种药都是补脾的，相对来讲健脾丸的作用更专一些，对消化系统疾病的作用更好，而补中益气丸作用的范围更广，作用层次也更深，适用于病程比较长的情况。

把身体的中气提起来——各类脏器下垂的穴位根治法

脾胃是气血生化之源，而脾除了运化食物和水液以生产之外，还有一个作用叫“升清”。升清有两个含义：一是把运化后的清气（血）送给上面的心、肺、头、目；二是借上升的力量维持体内脏腑位置，不让它们下垂。如果脾气（中气）虚了，那这个维持的力量就会减弱。这时，人开始觉得头晕眼花，这是清气不开的征兆，再往下发展，脏器就不能维持原位了，会出现脏器下垂，比较常见的有脱肛、子宫下垂、胃下垂等。胃下垂以后，它哪还有什么精力去干受纳食物的事？而子宫脱垂和脱肛以后，脱出的部分会和衣服摩擦破损，很容易受到细菌感染，所以治疗一定要趁早。

既然都是中气虚弱或者说中气下陷造成的，那么就会有共同的症状和相同的办法来治疗。共同的症状有：神疲乏力，总感觉没有精神，尤其是稍微有一些活动之后，食欲也不强。那么共同的治疗方法就是针对病因，补益中气。

但是，不同脏器的下垂都有自己的特点，下面将详细说明。

（1）脱肛：有的地方又叫作“掉底子”，其实就是直肠头露了出来，大便以后不能正常缩回去了，轻的露出来的少，休息一下还能自己缩回去；严重的不但露出来的部分比较多，还需要用手托着才能回去。这种情况孩子和老年人较多，因为孩子的脏腑功能还偏弱，而且吃饭上不好把握，很容易就伤了脾胃，从而导致脾气虚弱，中气下陷；而老年人因为各种脏腑功能随着年龄的增长在自然下降，本身的气血也就弱，如果长时间地劳累过度或者饮食不当，就会导致脾胃受累，进而不能保住内脏的正位子，导致脱肛；还有那些得病时间比较长的人，久病气虚，稍有劳累就会更虚，所以也容易得脱肛。

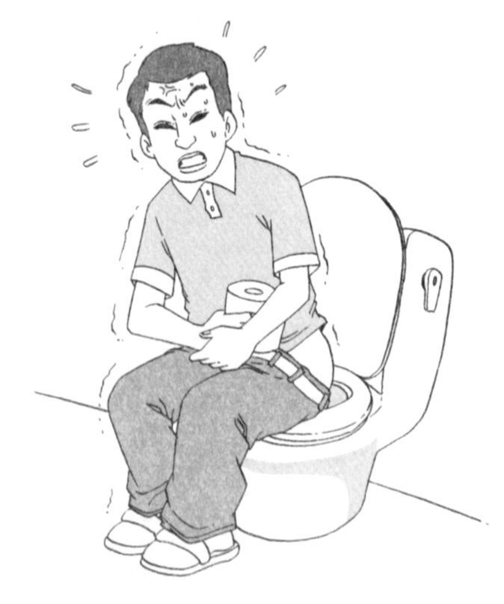

很多人脱肛是由长时间的痢疾或者腹泻引起的，本来稍微有一点痢疾或者腹泻，对身体影响不是很大，但是时间一长，身体的正气被一并泻了出去，就导致了气虚。

李东垣在他的《脾胃论》里记载了一个方子，叫作补中益气汤，具有补益中气、升阳举陷的作用，可以治疗各种因中气下陷导致的脏器下垂。现在药店里都有补中益气丸，分大蜜丸、浓缩丸和水丸，大蜜丸饭后 1 小时服用，每次一丸，一天三次；如果是浓缩丸或者水丸，则要比说明上注明的服用量稍微大一点：浓缩丸每次 10 ～ 12 粒，水丸每两次三袋。汤剂的作用当然更好，时间充裕的话最好喝汤药。

还有，一定要每天坚持按揉足三里，在脾俞上拔罐，艾灸百会。这种情况在 3 个月后即可改观。

足三里两侧都要每天坚持至少 2 次的按揉，每次绝不要少于 3 分钟，力量要由轻到重，一定要产生酸胀痛的感觉才好。

每天晚上睡前 1 小时脾俞拔罐，拔罐的时间每次 10 分钟，然后起罐，在穴位上按揉 5 分钟，双侧同时进行，这个当然需要家人的帮忙。

百会穴不但可以治疗头痛、头晕，还可以治疗脏器下垂，因为它可以提升阳气。它的位置在两耳尖与头顶连线的中点。

我们可以想象，一个人脱肛很长时间，而脱出的直肠头与衣服长时间摩擦，变得红肿，走路肯定艰难，疼痛难忍。那怎么办呢？其实只要让家人给他用大艾炷灸百会穴，每次灸 20 分钟左右。半个月之后脱肛可以完全康复。

这里说的艾炷是艾绒搓成的小柱状东西，也可以把艾条拆开，用里面的艾绒搓成，但是自己经常压得不够结实，导致点燃以后热度不够，而且传热慢。所以不妨直接用艾条灸，每次灸 20 分钟，离皮肤不要太远，要以不感觉烫为度。在中药房里买艾条的时候要注意挑一下，要选那些捏着比较硬的，这种艾条里面的艾绒压得紧，艾灸的时候温度才高，传热快，效果好。

艾灸百会的时间在每天晚上，在脾俞拔罐之前，可以坐着，也可以躺下让家人帮忙进行。灸过之后喝一点温开水。

（2）子宫脱垂——足三里、关元、百会： 主要症状是人除了感觉神疲乏力、稍微活动就感觉累以外，会阴部还经常有下坠感，活动或劳累后更明显。这种情况常见于产后女性和老年妇女，多是因为她们平时身体就差，或者产后活动过早，或者流产和生育过多，久咳、腹泻或者便秘常常是诱因。

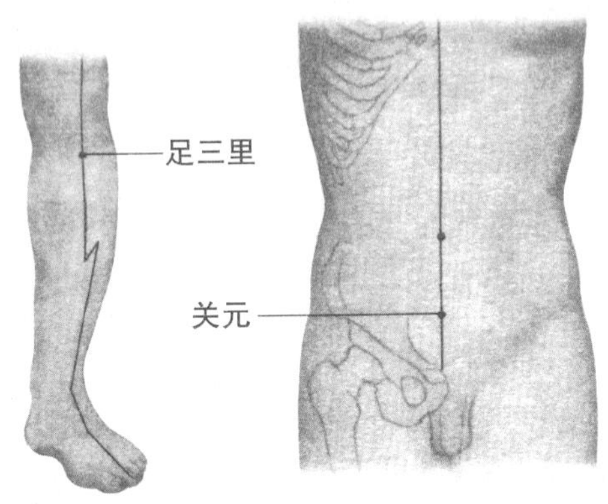

子宫脱垂的治疗除了上面说的服用补中益气丸和按揉两侧足三里、灸百会之外，还要加上灸关元。因为关元在任脉上，任脉又称“妊脉”，和生殖系统的关系很密切，而且关元向内就对应子宫，可以加大固托子宫的力量。艾灸的时间放在百会前后就可以了，每次 15 分钟，要坚持每天进行。

◆治胃下垂的特效法——三穴齐攻

胃下垂的人有一个明显的特征：每次饭后总觉得胃胀胃痛，或者反胃、烧心、有下坠感。时间一长，就更不想吃东西，常常几天都不大便。

补中益气丸是针对病因来治疗的，所以这时候吃肯定没有错。除了药物外还要配以几个补中气的特效之穴：足三里、脾俞、胃俞。两侧都要进行，每天坚持至少两次按揉足三里，每次不少于 3 分钟，力量由轻到重，一定要按到酸、胀、疼的感觉才行。脾俞、胃俞两侧都用拔罐的方法，脾俞和胃俞每天晚饭后半小时同时拔罐，每次不少于 10 分钟。

胃俞也位于足太阳膀胱经上，就在脾俞的直下方大约两指的地方，脊柱旁开 1.5 寸的直线上。

治疗胃下垂还有一个很有效的辅助方法，需要家人帮助进行操作：患者趴在

床上，露出后背，双手放在后背上使肩胛骨翘起来，然后家人手心朝上，四指并拢插到肩胛骨下面，开始向外上方顶，一般把手指插进去3厘米左右，这时候患者会感觉胃在向上提，维持这种感觉2分钟，然后松开手，再重复3～5次，对胃下垂治疗作用相当好。

还有疝气等其他内脏下垂的情况，都完全可以参照上面这几种方法来进行治疗。

除了用上面介绍的药物、艾灸、拔罐和按揉穴位以外，我们在日常生活中还要注意：首先，饮食一定要清淡，生冷油腻的东西一定要少吃或不吃；注意休息，不能工作或者活动时间太长，本来脾就虚弱了，一定要给它休养恢复的机会和时间；如果是产妇，一定要注意多休息，不要劳累。

我们的身体就像一台精密的仪器，需要平时精心的维护，虽然现在医学很发达，但是如果经过太多次的修理之后，这台机器也会变得非常脆弱。即使能达到正常的阴阳"平衡状态"，但是这种平衡并不牢固，很容易就在某个地方哗啦一下坏了。所以，大家一定要坚持上述各种保健方法，只有这样，才能"正气存内，百病莫侵"。

肚胀、呕吐找足三里和中脘就行了

有些朋友吃饭之后总感觉肚子有些发胀，过了很长时间了还是觉得饭没往下走，有时呕吐，有时拉肚子。

这是脾的运化出了问题，单是一个呕吐或者胃胀，其实有很多种原因，这是

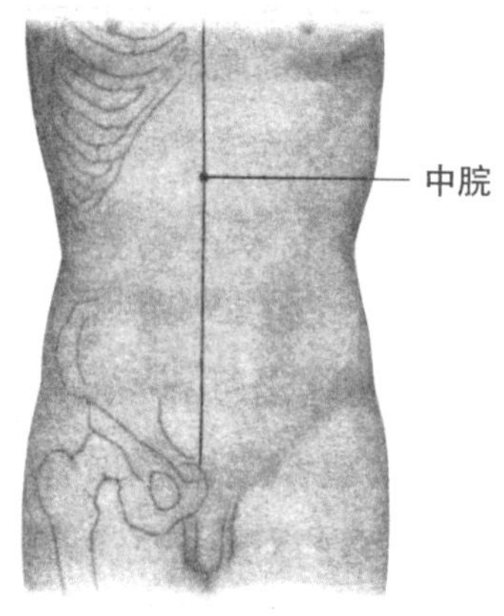

主要由食积造成的，为什么会有食积呢？

首先是脾胃运化水谷的功能减弱了，吃进去的食物不能像往常一样转化成气血，每次遗留一些，一直到影响身体的程度时才被我们发现。我们的胃不像牛、羊、驴的胃那样，可以把吃下的东西拿出来反复研磨直到完全消化为止，所以当感到不舒服的时候，已经是积食一段时间了。

其次就是暴饮暴食或者饮食没有规律，或食寒凉之物过多，伤着胃阳了。

“急则治其标，缓则治其本”。改变这种症状的关键，就是要把食积给清除掉。不能用泻的方法，废物留在大肠的时候可以泻，停在胃中的时候就要“消”，要“消食和胃”。

此时必须直推胸腹部，然后按揉足三里和中脘，每天都要坚持。

直推胸腹就是从上腹部向下直推到小腹部，力量要稍微大一点，以带动皮下的肌肉为度。每天饭后半小时开始，重复 100 次。

中脘穴是胃的募穴，是胃的经气会聚于腹部的位置，在体内对应的位置也是胃，和足三里联手能治疗胃肠道的任何疾病。《针灸聚英》中说“胃虚而致太阴无所禀者，于足阳明募穴中导引之”，《循经考穴编》说其“一切脾胃之疾，无所不疗”。

中脘穴在任脉的循行路线上，身体的前正中线。我们把胸骨和肋骨的结合处叫作胸剑联合，就是平时所说的“心窝”处，中脘在肚脐和“心窝”连线的中点。每天饭后半小时到 1 小时，点揉 5 分钟即可。然后按揉足三里 3 分钟，两侧都要刺激，艾灸最好。按揉一定要用力，要有酸胀痛的感觉。

配合吃一些保和丸效果会更好。保和丸里面有山楂、神曲、陈皮，其中山楂专消各种肉食，神曲消各种米面食品，陈皮能健脾理气，所以保和丸配以上的特效穴，可以治疗各种食积。

急性胃痛求梁丘

屈膝，梁丘穴就在大腿前面髂前上棘与髌底外侧端的连线上，髌底上两寸。

梁丘是胃经的“郄穴”，“郄”就是“孔隙”的意思。郄穴经常用来治疗急性病和血证，阳经一般是用来治疗急性病的，而阴经常用来治疗血证。梁丘属于阳经，在治疗急性胃痛胃痉挛方面效果非常好，更是治疗一般胃肠病的常用穴位。

但是我们不可能随时都把针带在身上，而且没有学过针灸的人也不会扎针，而点、按、揉梁丘就可以解决这个问题，对像急性胃痉挛这种病就有很好的效果。同时它对治疗胃炎、腹泻、痛经以及膝关节周围的病变和关节炎也挺有用的。还可以每天用艾灸 10 ～ 20 分钟，效果一样好。

便秘从此绝根的五种穴位疗法

大家对便秘并不陌生，现在治疗便秘的药太多，电视、报纸上的广告都在宣传。但在向人们介绍便秘危害的同时，也给大家造成了不小的恐慌，因为这些广告都太夸大事实了。确实，便秘能导致一些毒素在体内堆积，对身体也能造成一些危害，但是，并非所有人的便秘都可用一种药解决掉。而这些药之所以敢说对所有的人都见效，原因只有一个：里面含有大量的泻药。

但是泻药只能解决表面现象，也就是我们说的“治标”。只有了解便秘的真正原因，才能从根本上解决问题。

胃肠蠕动减慢是所有便秘的共同特点，所以每天摩腹和按揉两侧天枢应该是最重要的。摩腹的作用前面已经说过了，每顿饭后 40 分钟左右开始顺时针摩腹，每次 10 分钟。

天枢是足阳明胃经的穴位，同时也是大肠经的募穴，是大肠经的经气在腹部的聚集处。而且天枢的位置向内对应的就是大肠，所以每天按揉它可以很好地改善胃肠蠕动。

每天吃过饭摩腹之后，开始用手指按揉两侧天枢，每穴 3 分钟。

但这只是针对所有便秘者的共用方法，而不同的人群有不同的特点，所以在此基础上再加上一些对症的方法，才能真正根治便秘。

便秘一般分为五种情况：阴虚、血虚、阳虚、肠胃燥热、血热。

阴虚：这种人经常感觉到口干舌燥，小便多。其实喝水也不少，但是真正吸收的水分并不多，中年妇女尤其是更年期的妇女这种情况比较多。这是因为“人过四十，阴气自半”。阴津少了，肠道内比较干燥，所以会大便困难。这个年龄

段的妇女，血也相对虚了，就像《黄帝内经》里面说的“阳明脉衰”了，阳明是多气多血的经脉，它都衰了，证明全身的气血都在走下坡路。所以这个年龄段的妇女除了每天按揉两侧天枢之外，还应该加一些药物来维持，以补充自身气血的不足。六味地黄丸、逍遥丸，这两种药在药店里面都能买到，要一起吃，每天照说明书上的药量服用就可以了。过一段时间你就会发现，不但便秘好了，脸色也好了，变得有光泽了，不再是原来那个“黄脸婆”了。

同时还要多吃一些润肠的东西，多吃水果，吃梨不要削皮，可以润肺，增强肺宣发肃降的作用。从广义上讲，肺的肃降也包括胃肠道的向下运动，因为肺主管一身之气，而大便的下行也是靠气推动的。还要适当地锻炼，因为锻炼也可以增加胃肠蠕动，但是饭后不要做剧烈的运动，那样对身体有害。

血虚便秘：主要是产后妇女，大手术后的患者，久病者以及年老体衰者容易出现。他们便秘是因为失血多，身体的气血亏虚，从而造成肠道没有足够的气血来滋养，所以肠道的功能会下降，导致便秘。

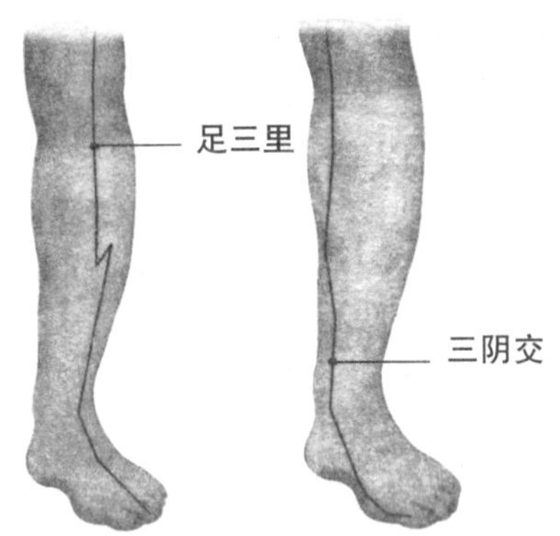

这个时候除了摩腹和按揉两侧天枢以外，还要加上足三里和三阴交补充气血。

足三里的作用前面已经详细说过了，所以按揉两侧足三里，是针对血虚这个“本”来找的。而三阴交是肝脾肾三条阴经的交会穴，脾生血，肝藏血，肾藏精，精血互生，所以按揉两侧三阴交可以同时调整三条经的经气，进而对三脏进行调理。内脏功能正常了，气血足了，便秘自然就能解决了。

血虚便秘的人能从多方面来调节脏腑的功能，可以多吃一些补血的食品，比如紫米粥、乌鸡汤、菠菜、鸡蛋、瘦肉、大枣、龙眼肉等。

还要买一些补中益气丸或者归脾丸来补益气血。现在药店里面有卖阿胶粉的，也可以买整块的阿胶打成粉末，每次饭后用开水冲两勺喝，效果非常好。阿胶是专门补血的，质量当然还是以山东东阿生产的最好。如果便秘比较严重的话可以买一些五仁丸吃，里面有几种果仁和陈皮以及蜂蜜，润肠通便效果很好，非常适合老年人和产后血虚的人服用。

但是有一点要注意：人身体比较虚弱时，吃药和吃充气血的食物时一定要慢慢来，千万不能猛补，那样对身体反而有害，因为“虚不受补”，过猛过多会导致这些东西在身体里面堆积，反而会加重便秘症状。另外，炖汤时也应该清淡一些，熬粥时不要熬得太稠。

阳虚：这种情况下的便秘有几个很明显的伴随症状，怕冷怕凉，小便清长。此症状以老年人最为多见，因为老年人肾气虚弱，尤其是肾阳虚弱，阳主动，主温养，所以虚弱了才会感觉怕冷，阳气虚弱推动无力，所以会便秘。

这时一定要以温补阳气为主，除了上面所说的按揉天枢、足三里、三阴交 3 分钟以外，每天晚上睡前 1 小时要在两侧肾俞上拔罐 10 分钟，起罐之后再按揉 2 分钟。肾俞的位置和作用在前面已经仔细谈过，这里就不再多说。

在饮食上要吃一些温热补肾阳的东西，比如说羊肉、狗肉、韭菜等，但是要注意一点，羊肉、狗肉这些都是纯补阳气的，做的时候不妨和枸杞子放在一起做，滋阴补阳，阴中求阳。就像张景岳说的那样，“善补阴者，必于阴中求阳，则阳得阴助而生化无穷”。大家都知道，炉火最旺的时候如果朝它稍微泼上一点水，火苗会一下窜得更高。大量的补阳药里加一点补阴药也是这个道理。

另外，还要吃一些金匮肾气丸，按照上面说明的药量吃就行了。

肠胃燥热：其实就是肠胃里面有热、有火，大部分是因为吃燥性食物过多、饮酒过多造成的。虽然有人说喜欢吃什么就是体内缺什么，但是这也要有一个“度”，超过了就会对身体有害，而且这和个人的饮食习惯以及地方饮食特色有

关。但不管怎么说，一旦超过了身体能承受的限度，就会导致生病。这种人一般都觉得自己的胃口很好，不过很多人会有口臭。

喜欢吃燥性食物者和那些外出应酬比较多的人，平时就要多做一些日常的保健来预防便秘，已经有症状的就要有针对性地来消除体内过多的“火气”。这时，除了选用天枢、足三里、三阴交外，还要加上曲池、内庭来消阳明（胃肠）的火气。

曲池是手阳明大肠经的合穴，它可以清热祛火；而内庭是胃经的荥穴，“荥主身热”，它可以去胃经的热。曲池可以随时按揉，两侧都要按，每次3分钟；内庭在2、3脚趾缝处，每天晚上泡过脚之后再刺激。由于内庭穴这个地方肌肉比较薄，所以按揉的时候酸胀感不太明显，不妨从后往前推，沿着胃经的循行线，就是沿着脚趾后的骨缝大概两指的距离，单方向向着内庭方向推，反复推3分钟的时间。

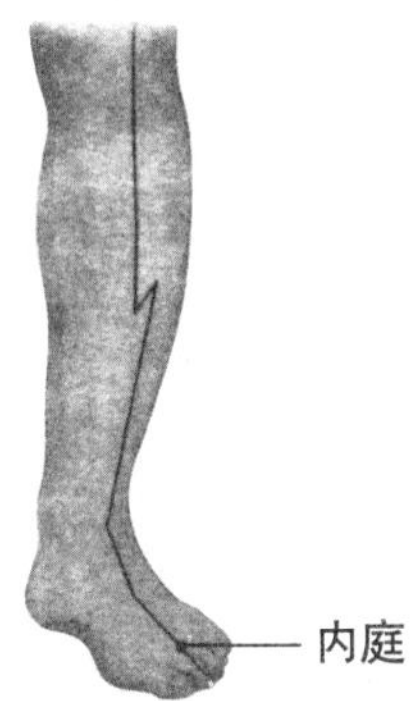

还可以去买一些麻子仁丸来吃，这是《伤寒论》里面的方子，专门针对肠胃燥热导致的便秘。也可以买一些番泻叶泡水喝，既可以降火也可以通便。此药的作用可以缓也可以猛，1.5～3克的量泡水作用比较缓和，一般晚上睡觉前喝，第二天早上起效；5克以上的用量作用比较猛一些，起效会比较快。应根据自己的情况来定。这种药不能长期服用，否则会产生依赖作用，而且如果用上一段时间停止的话，反而会便秘得更加厉害。另外，女性月经期和怀孕的时候不能用。

血热便秘：有此症状的人普遍都脾气比较急，在这类人中，未婚的居多。很多未婚的女性都便秘，尤其是每次月经前都会便秘加重，然后就会痛经。但很多人都把注意力放到了痛经上面，却没有注意到便秘。其实，便秘才是导致痛经的“真凶”，而血热就是“垂帘听政”的“慈禧”。

也许有人会问，前面你不是说“血得寒则凝，得温则行”吗？是，但是这里的热已经不是简单的热，不是温，而是超过身体正常需要的“热邪”，是过量的热，而且进入到血里。热邪总是会消耗阴津的，肠道失去了足够阴津的濡养，经血的质地也因为热邪的侵入发生了改变，经血变稠，颜色变红，排泄不畅，因此才会痛经。而且便秘会导致这些垃圾在体内堆积，会更进一步消耗身体的阴津，更会加重阴津的不足。阴津越少，热邪的牵制力量就越大，各种症状就越明显，所以这时去掉血中的热才是最根本的办法。

穴位选用太冲和三阴交比较好。太冲是肝经的合穴，肝主藏血，而“女子以血为本”，所以太冲对血热有很好的排泄作用；三阴交是肝脾肾三经的交会穴，和血的关系非常密切。

每次按揉三阴交 3 分钟，每天不拘次数。太冲的刺激方法也是每次按揉 3 分钟，晚上泡脚之后从后往前推。

女性起码要在月经前 1 周开始按揉这些穴位，每天都要做：饭后摩腹、按揉两侧天枢、三阴交，推按太冲。

平时多饮菊花茶，多吃一些凉血的食品，如鸭肉、冬瓜、荠菜、绿豆等，少吃热性的食品。下面介绍几道食谱：

麻油拌菠菜：鲜菠菜 250 克，择净，待锅中水煮沸，加入食盐适量调味，把菠菜置盐水中烫约 3 分钟取出，加麻油适量拌匀服食。

清蒸茄子：鲜茄子 1 个或 2 个，择净后置碟上，加油、盐少许，放入锅中隔水蒸熟可食。每日 2 次。

冰糖炖香蕉：香蕉 3 只，去皮，加冰糖适量，隔水炖熟服食。

红薯糖水：红薯 500 克，削去皮切成小块，加清水适量煎煮，待红薯熟透变软后，加白糖适量，生姜 2 片，再煮片刻即成。

海蜇荸荠汤：鲜海蜇 100 克（干品 500 克），荸荠 150 克去皮，切成薄片，

加水煮汤，调味服食。

还可以买一些药物：三黄片、加味逍遥丸就行。三黄片是专门清热的药物，作用范围比较广，清热的力量也比较强；加味逍遥丸又叫丹栀逍遥丸，是舒肝解郁、补血的药物，其中加入了丹皮和栀子两味清热的药物，专门清血中之热。

恶心、便秘、闹肚子的克星——天枢穴

天枢在肚脐旁边两寸，也就是前正中线和乳头连线的中点线上与肚脐平的那一点。在肚脐眼两边各有一穴。

天枢是大肠的“募穴”。“募穴”就是五脏六腑之气集中在胸腹部的穴位。募穴的分布都在胸腹部，而且大体位置和脏腑所在的部位相对应。因为募穴接近脏腑，所以不论病生在内，或外邪侵犯，都可以在相应的募穴上有异常反应，如压痛、酸胀、过敏等，因此可以根据这些反应来诊断和自疗相应脏腑的疾病。

天枢穴所在的位置从解剖上来讲，刚好对应的是肠道，所以点揉天枢可以增加肠道的良性蠕动，对便秘、消化不良、脐周疼痛、恶心呕吐有很好的作用。还有拉肚子（痢疾），相信大家都知道拉肚子的烦恼，每天要跑无数次厕所，整个人的精神全受影响。但是指压按揉天枢穴会有很好的疗效，力量稍微大一点，按在穴位上并轻轻地旋转，还可以加上艾灸，艾灸天枢可以化湿，两者合用的话功效会更明显。

养颜美白太容易—四白穴

四白穴在眼眶下面的凹陷处。向前平视，沿着瞳孔所在直线向下找，在眼眶下缘稍下方能感觉到一个凹陷，这就是四白穴。

四白穴我们叫它“美白穴”或者“养颜穴”，可别小看它，每天坚持用手指按压它，然后轻轻地揉3分钟左右，你会发现脸上的皮肤开始变得细腻，美白的效果非常不错。笔者的一位老师经常用这个穴来治疗色斑，“效果真是全写在脸上”了。如果再加上指压人迎（人迎位于前喉外侧3厘米处，能摸到动脉的搏动在这里），一面吐气一面指压6秒，如此重复30次。天天如此，经过一段时间后，脸部血液循环顺畅了，小皱纹就会消失，皮肤自然会有光泽。

另外，因为四白穴在眼的周围，所以坚持每天点揉还能很好地预防眼病，比如眼花、眼睛发酸发胀、青光眼、近视等，还可以祛除眼部的皱纹。

为了提高按摩效果，首先要将双手搓热，然后一边吐气一边用搓热的手掌在眼皮上轻抚，上下左右各 6 次，再将眼球向左右各转 6 次。指压能除去眼角皱纹的还有瞳子。瞳子位于眼眶外缘 1 厘米处，一面吐气一面按压 6 秒，如此重复 6 次。此外，还可以通过全脸按摩去除眼角皱纹。除眼肿的方法则是用冷水在眼睛附近轻轻拍打。这些方法和指压法配合运用，美容效果更好，还可以和睛明、丝竹空、鱼腰这些穴一起用。

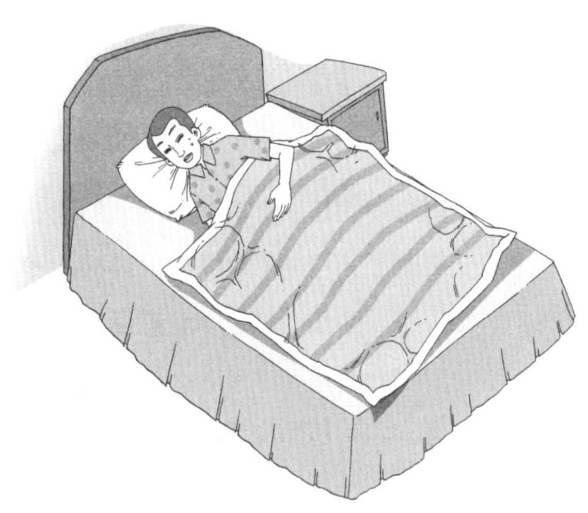

为什么要用手刺激胃经

按摩胃经和重点穴位，第一可以充实胃经的经气，使它和与其联系的脏腑的气血充盛，这样脏腑的功能就能正常发挥，就不容易被疾病“打败”；第二是可以从中间切断胃病发展的通路，在胃病未成气候前就把它消弭于无形。

中风后遗症的患者在家治疗和恢复的时候，患者经常会有肠胃功能不好和偏瘫的肢体肌肉萎缩现象。家人在护理的时候就一定要帮其按揉胃经，每天沿着经络的走向从上到下揉 40 遍，然后再点重要的穴位，如足三里、梁丘、天枢、丰隆以及手阳明大肠经的曲池、合谷等，这样能很好地帮助患者消除种种不适。

中医讲“久卧伤气”，而中焦脾胃是气血生化的来源，它们是我们身体所需能量的“生产车间”。患者长期卧床，脾胃的运化功能肯定不好，也就是中焦脾胃的气受伤很重了，我们很少见那些长年累月躺在床上的偏瘫患者食量很好。用现代医学讲，就是长期卧床、缺乏锻炼致胃肠蠕动减慢、消化功能下降。而按揉胃经恰恰可以恢复他们的胃气，坚持1个月左右就会发现他们的食欲开始逐渐变好，饭量增加了，大便也开始通畅了。

怎么按胃经呢？中医常说的那句话，“宁失其穴勿失其经”，我们在揉胃经的时候一定要想着这句话。不是说要把这条经的每一个穴位都揉到，我们的目的是刺激整条经络。所以经络的循行一定要清楚，刚开始可以看着书上的循行图来做，几次之后就可以随心所欲了。

脸上的穴位可以用中指的指头来揉，重点穴位揉上1分钟左右，使穴位局部产生酸胀的感觉。然后顺着经络往下走，不用停，到了脖子上和胸部、腹部时就用示指和中指并到一块儿来揉。不用追求那种酸胀感，但是一定要按到皮下面的肌肉上，要不然就成摩皮了。到了天枢的时候就用大拇指来揉，力量要稍微大一点，但不能感觉到疼。到腿上时两只手对换一下，拇指和其他四指分开，左手握右腿，右手握左腿，大拇指用力，其他九个指头不动，这样一直往下揉。到梁丘和足三里的时候力量加大，使穴位局部产生酸胀感，揉完之后再反复做两遍就行了。也可以先在经的循行线路上不停地揉，等整条经揉了两遍之后，再揉那些比较重要的穴位。

脏腑经络病候

本经有了异常变动就表现为下列的状况：嗖嗖战抖发冷，喜欢伸腰，屡屡呵欠，颜面暗黑。病发时，就厌恶别人和火光，听到木器声音就警惕惊慌，心惊肉跳，独自关闭房门，遮塞窗户而睡。严重的则可能登高而歌，不穿衣服就走。胸膈部响，腹部胀满。还可发为小腿部的气血阻逆，如厥冷、麻木、酸痛等症。

本经所属腧穴就能主治有关“血”方面所发生的病症：躁狂、疟病、温热病、自汗出、鼻塞流涕或出血、口歪、唇生疮疹、颈部肿、喉咙痛、大腹水肿、膝关节肿痛；沿着胸前、乳部、气街（气冲穴部）、腹股沟部、大腿前、小腿外侧、足背上均痛、足中趾不能运动自如。

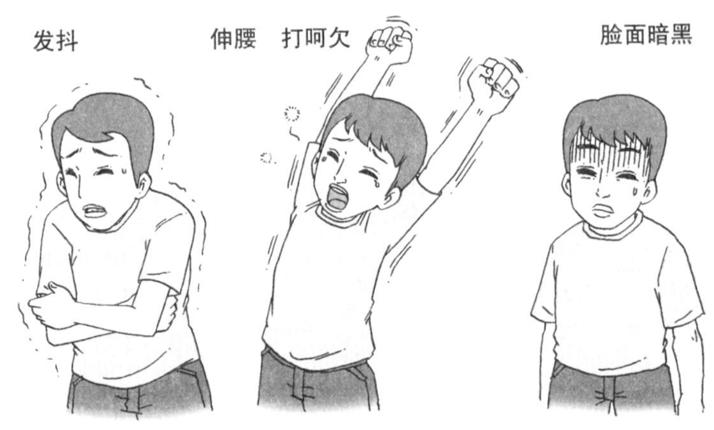

凡属于气盛有余的症状，表现在身体前面发热，在胃部则消化强而容易饥饿，小便颜色黄。属于气虚不足的症状，则身体前面都发冷、寒战，胃部寒冷感到胀满。

足阳明胃经有毛病（气血运行出现异常情况），人经常会出现以下症状：

高热、出汗、头痛、脖子肿、咽喉肿痛、牙齿痛，或口角歪斜，流浊鼻涕或流鼻血；精神方面容易受惊、狂躁；吃得多而容易饿，胃胀、腹胀；膝盖肿痛，胸乳部、腹部和大腿部、下肢外侧、足背、足中趾等多处疼痛，足中趾活动受限。

如果有上面这些情况发生，我们就知道是胃经出问题了，这时应该及时敲胃经或者按揉胃经的重点穴位。

足少阳胆经——排解积虑的通道

人体的生发之机是从什么时候开始的呢？是从子时，也就是夜里 11 时至凌晨 1 时。这一时辰正是阳气发动、万物滋生，也是胆经当令。有过熬夜经历的

人知道，晚上九十点钟的时候会感觉非常困，但是过了11时后，人反倒觉得自己有精神了，为什么？这是因为11时以后的那个精神，来自于身体内部阳气的发动。

大家都知道中国有一个太极图，一边是阴，一边是阳，那么哪儿的阳气力量最强势？阳气力量最强势的地方是阳的那一边开始的那个白鱼最尖点，叫少阳之火，那是阳气的生机，是生发之气最重要的地方。

子时就相当于太极图上的那个阳气初生的时刻。十二生肖当中，老鼠的象与子时的象告诉我们，胆虽然主生发，但是这个时候阳气还特别的小，就像老鼠一样小，而且老鼠是夜行动物，虽然小，但非常的活跃，这就是那一点点少阳，它可以不大，但是它一定保持着一种朝气蓬勃的东西在里面。

循行路线

胆经从外眼角开始（瞳子），上行到额角，下耳后，沿颈旁，行手少阳三焦经（经天容），至肩上退后，交出手少阳三焦经之后（会大椎，经肩井，会秉风），进入缺盆（锁骨上窝）。

它的支脉：从耳后进入耳中（会翳风），走耳前（听会、上关；会听宫、下关），至外眼角后；另一支脉：从外眼角分出，下向大迎，会合手少阳三焦经至眼下；下边盖过颊车（下颌角），下行颈部，会合于缺盆（锁骨上窝）。由此下向胸中，通过膈肌，络于肝，属于胆；沿胁里，出于气街（腹股沟动脉处）绕阴部毛际，横向进入髋关节部。

它的主干（直行脉）：从缺盆（锁骨上窝）下向腋下，沿胸侧，过季胁（日月、京门；会章门），向下会合于髋关节部（带脉、五枢、维道、居髎、环跳）。由此向下，沿大腿外侧（风市、中渎），出膝外侧（膝阳关），下向腓骨头前（阳陵泉），直下到腓骨下段，下出外踝之前（丘墟），沿足背进入第四趾外侧（足临泣、地五会、侠溪、足窍阴）。

它的支脉：从足背分出，进入大趾趾缝间，沿第一、二跖骨间，出趾端，回转来通过爪甲，出于趾背毫毛部，接足厥阴肝经。

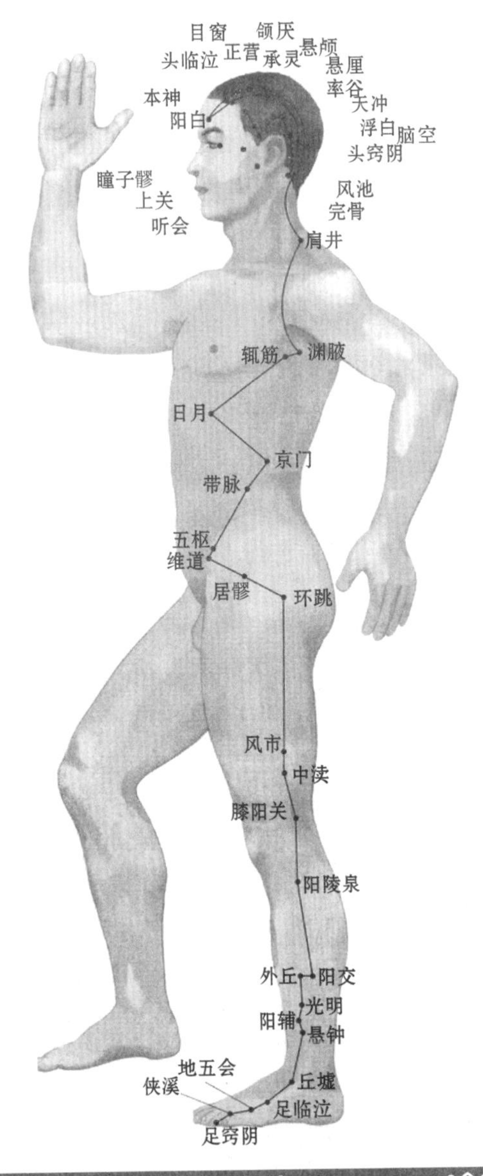

联络脏腑

人有时似乎很难从忧虑、恐惧、犹豫不决的惯性中挣脱出来，很难让身心经常保持一致。我们若能顺随肝胆的习性，该谋虑时谋虑，该决断时决断，那么，我们的肝胆必定会日益强壮而没有无谓的损耗，身心也会健康快乐。

胆贮藏、排泄胆汁，其与小肠的消化吸收功能有关，参与六腑的“传化物”，

故胆为六腑之一。但胆不容纳水谷、传化浊物，与其他腑又不同；胆贮藏胆汁为精汁，故胆又属奇恒之府。胆呈囊形，附与肝右叶底面，与肝相连。胆的经脉与肝的经脉相互络属，构成表里关系，故《灵枢・本输》说："肝合胆"。

胆，繁体字写作膽。《说文・肉部》说："膽，连肝之腑，从肉詹声。"胆在右胁之内，附于肝右叶底面，其形若悬瓠，呈囊状，现代称之为"胆囊"。胆内贮藏胆汁，是一种清净、味苦而呈黄绿色的"精汁"，亦称"清汁"，故《灵枢・本输》称胆为"中精之府"，《千金要方》称胆为"中清之府"，《难经・三十五难》称之为"清净之府"。《难经・四十二难》说："胆在肝之短叶间，重三两三铢，盛精汁三合。"

胆的生理【功能】一是贮藏并排泄胆汁；二是主决断；三是调节脏腑气机。

胆贮藏排泄胆汁

《灵枢・本输》说："胆者，中精之府。"《难经・四十二难》说：胆内"盛精汁三合。"是言胆有贮存胆汁的功能。胆汁是由肝的精气所化生，如《东医宝鉴》说："肝之余气，溢入于胆，聚而成精。"肝生成胆汁是不间断的，而胆汁排泄到小肠是间断性的，生成与排泄这两个过程显然不是同步的，于是胆就担负着贮存胆汁的功能。贮存的目的是为了调节胆汁生成和排泄之间的关系。所以，贮存是为排泄的需要，是暂时的。

胆的上方有管道与肝相通，肝之余气化生胆汁，然后通过此管道流到胆内；胆的下方有管道与小肠相通，随着消化的需要，胆汁经此管道排泄到小肠中，以帮助对饮食物的消化。清代吴鞠通在《医医病书・小便论》中说："胆无出路，借小肠以为出路。徐氏既云'木能疏土'，是明肝胆助肠胃化食，而胆汁能助小肠化食之理即在其中矣。"因此，胆排泄的胆汁，具有帮助对某些饮食物消化的作用。

胆腑通畅，贮存和排泄胆汁的功能才能正常进行。胆腑阻塞不通，必然会导致胆汁排泄不畅。胆腑阻塞的因素，主要有湿热、瘀血、砂石、寄生虫等直接阻塞管道，或气机紊乱所致胆管痉挛，形成胆腑不通的病理变化，从而产生胁肋

胀满、疼痛等症。由于胆汁对消化饮食有特殊作用，所以胆汁排泄不畅，则会影响到消化功能，产生食欲不振、厌食油腻、腹胀、大便秘结或腹泻等症。胆汁上逆，可见口苦、恶心、呕吐黄绿苦水等症。胆汁外溢肌肤，则可发生黄疸。

胆排泄胆汁还与肝有重要关系。肝通过疏泄功能以调畅气机，令胆气疏通，胆汁畅流。所以，肝的疏泄功能直接控制和调节着胆汁的分泌和排泄。肝疏泄正常，胆汁排泄畅达，消化功能就正常。若肝失疏泄，则可导致胆汁排泄不利。胆汁郁结，肝胆气机不利，导致肝胆同病，出现消化吸收方面的病变。所以有“肝胆同主疏泄”的说法。

主决断

胆主决断，指胆在精神意识思维活动过程中，具有判断事物、作出决定的作用。胆主决断对于防御和消除某些精神刺激（如大惊大恐）的不良影响，以维持和控制气血的正常运行，确保脏器之间的协调关系有着重要的作用。故曰：“胆者，中正之官，决断出焉”（《素问·灵兰秘典论》）。精神心理活动与胆之决断功能有关，胆能助肝之疏泄以调畅情志。肝胆相济，则情志和调稳定。胆气豪壮者，剧烈的精神刺激对其所造成的影响不大，且恢复也较快。所以说，气以胆壮，邪不可干。胆气虚弱的人，在受到精神刺激的不良影响时，则易于形成疾病，表现为胆怯易惊、善恐、失眠、多梦等精神情志病变，常可从胆论治而获效。故曰：“胆附于肝，相为表里，肝气虽强，非胆不断。肝胆相济，勇敢乃成”（《类经·脏象类》）。

调节脏腑气机

胆合于肝，助肝之疏泄，以调畅气机，则内而脏腑，外而肌肉，升降出入，纵横往来，并行不悖，从而维持脏腑之间的协调平衡。胆的功能正常，则诸脏易安，故有“凡十一脏取决于胆”（《素问·六节脏象论》）之说。人体是一个升降出入气化运动的机体，肝气条达，气机调畅，则脏腑气机升降有序，出入有节，而阴阳平衡，气血和调。何谓“十一脏取决于胆”，而不云“十一脏取决于肝”呢？“阳予之正，阴为之主”（《素问·阴阳离合论》）。阴为阳基，阳为阴

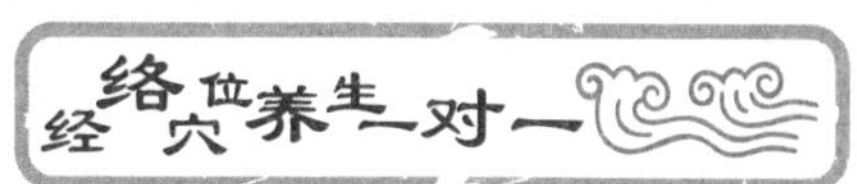

统，阳主阴从，即阴之与阳，阳为主导。胆为阳木，而肝为阴木，阳主阴从，故谓“十一脏取决于胆”。

总之，“十一脏取决于胆”旨在说明在思维活动中，肝主谋虑，胆主决断。肝胆相互为用，而非指胆具“五脏六腑之大主”的作用。胆之决断必须在心的主导下，才能发挥正常作用。

◆胆的生理特性如下：

（1）胆气主升：胆为阳中之少阳，禀东方木德，属甲木，主少阳春升之气，故称胆气主升。春气升则万物皆安，这是自然界的规律。人与天地相参，在人体则胆主甲子，胆气升发条达，如春气之升，则脏腑之气机调畅。胆气主升之升，谓木之升，即木之升发疏泄。胆气升发疏泄正常，则脏腑之气机升降出入正常，从而维持其正常的生理功能。故曰：“胆者，少阳春升之气，春气升则万化安，故胆气春升，则余脏从之。胆气不升，则飧泻、肠不一而起矣”（《脾胃论·脾胃虚实传变论》）。

（2）性喜宁谧：宁谧，清宁寂静之谓。胆为清净之府，喜宁谧而恶烦扰。宁谧而无邪扰，胆气不刚不柔，禀少阳温和之气，则得中正之职，而胆汁疏泄以时，临事自有决断。邪在胆，或热，或湿，或痰，或郁之扰，胆失清宁而不谧，

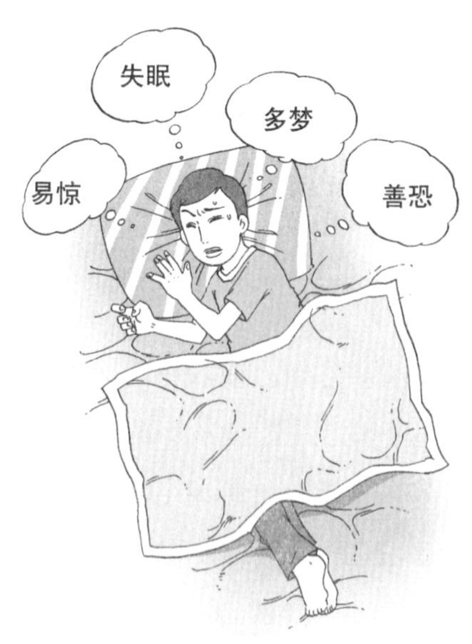

失其少阳柔和之性而壅郁，则呕苦、虚烦、惊悸、不寐，甚则善恐如人将捕之状。临床上用温胆汤之治虚烦不眠、呕苦、惊悸，旨在使胆复其宁谧温和之性而得其正。

足少阳胆经的穴位

本经共有44个穴位。15个穴位分布在下肢的外侧面，29个穴位在臀、侧胸、侧头部。首穴瞳子髎、听会、上关、颔厌、悬颅、悬厘、曲鬓、率谷、天冲、浮白、头窍阴、完骨、本神、阳白、头临泣、目窗、正营、承灵、脑空、风池、肩井、渊液、辄筋、日月、京门、带脉、五枢、维道、居髎、环跳、风市、中渎、膝阳关、阳陵泉、阳交、外丘、光明、阳辅、悬钟、丘墟、足临泣、地五会、侠溪、末穴足窍阴。

瞳子髎穴

【位置】目外眦旁空阔处，即眶骨外侧缘凹陷中。

【功能】疏散风热，明目止痛。

【主治】头痛、目翳、目红肿、流泪、视力减退、白内障等，

听会穴

【位置】在面部，当耳屏间切迹的前方，下颌骨髁突的后缘，张口有凹陷处。

【功能】开窍聪耳，通经活络。

【主治】耳鸣，耳聋，流脓，齿痛，下颌脱臼，口眼㖞斜，面痛，头痛。

上关穴

【位置】在耳前，下关直上，当颧弓的上缘凹陷处。

【功能】聪耳镇痉，散风活络。

【主治】头痛，耳鸣，耳聋，聤耳，口眼㖞斜，面痛，齿痛，惊痫，瘛疭。

颔厌穴

【位置】在头部鬓发上，当头维与曲鬓弧形连线的上1/4与下3/4交点处。

【功能】清热散风，通络止痛。

【主治】偏头痛，三叉神经痛，眩晕，癫痫，面神经麻痹；耳鸣，结膜炎，牙痛。

悬颅穴

【位置】在头部鬓发上，当头维与曲鬓弧形连线的中点处。

【功能】通络消肿，清热散风。

【主治】偏头痛，三叉神经痛，神经衰弱；牙痛，鼻炎，结膜炎，角膜炎。

悬厘穴

【位置】在头部鬓发上，当头维与曲鬓弧形连线的上 3/4 与下 1/4 交点处。

【功能】通络解表，清热散风。

【主治】神经衰弱，偏头痛，三叉神经痛；耳鸣，结膜炎，鼻炎，牙痛。

曲鬓穴

【位置】头部，当耳前鬓角发际后缘的垂线与耳尖水平线交点处。

【功能】清热止痛，活络通窍。

【主治】偏头痛，颔颊肿，牙关紧闭，呕吐，齿痛，目赤肿痛，项强不得顾。

率谷穴

【位置】在头部，当耳尖直上入发际 1.5 寸，角孙直上方。

【功能】平肝熄风，通经活络。

【主治】头痛，眩晕，呕吐，小儿惊风。

天冲穴

【位置】在头部，当耳根后缘直上入发际 2 寸，率谷后 0.5 寸。

【功能】祛风定惊，清热消肿。

【主治】头痛，齿龈肿痛，癫痫，惊恐，瘿气。

浮白穴

【位置】在头部，当耳后乳突的后上方，天冲与完骨的弧形连线的中 1/3 与

上 2/3 交点处。

【功能】散风止痛，理气散结。

【主治】头痛，颈项强痛，耳鸣，耳聋，齿痛，瘰疬，瘿气，臂痛不举，足痿不行。

头窍阴穴

【位置】在头部，当耳后乳突的后上方，当天冲与完骨的中 1/3 与下 1/3 交点处。

【功能】平肝镇痛，开窍聪耳。

【主治】头痛，眩晕，颈项强痛，胸胁痛，口苦，耳鸣，耳聋，耳痛。

完骨穴

【位置】在头部，当耳后乳突的后下方凹陷处。

【功能】通络宁神，祛风清热。

【主治】头痛，颈项强痛，颊肿，喉痹，龋齿，口眼歪斜，癫痫，疟疾。

本神穴

【位置】在头部，当前发际上 0.5 寸，神庭旁开 3 寸，神庭与头维连线的内 2/3 与外 1/3 的交点处。

【功能】祛风定惊，安神止痛。

【主治】头痛，目眩，癫痫，小儿惊风，颈项强痛，胸胁痛，半身不遂。

阳白穴

【位置】在前额部，当瞳孔直上，眉上 1 寸。

【功能】清头明目，祛风泄热。

【主治】头痛，目眩，目痛，外眦疼痛，雀目。

头临泣穴

【位置】在头部，当瞳孔直上入前发际寸，神庭与头维连线的中点处。

【功能】聪耳明目，安神定志。

【主治】头痛，目眩，目赤痛，流泪，目翳，鼻塞，鼻渊，耳聋，小儿惊痫，热病。

目窗穴

【位置】在头部，当前发际上 1.5 寸，头正中线旁开 2.25 寸。

【功能】明目开窍，祛风定惊。

【主治】头痛，目眩，目赤肿痛，远视，近视，面浮肿，上齿龋肿，小儿惊痫。

正营穴

【位置】在头部，当前发际上 2.5 寸，头正中线旁开 2.25 寸。

【功能】平肝明目，疏风止痛。

【主治】头痛，头晕，目眩，唇吻强急，齿痛。

承灵穴

【位置】在头部，当前发际上 4 寸，头正中线旁开 2.25 寸。

【功能】通利官窍，散风清热。

【主治】头晕，眩晕，目痛，鼻渊，鼻衄，鼻窒，多涕。

脑空穴

【位置】在头部，当枕外隆凸的上缘外侧，头正中线旁开 2.25 寸，平脑户。

【功能】醒脑宁神，散风清热。

【主治】头痛，颈项强痛，目眩，目赤肿痛，鼻痛，耳聋，癫痫，惊悸，热病。

风池穴

【位置】项后枕骨下两侧，胸锁乳突肌与斜方肌之间的凹陷中。

【功能】祛风解表，清头目。

【主治】偏正头痛、感冒、项强、目耳鼻疾等。

肩井穴

【位置】在肩上，前直乳中，当大椎与肩峰端连线的中点上。

【功能】祛风清热，活络消肿。

【主治】肩背痹痛，手臂不举，颈项强痛，乳痈，中风，瘰疬，难产，诸虚百损。

渊液穴

【位置】在侧胸部，举臂，当腋中线上，腋下 3 寸，第 4 肋间隙中。

【功能】理气宽胸，消肿止痛。

【主治】胸满，肋痛，腋下肿，臂痛不举。

辄筋穴

【位置】在侧胸部，渊腋前 1 寸，平乳头，第 4 肋间隙中。

【功能】降逆平喘，理气止痛。

【主治】胸肋痛，喘息，呕吐，吞酸，腋肿，肩臂痛。

日月穴

【位置】上腹部，当乳头直下，第 7 肋间隙，前正中线旁开 4 寸。

【功能】利胆疏肝，降逆和胃。

【主治】胁肋疼痛，胀满，呕吐，吞酸，呃逆，黄疸。

京门穴

【位置】在侧腰部，章门后 1.8 寸，当十二肋骨游离端的下方。

【功能】健脾通淋，温阳益肾。

【主治】肠鸣，泄泻，腹胀，腰胁痛。

带脉穴

【位置】在侧腹部，章门下 1.8 寸，当第 12 肋骨游离端下方垂线与脐水平线的交点上。

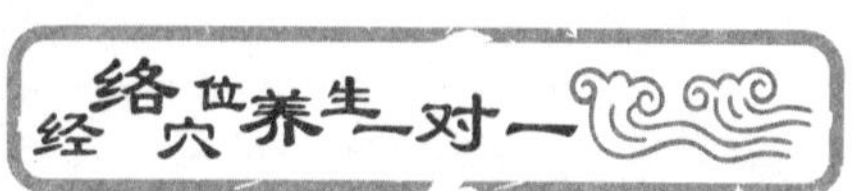

【功能】健脾利湿，调经止带。

【主治】月经不调，赤白带下，疝气，腰胁痛。

五枢穴

【位置】在侧腹部，当髂前上棘的前方，横平脐下 3 寸处。

【功能】调经止带，调理下焦。

【主治】阴挺，赤白带下，月经不调，疝气，少腹痛，便秘，腰胯痛。

维道穴

【位置】在侧腹部，当髂前上棘的前下方，五枢前下 0.5 寸。

【功能】调理冲任，利水止痛。

【主治】腰胯痛，少腹痛，阴挺，疝气，带下，月经不调，水肿。

居髎穴

【位置】在髋部，当髂前上棘与股骨大转子最凸点连线的中点处。

【功能】舒筋活络，益肾强健。

【主治】腰腿痹痛，瘫痪，足痿，疝气。

环跳穴

【位置】股骨大转子与骶管裂孔连线的外 1/3 折点处。

【功能】祛风湿，疏筋络。

【主治】腰腿痛、偏瘫、痔疮、带下。

风市穴

【位置】在大腿外侧部的中线上，当腘横纹上 7 寸。或直立垂手时，中指尖处。

【功能】祛风化湿，通经活络。

【主治】中风半身不遂，下肢痿痹、麻木，遍身瘙痒，脚气。

中渎穴

【位置】在大腿外侧，当风市下 2 寸，或腘横纹上 5 寸，股外肌与股二头肌之间。

【功能】疏通经络，祛风散寒。

【主治】下肢痿痹、麻木，半身不遂。

膝阳关穴

【位置】在膝外侧，当股骨外上髁上方的凹陷处。

【功能】疏利关节，祛风化湿。

【主治】膝膑肿痛，腘筋挛急，小腿麻木。

阳陵泉穴

【位置】在小腿外侧，当腓骨小头前下方凹陷处。

【功能】舒肝利胆，强健腰膝。

【主治】半身不遂，下肢痿痹、麻木，膝肿痛，脚气，胁肋痛，口苦，呕吐，黄疸，小儿惊风，破伤风。

阳交穴

【位置】在小腿外侧，当外踝尖上 7 寸，腓骨后缘。

【功能】疏肝理气，安神定志。

【主治】胸胁胀满疼痛，面肿，惊狂，癫疾，瘈疭，膝股痛，下肢痿痹。

外丘穴

【位置】在小腿外侧，当外踝尖上 7 寸，腓骨前缘，平阳交。

【功能】舒肝理气，通络安神。

【主治】颈项强痛，胸胁痛，疯犬伤毒不出，下肢痿痹，癫疾，小儿龟胸。

光明穴

【位置】在小腿外侧，当外踝尖上 5 寸，腓骨前缘。

【功能】疏肝明目，活络消肿。

【主治】目痛，夜盲，乳胀痛，膝痛，下肢痿痹，颊肿。

阳辅穴

【位置】在小腿外侧，当外踝尖上 4 寸，腓骨前缘稍前方。

【功能】清热散风，疏通经络。

【主治】偏头痛，目外眦痛，缺盆中痛，腋下痛，瘰疬，胸、胁、下肢外侧痛，疟疾，半身不遂。

悬钟穴

【位置】在小腿外侧，当外踝尖上 3 寸，腓骨前缘。

【功能】平肝熄风，舒肝益肾。

【主治】半身不遂，颈项强痛，胸腹胀满，胁肋疼痛，膝腿痛，脚气，腋下肿。

丘墟穴

【位置】在外踝的前下方，当趾长伸肌腱的外侧凹陷处。

【功能】健脾利湿，泄热退黄，舒筋活络。

【主治】颈项痛，腋下肿，胸胁痛，下肢痿痹，外踝肿痛，疟疾，疝气，目赤肿痛，目生翳膜，中风偏瘫。

足临泣穴

【位置】在足背外侧，当足 4 趾本节（第 4 趾关节）的后方，小趾伸肌腱的外侧凹陷处。

【功能】舒肝熄风，化痰消肿。

【主治】头痛，目外眦痛，目眩，乳痈，瘰疬，胁肋痛，疟疾，中风偏瘫，痹痛不仁，足跗肿痛。

地五会穴

【位置】在足背外侧，当足 4 趾本节（第 4 趾关节）的后方，第 4、5 趾骨之间，小趾伸肌腱的内侧缘。

【功能】舒肝消肿，通经活络。

【主治】痛，目赤痛，耳鸣，耳聋，胸满，胁痛，腋肿，乳痈，跗肿。

侠溪穴

【位置】在足背外侧，当第 4、5 趾间，趾蹼缘后方赤白肉际处。

【功能】平肝熄风，消肿止痛。

【主治】头痛，眩晕，惊悸，耳鸣，耳聋，目外眦赤痛，颊肿，胸胁痛，膝股痛，足跗肿痛，疟疾。

足窍阴穴

【位置】在第 4 趾末节外侧，距趾甲角 0.1 寸。

【功能】疏肝解郁，通经活络。

【主治】偏头痛，目眩，目赤肿痛，耳聋，耳鸣，喉痹，胸胁痛，足跗肿痛，多梦，热病。

养生常用穴位

说到胆经，还有许多特效的穴位：风市可治各种皮肤痒疹，阳陵泉治两肋疼痛，光明可治老花眼，悬钟治落枕，足临泣治眩晕。胆经的穴位得气感明显而强烈，如能善加利用，都有极为显著的效果。

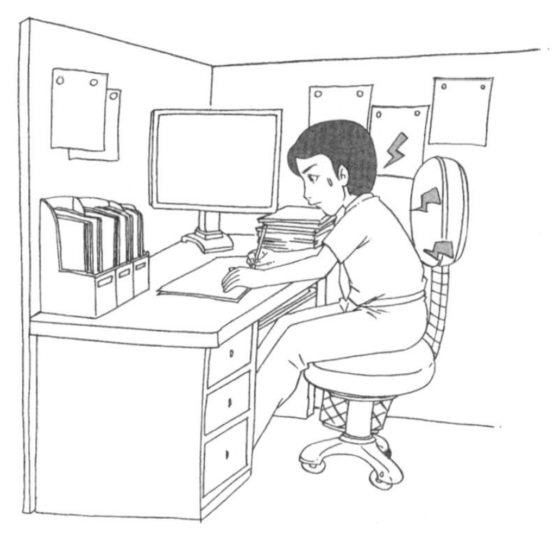

颈肩痛可揉按肩井穴

肩井穴在肩关节和脖子边缘的中点处，按压的时候感觉很疼，但是按揉这个穴位能很好地缓解肩关节的紧张和肌肉僵硬等感觉。现在好多人有所谓的“电脑病”——颈肩综合征，按揉一下肩井穴就能很快缓解，它能把从肩关节到脖子的那条线都给放松了。牙疼时，按压肩井穴也能立马见效。

慢性胆囊炎怕什么——阳陵泉

胆经有 44 个穴位，防止和治疗范围也不仅仅是局限在胆囊本身的疾病上。请大家一定注意，在膝关节以下的循行中，有一个穴叫阳陵泉，是相当重要的一个穴位，古书里讲它叫“筋会阳陵”，而筋主关节的运动，所以身体的运动，尤其是膝关节运动有障碍时一定要揉这个穴。如何找呢？我们的小腿里面有两根骨

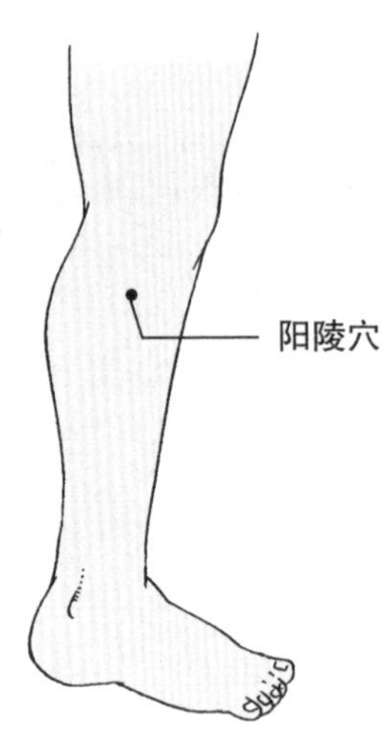

头，里面的一根叫胫骨，外面的叫腓骨，从膝关节外侧往下找，能感觉到有一个骨头凸起，这叫腓骨小头，在腓骨小头的前下方一个横拇指的地方就是阳陵泉。每天一定要抽时间多揉揉它，可以使膝关节更灵活。有些人有慢性胆囊炎，除了少吃油腻的东西外，一定要坚持每天揉阳陵泉和阳陵泉下 1 寸处叫胆囊穴的地方，这样就能很好地预防慢性胆囊炎的复发，或者降低复发的概率了。

还有就是，患有慢性胃炎，老是泛酸、吐酸水的朋友，可以按揉阳陵泉，刺

激时，要一面吐气一面压 8 秒。如此重复 10 次，会很快止酸，不会打酸嗝，这时还可以加按任脉的中脘和胃经的足三里，效果更好。

敲一敲胆经

除了上面介绍的穴位按揉外，在日常生活中一有空就应当敲一敲我们的胆经。

如何去改善肝胆的功能呢？最简单而有效的方法就是现在我们经常可以听到的敲胆经健身法，此法可谓是治病的万金油。敲胆经是增加了胆经的气血流量，及时缓解了肝脏的压力，从情志上讲它也会大大提高人决断的能力，让人更加自信、更加果敢。

胆经为足少阳经，为半表半里之经，与外界并无直接的通道，所以其浊气须借肠道而出。有人敲胆经后排气多了，大便也色深味重了，便是肝胆之毒素从肠道而出了。也有些人敲完胆经后头痛脑胀、失眠多梦，这多是因胆经之浊气没能从肠道及时排出，而循同名经手少阳三焦经上于头面所致。这时只要拨动胆经的阳陵泉，让电麻的感觉传导到脚趾，同时点揉右侧三焦经的支沟穴，不适症状都会明显改善。

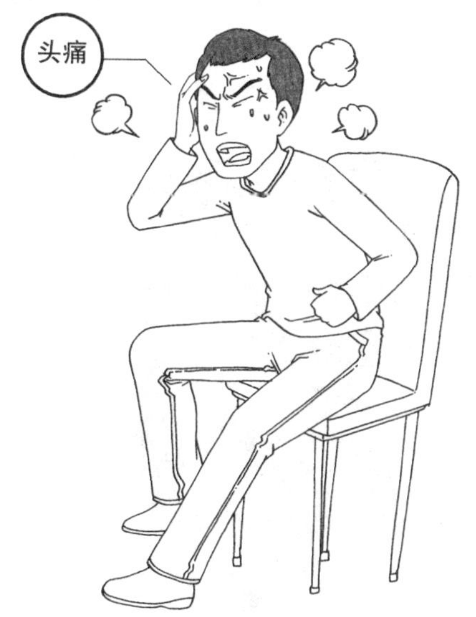

足少阳胆经的最佳刺激时间是什么时候呢？胆经的气血在子时最旺，也就是晚上 11 时到凌晨 1 时，这个时候是阴阳转换的时候，阴气最重，阳气刚开始生，所以如果能在这个时候敲胆经最好。而没有晚睡习惯的人可以退而求其次，在三焦经经气旺时敲揉，就是晚上 9 ～ 11 时。

一套经络图，一双手。我们平坐，将一条腿搁在另一条腿上面，或是取站立位，用自己的拳头从屁股开始敲，沿大腿外侧一直敲到膝盖，反之也是如此。不过我们建议最好连着小腿也一起敲。每条腿每天敲两分钟左右就够了。

敲胆经这么一件小事，一个小小的动作，既不需要花钱，也用不了几分钟，为什么有那么大的功效？因为《黄帝内经》上讲："凡十一脏，取决于胆也"。人体的心、肝、肺、脾、肾……每一个脏腑都各司其职，哪一个脏，哪一个腑不重要，按我们的想法应该是心脏第一，为什么把胆囊提到那么高的位置？想通了也就理解了，人要活下去，首先要有养分，没有养分孩子长不起来，没有养分成人活不下去，没有养分人体的血造不出来，没有血人体的五脏六腑的气机不仅不能升腾，而且维持不下去。

脏腑经络病候

《黄帝内经》中说："肝者，将军之官，谋虑出焉，胆者，中正之官，决断出焉。"这句话是说，肝是个大将军，每日运筹帷幄，制订周密的作战计划，胆则是一个刚直不阿的先锋官，随时准备采取行动。我们现代人的一大特点就是用脑过度，思虑太多，精神负担沉重，心理压力超载。心理层面的东西似乎无法用生理的功能

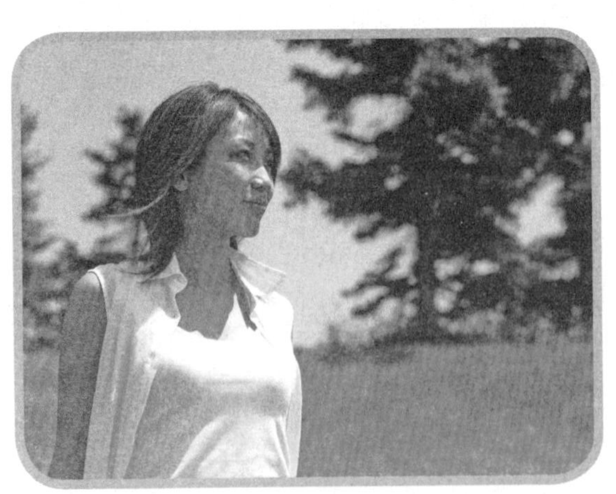

来调节，我们似乎只能求救于心理医生。其实不然，身心本是一体，须臾不曾相离，有哪些心理问题必然会产生相应的生理病变。如经常生闷气的女士，其子宫、卵巢和乳房就很容易发生问题；恐惧和忧虑会造成男子长期的性功能障碍；脾气急躁的人最易患高血压、心脏病；精神紧张的人常会得胃溃疡。

本经有了异常变动就表现为下列的病症：嘴里发苦，好叹气，胸胁痛不能转侧，甚则面孔像蒙着微薄尘，身体没有脂润光泽，小腿外侧热，还可发为足少阳部的气血阻逆，如厥冷、麻木、酸痛等症。

本经所属腧穴能主治有关“骨”方病症：如头痛、颞痛、眼睛外眦痛、缺盆（锁骨上窝）中肿痛，腋下肿，如“马刀挟瘿”等症，自汗出，战栗发冷，疟疾及胸部、胁肋、大腿及膝部外侧以至小腿腓骨下段“绝骨”、外踝的前面，以及各骨节都酸痛，小趾侧的次趾（足无名趾）不好运用。

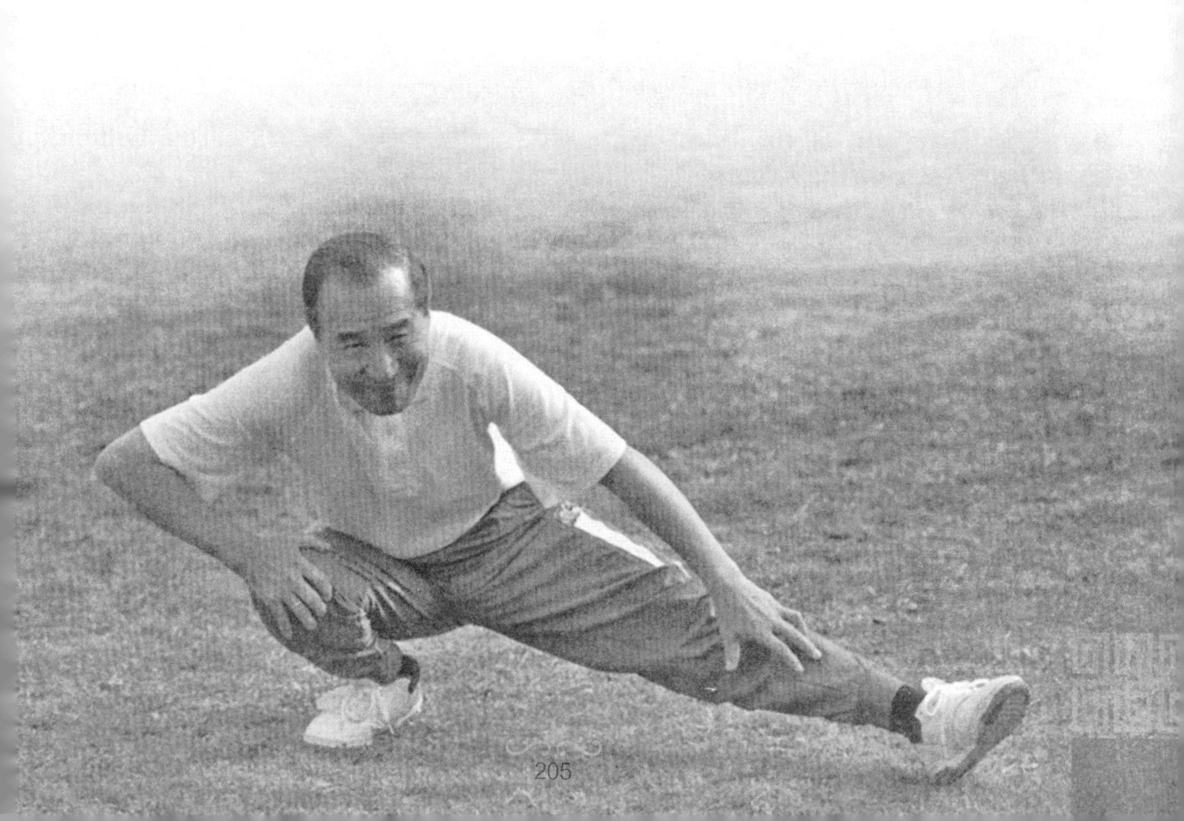

第四章：足三阴经

足三阴经都走腿的内侧，在小腿下半部分以及足背，排列依次是厥阴在前、太阴在中、少阴在后，到内踝上八寸以上，厥阴肝经和太阴脾经交叉，成为太阴在前、厥阴在中、少阴在后，到了腹部，足少阴在最内侧，足太阴在最外侧。

足太阴脾经——妇科病的首选

足太阴脾经和脾脏相关，中医医学里所谓的脾脏，以现代医学而言，是指胰脏的功能，特别和胃有深厚的关系，两者相互影响，以完成消化机能。其主要的机能是温暖五脏，并吸收运送胃部消化，完成之养分入五脏六腑，以生成身体需要的细胞。胃和脾两个脏腑，具有表里关系，主宰着消化和吸收的功能。因此，脾经一发生异常，身体各种症状就会呈现出来。如心窝或胃附近会有重压感，出现疼痛、恶心、打嗝等现象。容易下痢或便秘，身体消瘦下去。尿量少，有时甚至完全无法排尿。脚部容易冰冷、浮肿、身体有倦怠感。因为经常失眠，故身体感觉不适，不活跃。若出现以上所述的症状时，只要刺激此经上的穴道，就能改善不适的症状。

循行路线

从大趾末端开始（隐白），沿大趾内侧赤白肉际（大都），经核骨（第一跖骨小头）后（太白、公孙），上向内踝前边（商丘），上小腿内侧，沿胫骨后（三阴

交、漏谷），交出足厥阴肝经之前（地机、阴陵泉），上膝股内侧前边（血海、箕门），进入腹部（冲门、府舍、腹结、大横；中极、关元，属于脾，络于胃（腹哀；会下脘、日月、期门），通过膈肌，夹食管旁（食窦、天溪、胸乡、周荣；络大包；会中府），连舌根，散布舌下。

它的支脉：从胃部分出，上过膈肌，流注心中，接手少阴心经。

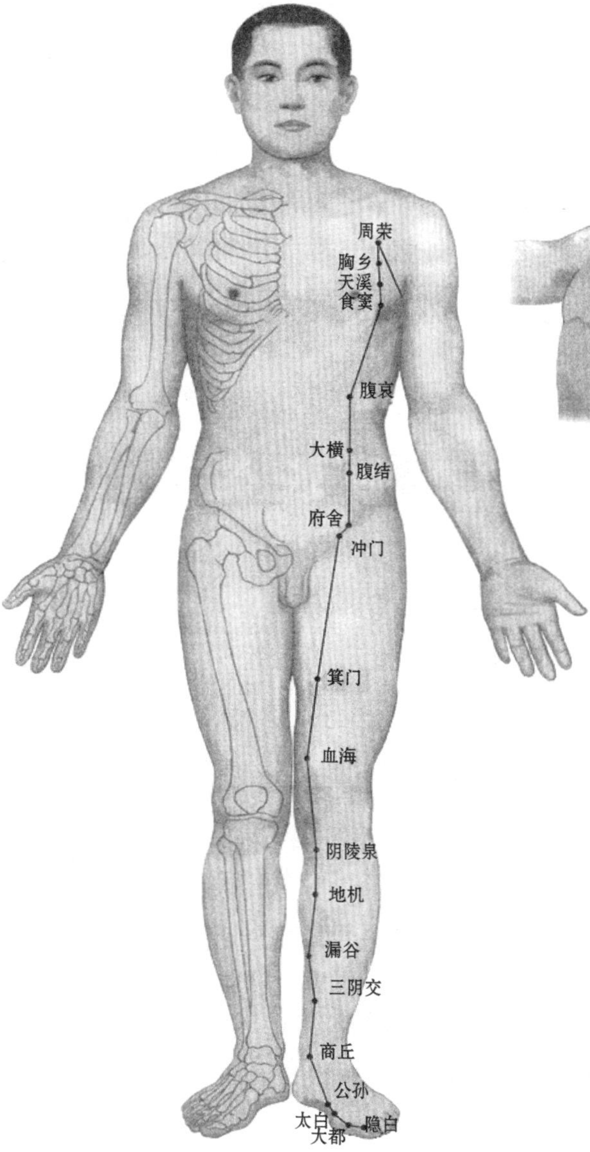

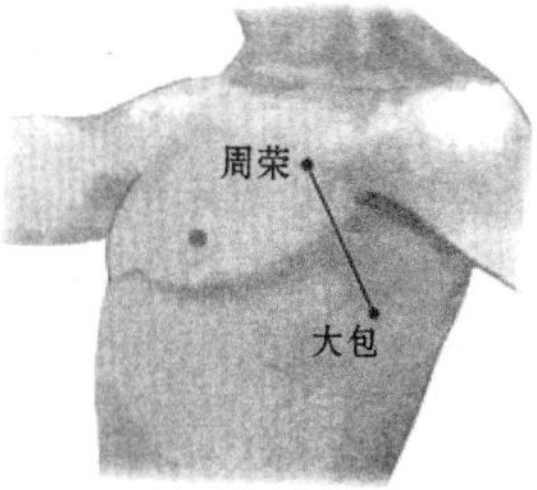

周荣
胸乡
天溪
食窦
腹哀
大横
腹结
府舍
冲门
箕门
血海
阴陵泉
地机
漏谷
三阴交
商丘
公孙
太白
大都
隐白
周荣
大包

联络脏腑

脾属土，甜味益脾，但是多食甜又伤肾，便会令人气闷、骨骼酸楚、毛发脱落。因为脾属土、肾属水，土克水之故。同样，酸味益肝，食酸易生津，津液内溢而强肝，肝盛后影响到脾，脾受损后皮肤便起褶皱，唇皮翻举，更严重的会导致脊柱弯曲，排尿困难。因为肝属木、肾属水、脾属土，木克土之故。

脾有运化水谷的功能，论其作用时，往往脾胃联称。脾消化饮食，把饮食的精华运输全身，所以说脾是后天之本。脾又能统摄周身血液、调节血液循环，使之正常运行。脾气主升，能把饮食中的精气、津液上输于肺，然后再输布于其他脏腑以化生血气。通常所说脾有益气作用的“气”，就是代表人体功能的动力。而这种动力的产生，则有赖于脾发挥正常的运化能力。脾能运化水湿，和水液的代谢有关；同时脾还与四肢、肌肉等有关，如脾的运化功能正常，四肢活动有力，肌肉丰满壮实。

足太阴脾经的穴位

本经共有 21 个穴位。11 个穴位分布在下肢内侧面，10 个穴位分布在侧胸腹部。首穴隐白、大都、太白、公孙、商丘、三阴交、漏谷、地机、阴陵泉、血海、箕门、冲门、府舍、腹结、大横、腹哀、食窦、天溪、胸乡、周荣、末穴大包。

隐白穴

【位置】足大脚趾内侧端爪甲角旁约 0.1 寸处。

【功能】统血安神，益气定志。

【主治】腹胀便血、崩漏、癫狂、梦魇等。

大都穴

【位置】足大趾内侧，第 1 蹠趾关节前下方，赤白肉际处。

【功能】健脾利湿，和胃宁神。

【主治】腹胀，胃痛、食不化，呕吐，腹泻，便秘；热病，无汗、体重肢肿、

厥心痛、不得卧、心烦。

太白穴

【位置】第1蹠骨小头後缘，赤白肉际凹陷处；第一蹠趾关节後缘，赤白肉际处取穴。

【功能】健脾化湿，理气和胃。

【主治】腹痛、肠鸣，腹胀、呕吐，腹泻，痢疾、噫食不化、饥不欲食，胃痛，便秘、痔漏、脚气、心痛脉缓、胸胁胀痛；体重节痛、痿证。

公孙穴

【位置】在足内侧缘，当第1跖骨基底的前下方。

【功能】健脾胃，调冲任。

【主治】胃痛，呕吐、饮食不化、肠鸣腹胀、腹痛，腹泻，痢疾，多饮、霍乱、水肿、烦心失眠、发狂妄言、嗜卧、肠风下血、脚气。

商丘穴

【位置】内踝前下方凹陷中，当舟骨结节与内踝尖连线的中点处。

【功能】健脾化湿，肃降肺气。

【主治】腹胀、肠鸣、腹泻，便秘，食不化、咳嗽、黄疸、怠惰嗜卧、癫狂、善笑、小儿痫契、痔疾；足踝痛。

三阴交穴

【位置】在小腿内侧，当足内踝尖上3寸，胫骨内侧缘后方。

【功能】健脾胃，益肝肾，调经带。

【主治】腹痛，肠鸣，腹胀，泄泻，便溏，月经不调，崩漏，带下，阴挺，经闭，不孕，难产，遗精，阳痿，遗尿，疝气，足痿，瘾疹，失眠，神经衰弱，荨麻疹，神经性皮炎。

漏谷穴

【位置】在小腿内侧，当内踝尖与阴陵泉的连线上，距内踝尖6寸，胫骨内

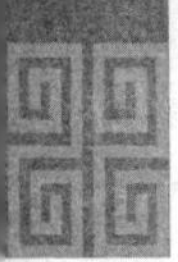
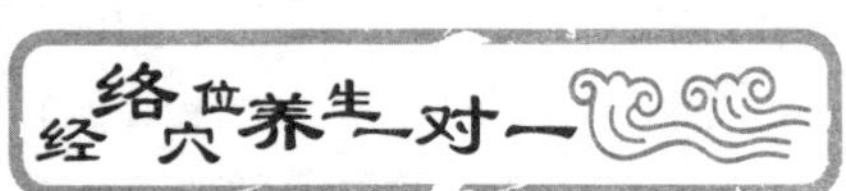

侧缘后方。

【功能】健脾和胃，利尿除湿。

【主治】腹胀，肠鸣、偏坠；小便不利，遗精、女人漏下赤白；下肢痿痹、腿膝厥冷。

地机穴

【位置】在小腿内侧，当内踝尖与阴陵泉的连线上，阴陵泉下3寸。

【功能】健脾渗湿，调经止带。

【主治】痛经，崩漏，月经不调，女子症瘕；腹胀、腹痛、食欲不振，腹泻，痢疾、小便不利，水肿。

阴陵泉穴

【位置】在小腿内侧，当胫骨内侧髁后下方凹陷处。

【功能】清利温热，健脾理气，益肾调经，通经活络。

【主治】腹胀，腹泻、暴泄，水肿，黄疸，喘逆、小便不利或失禁、妇人阴痛、阴茎痛、遗精；膝痛。

血海穴

【位置】屈膝，在大腿内侧，髌底内侧端上2寸，当股四头肌内侧头的隆起处。

【功能】调经统血，健脾化湿。

【主治】月经不调，痛经，经闭、崩漏、股内侧痛；瘾疹，皮肤湿疹，丹毒。

箕门穴

【位置】在血海穴与冲门穴的连线上，血海穴直上6寸。

【功能】健脾渗湿，清热利尿。

【主治】小便不利、五淋、遗尿；腹股沟肿痛。

冲门穴

【位置】在腹股沟外侧，距耻骨联合上缘中点3．5寸，当髂外动脉搏动处的

外侧。

【功能】降逆利湿，理气消痔。

【主治】腹痛，疝气、痔痛、小便不利、胎气上冲，崩漏，带下。

府舍穴

【位置】冲门穴外上方 0．7 寸，前正中线旁开 4 寸。

【功能】健脾消满，理中和胃。

【主治】腹痛，腹满积聚，疝气、霍乱吐泻。

腹结穴

【位置】在下腹部，大横下 1.3 寸，距前正中线 4 寸。

【功能】健脾温中，宣通降逆。

【主治】腹痛，绕脐腹痛、腹泻、腹寒泄泻、咳逆，疝气。

大横穴

【位置】在腹中部，距脐中 4 寸。

【功能】温中散寒，调理肠胃。

【主治】腹痛，小腹痛、腹泻，虚寒泻痢、大便秘结、善悲。

腹哀穴

【位置】脐中上 3 寸，前正中线旁开 4 寸。

【功能】健脾消食，通降腑气。

【主治】消化不良，绕脐痛，腹痛，便秘，痢疾。

食窦穴

【位置】在第 5 肋间隙，前正中线旁开 6 寸；任脉（中廷）旁 6 寸，当第五肋间隙中。

【功能】运化水谷，和胃下气。

【主治】胸胁胀痛；嗳气，翻胃、食已即吐，腹胀肠鸣，水肿。

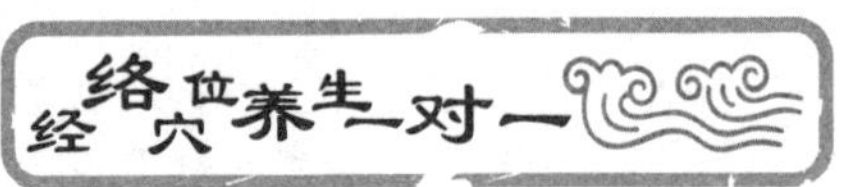

天溪穴

【位置】在胸外侧部，当第 4 肋间隙，距前正中线 6 寸。

【功能】宽胸理气，止咳通乳。

【主治】肺炎，支气管炎，哮喘，胸膜炎；乳汁分泌不足，肋间神经痛。

胸乡穴

【位置】在第 3 肋间隙，前正中线旁开 6 寸；在天溪上一肋，距任脉 6 寸，当第三肋间隙中取穴。

【功能】宽胸理气，疏肝止痛。

【主治】胸胁胀痛、胸引背痛不得卧。

周荣穴

【位置】在胸外侧部，当第 2 肋间隙，距前正中线 6 寸。

【功能】宣肺平喘，理气化痰。

【主治】支气管炎，肺炎，胸膜炎，肺脓疡，支气管扩张；食道狭窄，膈肌痉挛，肋间神经痛。

大包穴

【位置】在侧胸部腋中线上，当第 6 肋间隙处；侧卧举臂，在腋下 6 寸，腋中线上取穴。

【功能】统血养经，宽胸止痛。

【主治】气喘；胸胁痛；全身疼痛，急性扭伤，四肢无力。

养生常用穴位

胰腺炎按揉脾经

反复按揉脾经“阴陵泉”到“商丘”这一段，将最痛点“地机”的痛分散到其他几个穴位，揉足 20 分钟，小腿上脾经的穴位都不痛了。

自行按摩双脚脾经的公孙穴（公孙穴乃脾经络穴），久病入络。慢性胰腺炎要想除根，络穴公孙必不可少。

祛斑竟是如此简单

清晨醒来，照着镜子，发现脸上突然多了些斑斑点点，尤其是鼻梁和颧骨。拥有婴儿般的光洁皮肤是每个成年人的梦想。随着岁月的流逝、年龄的增长，几乎所有人的脸上都会慢慢变得暗沉，很多人的脸上还会长出色斑，特别是黄褐斑。工作压力大，心情郁闷，爱叹气，好想长长出口气，好像能把积压在心里的郁闷排出去似的。

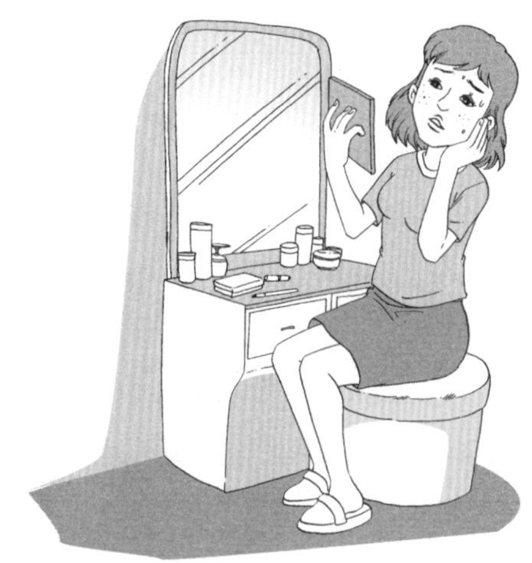

这是肝郁气滞血瘀。肝主疏泄，负责疏通气血运行的管道。长期郁郁寡欢，情绪无处发泄，就会使肝的疏通能力退化。因此，运行气血的管道就会越来越堵，胸口总感觉憋着一团气。气为血帅，是推动血行的动力，气不走了，那血也走不动了。河流缓慢，瘀泥会变多，血行缓慢，脸上这些斑斑点点的色素沉淀也就多了。

这时要祛斑，光靠往脸上抹东西是不够的，此时需要动用我们身体里的密码，从而来调整内环境，来恢复肝主疏导的功能。

肝的“出气筒”在太冲穴上，也就是脚背大拇趾和第二趾结合的地方向后，在脚背最高点前的凹陷处。用手指或者头钝的东西按压都可以。还要配合合谷穴，中医称合谷为“开四关”，它能调全身的气机。将食指、拇指并拢，合谷就

在手背肌肉最高点。每天睡觉前各刺激这两个穴位3分钟，闷气就都出去了。活血化瘀的穴当然非“血海”莫属，每天坚持点揉两侧血海3分钟。

有关专家指出，平时坚持按摩以上穴位外，还应按三阴交、阴陵泉、地机、膻中、关元、气海、肾俞、足三里和脾俞穴。

三阴交：小腿内侧，当足内踝尖上10厘米，胫骨内侧缘后方。

阴陵泉：位于小腿内侧，膝下胫骨内侧凹陷中，与阳陵泉相对，或当胫骨内侧髁后下方凹陷处。

地机：位于阴陵泉穴下10厘米。

膻中：胸前第四肋间隙与前正中线之交点取穴。

关元：下腹部前正中线上，当脐中下10厘米。

气海俞：第3腰椎棘突下，旁开5厘米。

肾俞：在第二腰椎棘突旁开5厘米处。

足三里：外膝眼下10厘米，胫骨外侧约一横指处。

脾俞：背部，在第11胸椎棘突下，左右旁开两指宽处。

对于出现面斑的朋友来说，还需要按摩长斑的地方。专家介绍，中医有个阿是穴的说法，就是哪里有病哪里就有穴位，对于色斑也是这样。产生色斑的地方往往血液循环不好，按摩就可以疏通经络、行气活血，从而淡化色斑。如果配合针灸效果会更好。

专家还提醒，产生色斑的原因很多，比如日光照射，疾病、药物、化妆品、情绪因素等。中医认为，大多数面斑产生的原因都是肝郁气滞，即由不良情绪等引发，很多长斑者还伴有某些妇科疾病，如卵巢囊肿、子宫肌瘤、乳腺增生、月经不调等，所以特别是女性，长色斑时要警惕身体的疾病。

在这里介绍一道食疗菜谱：黑木耳番茄鸡块。

【原料】鲜鸡肉150克，水发黑木耳20克，番茄2个，红花5克，葱段、姜片、盐、味精、醋各适量。

【制法】将鸡鸭肉切成片；番茄洗净，榨汁；黑木耳切成小片；红花用水浸泡，捞出，沥干水。

将鸡块、葱段、姜片、醋倒入锅中，加清水适量，用武火烧沸后，撇去浮沫，改用文火煮45分钟，加入番茄汁、红花、黑木耳，煮5分钟，加盐、味精调味即成。

【功效】此菜原料清淡，清热解毒性强，并有润肺养肺功效。此菜可益血养颜祛斑，适用于气血不足所致面部雀斑。

【外洗方】将新鲜胡萝卜研碎挤汁，取10～30毫升，每日早晚洗完脸后，以鲜胡萝卜汁拍脸，待干后，用涂有植物油的手轻拍面部。此外，每日喝1杯胡萝卜汁也有祛斑作用。因为胡萝卜含有丰富的维生素A原。维生素A原在体内可转化为维生素A。维生素A具有滑润、强健皮肤的作用，并可防治皮肤粗糙及雀斑。

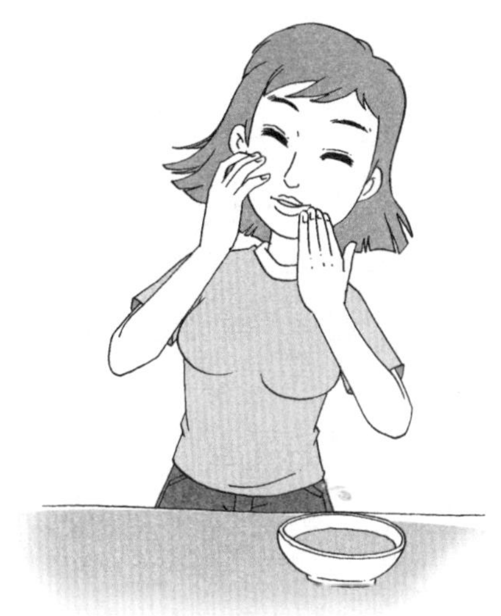

另外，用冬瓜藤熬水擦脸、洗澡，可使皮肤滋润、消除雀斑。蒲公英花水也能用于除斑。取一把蒲公英，倒入一茶杯开水，冷却后过滤，然后以蒲公英花水早晚洗脸，可使面部清洁，少患皮炎。

每日喝1杯番茄汁或经常吃番茄，对防治雀斑有较好的作用。因为番茄中含有丰富的谷胱甘肽。谷胱甘肽可抑制酪氨酸酶的活性，从而使沉着的色素减退或消失。

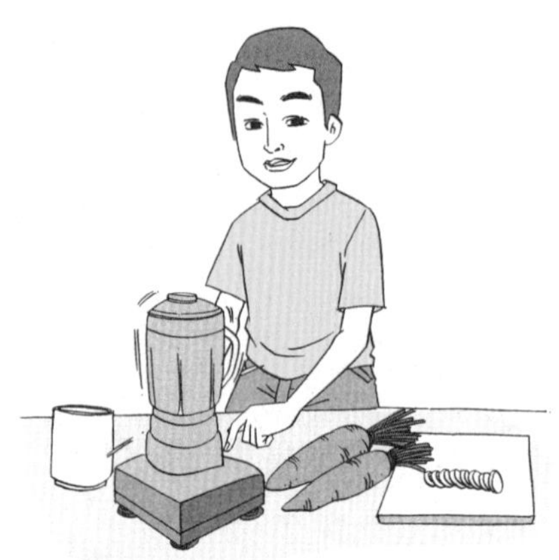

心病还需心药医，最重要的还是保持心情愉悦。多参加户外活动，与周围人保持良好的沟通，心情好了，斑才祛得快。

消化不良、胃反酸、妇科病——揉公孙穴

从太白穴往上1寸就是公孙穴。公孙穴既可以调动脾脏、脾经的运血能力，把血液输送到全身去，是一个疏散点、一个枢纽；它又可以帮助调节身体上由于气血瘀滞造成的各种症状，综合起来，就是通气、活血、解瘀。如果你有妇科方面的问题，请每天揉揉公孙穴。另外，公孙穴可以抑制胃酸，如果你出现吐酸水的情况，赶紧揉一下公孙穴，很快就会好转。

公孙穴还可以增加小肠蠕动，增强消化能力，如果吃完东西不消化，也要赶紧揉揉它，很快就会往下运化了。

嘴唇发干脱皮三穴来解决

嘴唇总是发干，老脱皮，有时还裂开出血，喉咙也常常“发火”，老觉得渴，但是水没少喝，肚子都喝撑了，还是没用。

这明显是体内火气太重了，败败火就可以了。特别是在秋季，天气干燥，人很容易上火。这时候应该多补充水分，少吃辛辣食物，少喝茶，因为这会加快你身体里水分的流失，多吃水果，最好每天调点蜂蜜喝，这样又养身又败火。用中医的专业术语来讲就是阴虚火旺，阴不足以涵阳，阳就要四处放火。

身体上有个穴位叫“三阴交”，是足三阴经的交会穴，用此穴补阴可以事半功倍。它在内脚踝尖向上四横指，小腿内侧骨后缘的凹陷处。肾是水脏，它五行属水，功能上又“主水”，所以补阴还要着重补肾阴，要按脚底的涌泉穴和脚踝内侧的太溪穴。

操作方法：下午5～7时沿着肾经的走行，从脚底开始向上，脚跟、小腿内侧，膝盖内侧，敲打或者推捋，在涌泉穴和太溪穴处重点按揉，每天至少5分钟。三阴交穴要随时随地按揉。

除了以上按揉外，平时我们还应该注意一些唇部的护理知识。

（1）不要用舌头舔干燥的唇部，这样做只会适得其反。聪明的做法是随身携带润唇膏。

（2）如果你的双唇异常敏感，最好选择含天然成分的精华油护理唇部。

（3）在唇部脱皮严重的时候可以在临睡前用湿毛巾替代磨砂膏，去除死皮，然后涂上凡士林。这样，第二天早晨醒来的时候，唇部就会变得滋润了。

另外，多参加户外活动，保持平和的心态。心情烦躁或者抑郁也会化成火，耗费身体里的阴液。

商丘穴是人体自有的消炎大药

在内踝骨的前缘偏下一点，就是商丘穴。该穴正好对应于足底反射区中的下身淋巴反射区，因此可以治疗各种炎症。同时，它又提示了一个医理：炎症一般是由细菌感染引起的。但为什么揉这个穴还能消除炎症呢？这是因为脾是管运血的，它能把新鲜血液运到病灶上去，脏东西被清走后，炎症自然也就消除了。

脾经上的穴位都是帮助血液循环的，能把新鲜血液引到病灶上去，所以商丘穴可以消除下身的各种炎症，如膀胱炎、尿道炎、盆腔炎等。我们一定要多揉揉商丘穴，把气血引下来。同时还可以做跪膝法，或揉其他穴位，效果会更好。

对付“黑头”我们有办法

鼻子和鼻孔两边有很多黑头，给人的感觉总是油乎乎的。黑头是硬化皮脂阻塞物，通常出现在颜面的额头、鼻子等部位，当皮脂腺受到过分刺激，毛孔充满

多余的油脂而造成阻塞时，在鼻头及其周围部分，经常会有油腻的感觉。这些油脂最终会硬化，经氧化后成为黑色的小点，这些小点就是被称作黑头的油脂阻塞物。

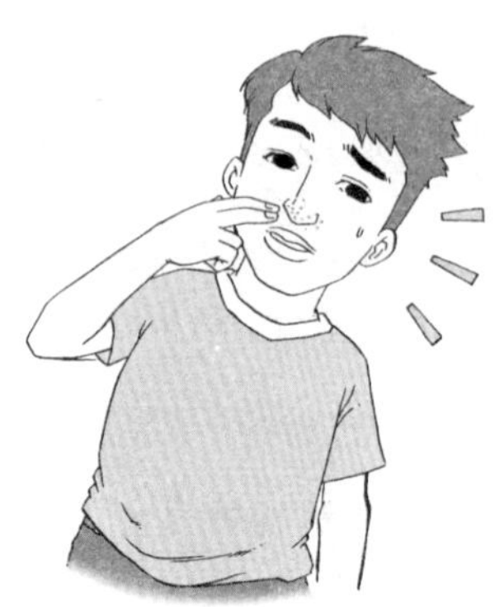

鼻头的问题主要与脾胃有关。《黄帝内经》说："脾热病者，鼻先赤。"至于其中缘由，从五行上来看，脾胃属土，五方中与之相对的是中央，而鼻为面的中央，所以鼻为脾胃之外候。脾土怕湿，湿热太盛时会在鼻头上起反应。季节上，与脾土相对的正是长夏，所以黑头在夏天会更严重。

除脾湿最好的穴位就是阴陵泉和足三里。

阴陵泉是脾经的合穴，从脚趾出发的脾经经气在这儿往里深入，可以健脾除湿。它在膝盖下方，沿着小腿内侧骨往上捋，向内转弯时的凹陷，就是阴陵泉所

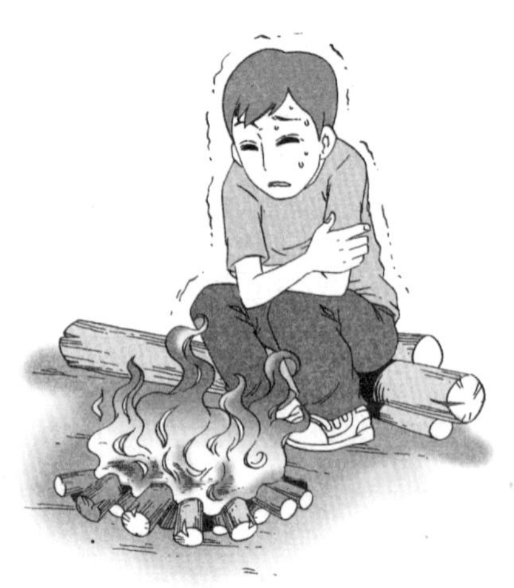

在。每天要用手指按揉这儿，时间不拘，空闲的时候就可以，但要保证一天总共按揉 10 分钟以上。

前面提过，足三里是治脾胃病的第一穴，要化脾湿当然也不能落下它。刺激方法最好是艾灸，打个比方，雨天淋雨全身在打冷颤，如果在火堆旁烤一烤，马上就会感觉到有一股暖流在身体里流动，效果非常快。每天睡觉前用艾条灸，可以协助阴陵泉除湿。

操作方法：空闲的时候按揉阴陵泉，一天要保证 10 分钟。晚上睡觉前，用艾条灸两侧足三里 3 ～ 5 分钟，最好灸之前先按揉两侧阴陵泉 1 ～ 2 分钟。

夏季黑头严重时可以服用藿香正气水或者胶囊，按服用说明上的 1/3 ～ 1/2 的量就行。

◆错误的去黑头方法：

用手挤：很多人都会用手挤，但由于指甲易藏细菌，所以容易引致皮肤发炎，而且毛孔会越变越大。

用刷擦：这种方法只适用于去死皮，如去黑头，作用不大，若大力擦会擦损皮肤。

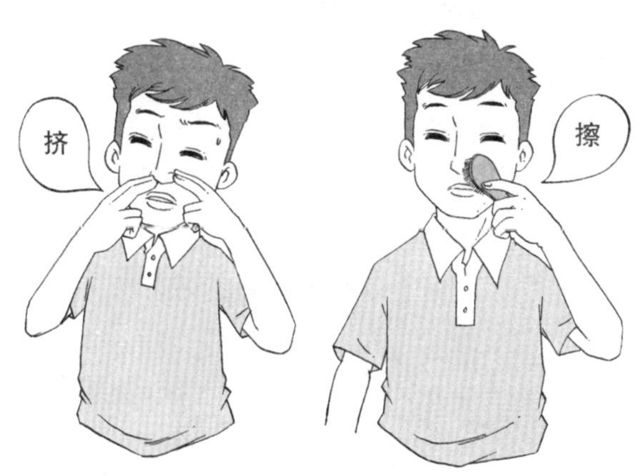

夏季的养心大穴——阴陵泉、百会、印堂

夏季我们最易受暑湿之邪的伤害，也就是人特别容易在这时耗气伤阴，而且病程特别绵延难愈。这就容易理解人为什么夏季感冒或拉肚子和痢疾的时候总是

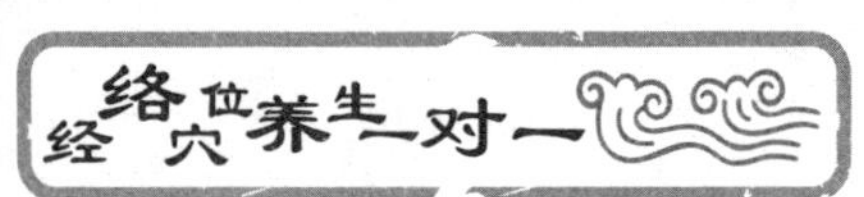

时好时坏、难以痊愈了。

针对暑湿邪性的特点，我们此时首先要保持身体的气血正常，因为气血不正常（不足或过盛）的时候，人体的抵抗力会一落千丈。因此，我们一定要坚持每天按揉阴陵泉、百会和印堂。前面我们说过阴陵泉，它可以健脾利湿，坚持每天按揉此穴 3 分钟，可以保持整个夏天脾胃消化功能正常，还可以把多余的“湿”祛掉，为秋天的健康做更好的准备。

百会位于头顶最上方，也就是两耳往头顶连线的中点处，可以大大提升人体的阳气，让人神清目爽。每天用两手的中指叠压起来按在穴位上 3 分钟就可以了。

印堂在两眉的中间，每天用拇指和食指捏起眉间的皮肤稍向上拉 100 次，就能感觉到一种胀胀的感觉向两侧放散，那是阳气在冲击，之后你就能感觉到脑子特别清醒，眼睛也特别亮。

冬季的补肾精穴——阴陵泉、关元、肾俞

冬季对人体的主要危害就是寒气了，但是南北方有差别。南方寒湿较重而北方则寒气为主，所以保健时也要区别对待。

南方人在冬季要以温阳化湿为养生的原则，每天要坚持使用如下几个穴位：阴陵泉、关元、肾俞。

这几个穴位的位置和用法在前面都谈过了，但是这里要变通一下。

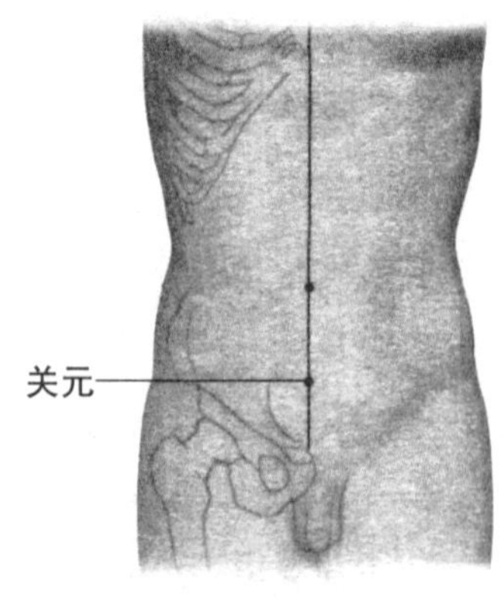

具体操作方法：关元要用艾灸的方法，每天晚上艾灸 5 分钟，然后喝一小杯温开水，接下来在两侧肾俞上面拔罐 5 分钟，起罐之后按揉 2 分钟。肾俞穴不必天天使用，每周拔罐 2 次或 3 次就行了，其余的时间就按揉；两侧阴陵泉还是用按揉的方法，每穴每次 3 分钟即可。

根据食物的性味不同，冬天人们要多吃温热的东西，如羊肉、狗肉、辣椒，所有的寒凉之物都不吃。

北方的冬季，寒气里面经常夹杂着一点燥气，所以既要温阳，还要注意要防燥，适当地滋阴。

北方人要每天坚持刺激以下几个穴位：关元、肾俞、太溪。

具体操作：每天晚上临睡前 1 小时，先泡脚 20 分钟，然后按揉两侧太溪穴，每穴 5 分钟，再艾灸关元 5 分钟，艾灸两侧肾俞穴 5 分钟。

在日常生活中我们经常听到“春夏养阳，秋冬养阴”，并不是说春夏补养阳气，秋冬补养阴气，而是因为春夏时人们喜欢吃寒凉之食，阳气易受伤，所以要特别注意保护好阳气；而秋冬季节，人们很注意温养阳气，尤其在北方，天气较干燥，人们只顾养阳气，却忘了那些辛辣之品容易化燥伤阴，结果常常为了补而不慎伤着了阴津。所以秋冬时节北方人在补阳的同时要在食物中稍微加一点滋阴的东西。在吃完温热食物之后喝些枸杞子茶，或者熬点枸杞子粥，吃点六味地黄丸和杞菊地黄丸。就像中医开药方的时候，经常在一些性味相似的药物中加上一

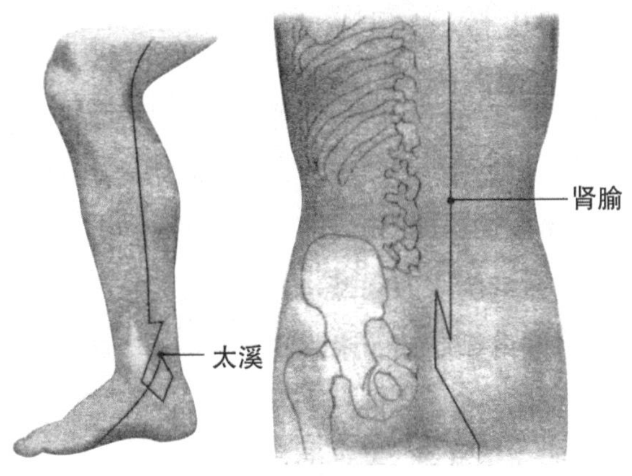

两味性味相反的药一样，这叫“反佐”。虽然药性相反，但是作用却是相佐的。

“肾色黑，宜食辛”，“肾病忌甘”，这些是《黄帝内经》中的金玉良言：肾与黑色相合，黑色的食物入肾；辛属金，金生水，所以辛味的食物养肾，除了辛辣之品外，小米、鸡肉、桃子、葱等都是辛味的，而且性平和，在此强力推荐；肾病忌甘，也是从五行上考虑的，甘属土，土克水，所以甘味的食物会压制肾，肾虚者少进甜食为好。

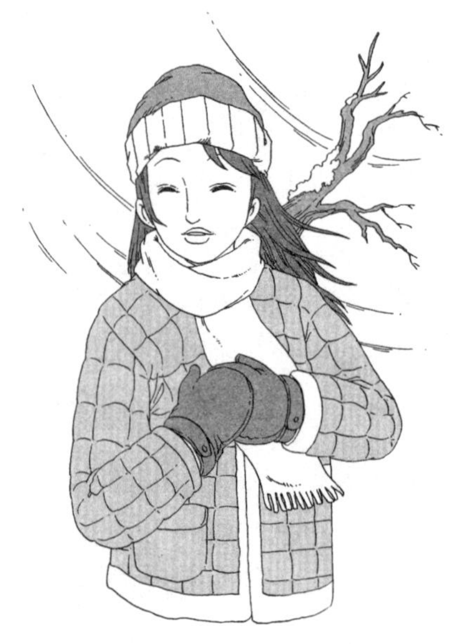

《黄帝内经》有“诸寒收引，皆属于肾”。冬季的寒气最容易伤肾，不注意保养，会出现周身拘急、抽搐、活动不利等中风症状，这些相当于西医的脑出血、脑缺血等病。寒气伤肾，还能引起各种虚寒性的性功能障碍。肾主骨，骨质增生等骨病也可以从肾上预防。此外，冬主藏，为春季的生发积蓄能量。瑞雪兆丰年，冬季藏得越好，下一年才能生机勃勃，如此良性循环，自然能延年益寿。

脏腑经络病候

本经有了异常变动就表现为下列的病症：舌根部发强、吃了就要呕、胃脘

痛、腹胀、好嗳气、大便或放屁后就感到轻松，全身感到沉重无力。

本经所属腧穴能主治有关“脾”方面所发生的病症：舌根部痛、身体不能活动、吃不下、心胸烦闷、心窝下急痛、大便溏、腹有痞块、泄痢、或小便不通、黄疸、不能安睡、勉强站立、大腿和小腿内侧肿、厥冷、足大趾不能运用。

足少阴肾经——生命的瑰宝

肾经，是一条关乎人一生幸福的经络，若想提高生活质量，在身体上从温饱进入小康，那就必须把肾经锻炼强壮。肾是人的先天之本，也就是一个人生命的本钱，大多来自父母的遗传，也就是祖上的“遗产”。如果没有先天的厚赠，那就真的太需要后天的培补了；否则，人过中年便注定要每况愈下，衰老之态势不可挡。身体需要运动，经络更需要锻炼，经络是修复身体器官损伤的无形触手和忠实保镖。我们人体的器官就像天天运转的机器，是很容易磨损的；但是只要注意保养它，时时除垢润滑，那么经络还会畅通无阻。

循行路线

从脚小趾下边开始，斜向脚底心（涌泉），出于舟骨粗隆下（然谷、照海、水泉），沿内踝之后（太溪），分支进入脚跟中（大钟）；上向小腿内（复溜，交信；会三阴交），出窝内侧（筑宾、阴谷），上大腿内后侧，通过脊柱（会长强）属于肾、络于膀胱（肓俞、中注、四满、气穴、大赫、横骨；会关元、中极）。

它直行的脉：从肾向上（商曲、石关、阴都、通谷，幽门），通过肝、膈，进入肺中（步廊、神封、灵墟、神藏，中、俞府），沿着喉咙，夹舌根旁（通廉泉）。

它的支脉：从肺出来，络于心，流注于胸中，接手厥阴心包经。

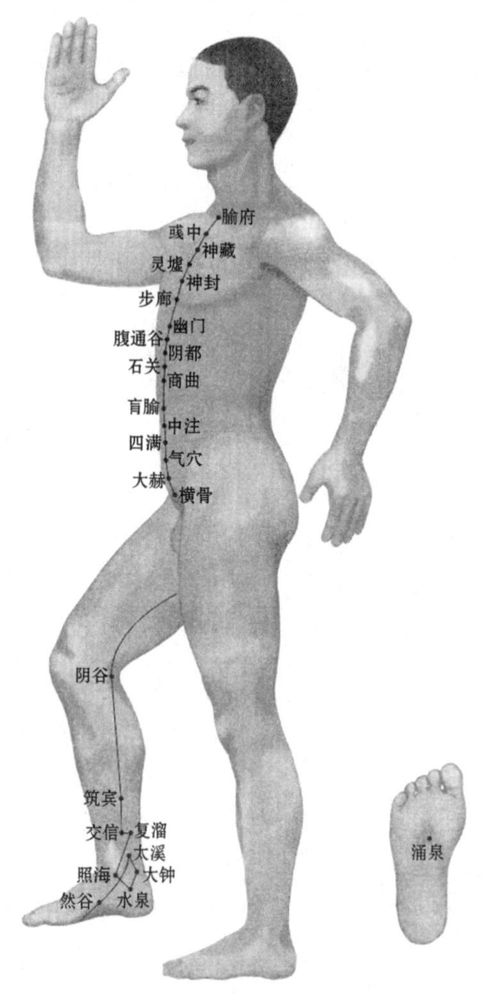

联络脏腑

肾与膀胱相表里。主藏精，藏先天之精和后天之精，主发育、生长、生殖。《素问·六节脏象论》："肾者主蛰，封藏之本，精之处也。"《素问·上古天真论》："肾者主水，受五脏六腑之精而藏之。"又称之为后天之本。肾为水之下源，主水，与肺、脾、三焦、膀胱等脏腑共同调节水液代谢，是水液代谢的重要脏器。《素问·逆调论》："肾者水脏，主津液。"肾脉上连肺，主纳气。《难经·四难》："呼出心与肺，吸入肾与肝。"又主骨，生髓，通于脑，开窍于耳及二阴，外应于腰。《素问·痿论》："肾主身之骨髓。"《灵枢·脉度》："肾气通于耳，肾和则耳能闻五音矣。”《素问·脉要精微论》：“腰者，肾之府。”因开窍二阴而司大小便。又寄藏命门之火，为元阴、元阳之脏，故有“水火之脏”、“阴阳之宅”之称。

◆**其主要生理功能有：**

（1）贮藏精气，为人体生殖、造血、生长发育、防卫病邪的基础物质。

（2）平衡身体水液代谢，与膀胱合作排泄尿液。

（3）负责纳气，协调呼吸运动。

（4）主骨生髓，养脑益智。

（5）促进头发生长。

（6）肾气通耳，控制听力。

（7）控制二阴的开合。

足少阴肾经的穴位

本经共有 27 个穴位，其中 10 个穴位分布在下肢内侧，17 个穴位分布在胸腹部前正中线的两侧。首穴涌泉、然谷、太溪、大钟、水泉、照海、复溜、交信、筑宾、阴谷、横骨、大赫、气穴、四满、中注、肓俞、商曲、石关、阴都、通谷、幽门、步廊、神封、灵墟、神藏、彧中、末穴俞府。

涌泉穴

【位置】在足底部，卷足时足前部凹陷处，约当第 2、3 趾趾指缝纹头端与足跟连线的前 1/3 与后 2/3 交点上。

【功能】苏厥开窍，滋阴益肾，平肝熄风。

【主治】头顶痛，头晕，眼花，咽喉痛，舌干，失音，小便不利，大便难，小儿惊风，足心热，癫疾，霍乱转筋，昏厥。

然谷穴

【位置】在足内侧缘，足舟骨粗隆下方，赤白肉际。

【功能】益气固肾，清热利湿。

【主治】月经不调，阴挺，阴痒，白浊，遗精，阳痿，小便不利，泄泻，胸胁胀痛，咳血，小儿脐风，口噤不开，消渴，黄疸，下肢痿痹，足跗痛。

太溪穴

【位置】在足内侧，内踝后方，当内踝尖与跟腱之间的凹陷处。

【功能】滋阴益肾，壮阳强腰。

【主治】头痛目眩，咽喉肿痛，齿痛，耳聋，耳鸣，咳嗽，气喘，胸痛咳血，消渴，月经不调，失眠，健忘，遗精，阳痿，小便频数，腰脊痛，下肢厥冷，内踝肿痛。

大钟穴

【位置】在足内侧，内踝下方，当跟腱附着部的内侧前方凹陷处。

【功能】益肾平喘，调理二便。

【主治】咳血，气喘，腰脊强痛，痴呆，嗜卧，足跟痛，二便不利，月经不调。

水泉穴

【位置】在足内侧，内踝后下方，当太溪直下 1 寸，跟骨结节的内侧凹陷处。

【功能】清热益肾，通经活络。

【主治】月经不调，痛经，阴挺，小便不利，目昏花，腹痛。

照海穴

【位置】在足内踝下缘凹陷处。

【功能】泄虚火，滋阴补肾，利咽明目，清心安神，开窍止痛。

【主治】咽喉干燥，痫证，失眠，嗜卧，惊恐不宁，目赤肿痛，月经不调，痛经，赤白带下，阴挺，阴痒，疝气，小便频数，不寐，脚气。

复溜穴

【位置】在小腿内侧，太溪直上 2 寸，跟腱的前方。

【功能】补肾益阴，温阳利水。

【主治】泄泻，肠鸣，水肿，腹胀，腿肿，足痿，盗汗，脉微细时无，身热无汗，腰脊强痛。

交信穴

【位置】在小腿内侧，当太溪直上 2 寸，复溜前 0.5 寸，胫骨内侧缘的后方。

【功能】益肾调经，调理二便。

【主治】月经不调，崩漏，阴挺，泄泻，大便难，睾丸肿痛，五淋，疝气，阴痒，泻痢赤白，膝、股. 内廉痛。

筑宾穴

【位置】在小腿内侧，当太溪与阴谷的连线上，太溪上 5 寸，腓肠肌肌腹的内下方。

【功能】调理下焦，宁心安神。

【主治】癫狂，痫证，呕吐涎沫，疝痛，小儿脐疝，小腿内侧痛。

阴谷穴

【位置】在腘窝内侧，屈膝时，当半腱肌肌腱与半膜肌肌腱之间。

【功能】益肾调经，理气止痛。

【主治】阳痿，疝痛，月经不调，崩漏，小便难，阴中痛，癫狂，膝股内侧痛。

横骨穴

【位置】在下腹部，当脐中下 5 寸，前正中线旁开 0.5 寸。

【功能】益肾助阳，调理下焦。

【主治】阴部痛，少腹痛，遗精，阳痿，遗尿，小便不通，疝气。

大赫穴

【位置】在下腹部，当脐中下 4 寸，前正中线旁开 0.5 寸。

【功能】益肾助阳，调经止带。

【主治】阴部痛，子宫脱垂，遗精，带下，月经不调，痛经，不妊，泄泻，痢疾。

气穴

【位置】在下腹部，当脐中下 3 寸，前正中线旁开 0.5 寸。

【功能】调理冲任，益肾暖胞。

【主治】月经不调，白带，小便不通，泄泻，痢疾，腰脊痛，阳痿。

四满穴

【位置】在下腹部，当脐中下 2 寸，前正中线旁开 0.5 寸。

【功能】理气调经，利水消肿。

【主治】月经不调，崩漏，带下，不孕，产后恶露不净，小腹痛，遗精，遗尿，疝气，便秘，水肿。

中注穴

【位置】在下腹部，当脐中下 1 寸，前正中线旁开 0.5 寸。

【功能】调经止带，通调腑气。

【主治】月经不调，腰腹疼痛，大便燥结，泄泻，痢疾。

肓俞穴

【位置】在腹中部，当脐中旁开 0.5 寸。

【功能】理气止痛，润肠通便。

【主治】腹痛绕脐，呕吐，腹胀，痢疾，泄泻，便秘，疝气，月经不调，腰脊痛。

商曲穴

【位置】在上腹部，当脐中上 2 寸，前正中线旁开 0.5 寸。

【功能】健脾和胃，消积止痛。

【主治】腹痛，泄泻，便秘，腹中积聚。

石关穴

【位置】在上腹部，当脐中上 3 寸，前正中线旁开 0.5 寸。

【功能】攻坚消满，调理气血。

【主治】呕吐，腹痛，便秘，产后腹痛，妇人不孕。

阴都穴

【位置】在上腹部，当脐中上 4 寸，前正中线旁开 0.5 寸。

【功能】调理胃肠，宽胸降逆。

【主治】腹胀，肠鸣，腹痛，便秘，妇人不孕，胸胁满，疟疾。

腹通谷穴

【位置】在上腹部，当脐中上 5 寸，前正中线旁开 0.5 寸。

【功能】健脾和胃，宽胸安神。

【主治】腹痛，腹胀，呕吐，心痛，心悸，胸痛，暴喑。

幽门穴

【位置】在上腹部，当脐中上 6 寸，前正中线旁开 0.5 寸。

【功能】健脾和胃，降逆止呕。

【主治】腹痛，呕吐，善哕，消化不良，泄泻，痢疾。

步廊穴

【位置】在胸部，当第 5 肋间隙，前正中线旁开 2 寸。

【功能】宽胸理气，止咳平喘。

【主治】胸痛，咳嗽，气喘，呕吐，不嗜食，乳痈。

神封穴

【位置】在胸部，当第 4 肋间隙，前正中线旁开 2 寸。

【功能】宽胸理肺，降逆止呕。

【主治】咳嗽，气喘，胸胁支满，呕吐，不嗜食，乳痈。

灵墟穴

【位置】在胸部，当第 3 肋间隙，前正中线旁开 2 寸。

【功能】疏肝宽胸，肃降肺气。

【主治】咳嗽，气喘，痰多，胸胁胀痛，呕吐，乳痈。

神藏穴

【位置】在胸部，当第 2 肋间隙，前正中线旁开 2 寸。

【功能】宽胸理气，降逆平喘。

【主治】咳嗽，气喘，胸痛，烦满，呕吐，不嗜食。

彧中穴

【位置】在胸部，当第 1 肋间隙，前正中线旁开 2 寸。

【功能】宽胸理气，止咳化痰。

【主治】支气管炎，肋间神经痛，膈肌痉挛，胸膜炎，食欲不振。

俞府穴

【位置】在胸部，当锁骨下缘，前正中线旁开 2 寸。

【功能】止咳平喘，和胃降逆。

【主治】咳嗽，气喘，胸痛，呕吐，不嗜食。

养生常用穴位

人身第二长寿穴——涌泉穴

治口腔溃疡、高血压、心绞痛、白发、过敏性鼻炎、糖尿病、皮肤粗糙的名穴——涌泉。

涌泉穴在很多武侠小说里面都提到过，从这个意义上讲，它是个名穴。但是很多小说都把它的位置说错了，当然，娱乐嘛，博人一笑而已。涌泉的正确位置是在足底：正坐或者仰卧，翘足，在足底部，当足趾向下卷时足前部的凹陷处，

约相当于足底二、三趾趾缝纹头端与足跟连线的前 1/3 与后 2/3 交界处。下面说说涌泉穴在人体治疗保健中的用法。

第一，口腔溃疡。这个病很讨厌，也不是大面积的溃破，可就是好不了，或者吃了抗生素之类的好了几天，但是一旦工作劳累或者情绪紧张、不好时就会卷土重来，还有一些女士每次例假前就开始犯此病。建议这时不妨试一下涌泉穴贴敷法，将吴茱萸粉碎以后用醋调成糊状，贴在涌泉穴上，外面再用胶布固定，效果真的不错。

第二，如果你有高血压，艾灸、贴敷此穴也行。如果采用艾灸的话要坚持每天至少一次，每次 10 ～ 15 分钟，灸过后喝点温开水。如果是穴位贴敷的话就要买些中药，打成细粉，然后用鸡蛋清调成糊状，每天睡觉前贴敷在穴位上，两侧的穴位交替使用。常用的药物有以下几种：桃仁、杏仁、栀子、胡椒、糯米。

第三，心绞痛。虽然提起心绞痛或者心脏病，有针灸常识的人首先想到的是内关，但是提醒大家一定不要忘记涌泉穴。因为位置的特殊性，它取穴没有内关方便，但效果是最好的。把中指屈曲，用指间关节去点，或者用笔什么的都行，只要是加大刺激量就行。

第四，艾灸涌泉穴还能防治呼吸道疾患。中国中医药大学的中医名家曾对此做过对比研究，艾灸涌泉，穴灸 20 分钟，马上缓解。坚持 1 周，基本上不再复发。

太溪、复溜、涌泉各显神通

这里主要讲肾经的 3 个穴——太溪、复溜、涌泉。可别小看这 3 个穴，它们个个都是身怀绝技。

先说太溪，位于脚内踝后 3 厘米凹陷中，这个穴说白了就是一个大补穴，凡是肾虚引起的各种症状，如腰酸、头晕、耳鸣、脱发、牙齿松动、哮喘，还有男性最担心的性功能减退以及妇女们的习惯性流产，都可通过刺激这个穴看到明显的效果。

再说说复溜穴。“复溜”就是让血液重新流动起来的意思，在太溪穴直上 2

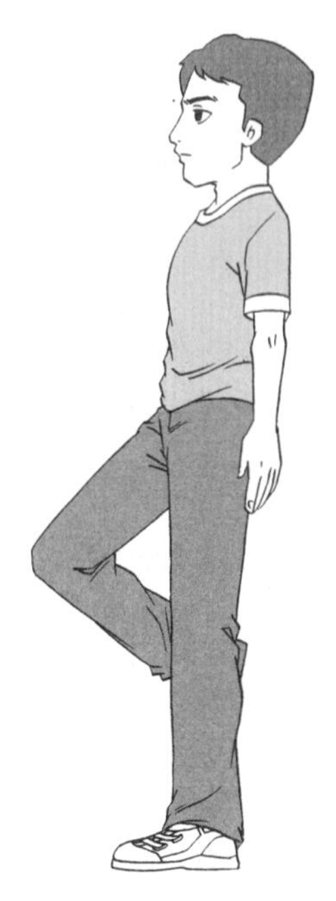

厘米处。这个穴位治疗瘀血和炎症效果最好，所以膀胱炎、阴道炎、前列腺炎等，以及因流产留下的后遗症，都可以选择此穴。有针灸专家称，针刺此穴滋肾阴的效果极好，相当于六味地黄丸的功效。所以怕热口干、夜间烦躁难眠的患者又多了件宝贝。

涌泉穴，相当于足底疗法的肾上腺反射区，自古就有临睡搓脚心百次可延年益寿的说法。其最实用的功效是在于此穴能引气血下行，可以治疗高血压、鼻出血、头目胀痛、哮喘等气血上逆的症状。此穴敷药效果最好。比如高血压患者可取中药吴茱萸 25 克研末，醋调成糊状，睡前敷于两脚心涌泉穴，用纱布包裹。通常 20 小时左右血压开始下降，且有持续效果。重症者可多用几次（平日配合金鸡独立法效果更佳）。鼻出血则敷大蒜泥，左侧流血敷左脚心，右侧流血敷右脚心，两鼻孔都出血则俱贴之，有立即止血之效。此法还可醒神通窍，以治疗慢性鼻炎（有专家建议此穴不宜艾灸，可作为参考）。此穴若只想用按摩法，则有个前提，就是稍用力此穴即痛感明显者适宜。若使很大力而痛感不显，或此穴处皮肤无弹性，一按便深陷不起的，不可用按摩法（会使肾气更为虚弱），可选用

敷药法。

太溪、复溜两穴用按摩法效果很好，也无禁忌，常相配而用，哪个穴位敏感就先揉哪个穴，然后再把不敏感的穴也揉敏感了，有病治病，无病强身。若同时在肾俞、关元、气海等穴拔罐，那就真成了一剂安全平和的十全大补汤了。一定要练补肾功法，见效快。动作是两臂交叉从脑后向两侧分开，两手始终不交叉。用力点一定要在腰和脚掌。

儿童遗尿，原因是孩子肾亏，就揉太溪，别揉涌泉。涌泉较为偏泻，太溪则偏补。

承山和涌泉让小腿远离静脉曲张

小腿静脉曲张是长期久坐或久立等不良姿式造成的，它的病理原因是膀胱经不通，这要求在治疗的过程中要有长期的打算。因为就像通下水道一样，好多年造成的堵塞不可能一下子给打通，必须一点一点地清理。

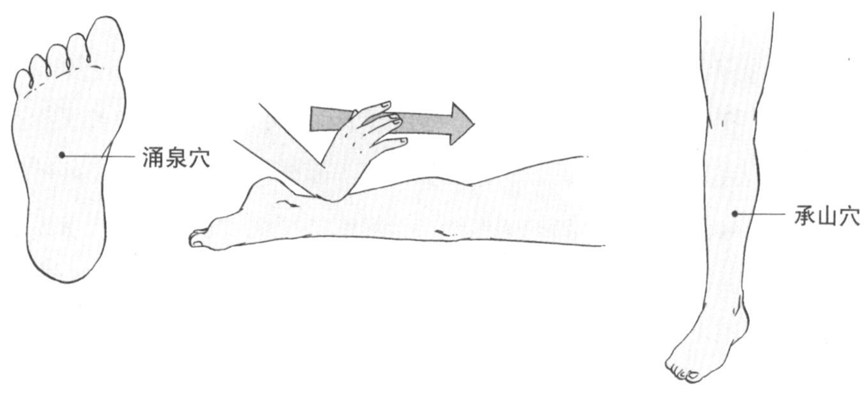

每天一定要点承山穴，两侧穴位都要点揉到，没有季节和具体时间的限制，但是一定要坚持，首先打消追求速效的念头。还有一个穴位要每天点按：涌泉。方法是：握拳，用指间关节点揉。

操作方法：每天用热水泡脚 20 分钟，然后点按两脚的涌泉穴，每穴 3 分钟，一定要以产生胀痛感为度。然后趴在床上，让家人从脚踝开始沿着小腿后面向上推，要有一定的力度，要用掌根，推的时候要能让被推者感到一种酸胀感，单方

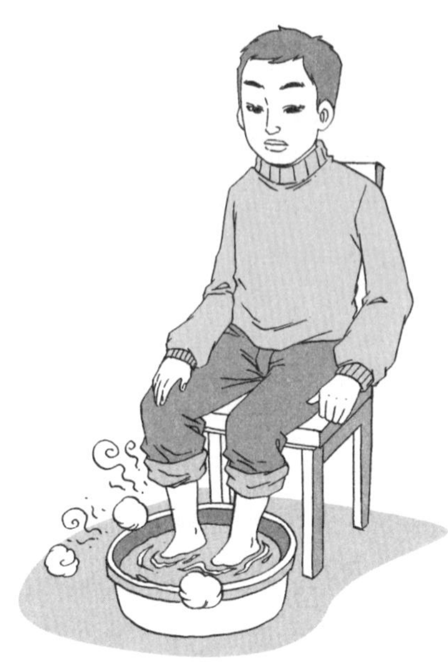

向反复做 15 次。然后再点按双腿上的承山穴 3 分钟。

从中医来讲，静脉曲张是因为有瘀血，所以要活血化瘀。下面介绍一个秘方：红花、当归、牛膝、川芎，各 15 克，半洗脚盆水，约 2 千克，量多了可以再加些药。大火煮沸后再小火煮 10 分钟。这个过程中要把药罐的盖子盖上，尽量减少药物的流失。煮好之后，先把小腿放在上面熏，一定不要烫伤。等感觉稍微有点烫的时候开始泡，直到把脚泡透，一摸感觉脚底很软，而且摸着脚还觉得有点发烫时为止。泡完脚之后一定要做一个简单的“足疗”：从内侧太溪穴向脚跟方向和拇趾脚尖方向推。如果两者结合起来，坚持使用不久就会有事半功倍的效果。

方药组成：黄芪 15 克、白芍 20 克、地龙 10 克、桃仁 10 克、红花 6 克（后下）、当归 15 克、甘草 5 克，每日一剂，水煎服。加减方法：热重加黄柏、蒲公英、丹皮、赤芍、地骨皮；湿重加金银花、苍术、薏苡仁、茯苓、虎杖；寒象加桂枝、熟地黄、生姜；气血虚象则予以本方和八珍汤加减治疗，每日 1 剂，水煎分两次服。

另外，每天慢步一会儿，以不感觉累为度。晚上睡觉的时候一定要把脚垫起

来大约 10 厘米高，有利于血液回流。

还要注意调整自身气血，吃一些活血类型的食物，多做有利于心脏血脉的运动，调整自身心理状态，保持身体和心理的健康。酒可少量常饮，醋要多吃，肉类煲汤也应多吃。适宜食物如下：

（1）主食及豆类的选择：黑大豆、绿豆等。

（2）肉蛋奶的选择：猪心、牛肉、羊肉、鱼、海参等。

（3）蔬菜的选择：茄子、空心菜、莲藕、洋葱、蘑菇、慈菇、香菇、猴头菇、木耳、海带、葛根、魔芋、金针菇、油菜等。

（4）水果的选择：菠萝、山楂、菱角、刺梨、柿子、桃等。

（5）其他：桃仁、红糖、醋、红酒、黄酒、葡萄酒、白酒等。

滋阴补肾治咽炎，阴冷阳痿不用愁——太溪穴

太溪，是肾经的“原穴”，也就是肾脏的原气居住的地方，在针灸治疗学上讲，它具有“滋肾阴、补肾气、壮肾阳、理胞宫”的功能。也就是说，生殖系统、肾阴不足诸证、腰痛和下肢功能不利的疾病此穴都能治。

太溪几乎对各种咽炎都有效，尤其是那种常觉得咽喉干燥、肿痛，属于中医上讲“肾阴不足”原因引起的咽症。按揉此穴位，可一边按揉一边做吞咽动作，这是因为肾经的循行经过喉咙“入肺中，循喉咙，挟舌本”。

因为肾包括肾阴肾阳，而肾阴肾阳分别是其他几脏的阴阳之本，所以有人将肾阴肾阳称为人体的阴阳之本。而太溪为肾的原穴，就能很好地调节人体的阴阳，刺激此经时可以点穴、按揉或艾灸。因为循行过小腹部内相应的人体生殖系统部位，所以对生殖系统的诸多疾病相当有效。比如对女性的月经不调、阴冷，男性的阳痿、举而不坚等都有很好的作用。

按揉太溪穴对腰痛腰酸的效果特别好，刺激时，除了穴位要有酸胀感以外，还应该有麻电样的感觉向足底放散。另外，半身不遂、下肢活动功能不好的患者在家庭护理中也可以进行这样的操作。

用太溪穴来治疗莫名的手脚冰冷也是极其有效的。被此症困扰者，请务必在

每天睡觉前刺激此穴。坚持不到几天，你就会惊讶地发现，自己的手脚变得暖洋洋了。

此外，太溪穴还能治各种气喘病。

脏腑经络病候

本经有了异常变动就表现为下列病症：饥饿而不想进食，面色黯黑像漆柴（炭），咳嗽痰唾带血，两目视物模糊不清、心像悬空而不安，有如饥饿之感；肾气虚的容易发生恐怖、心中怦怦跳动，好像有人要捕捉你一样；还可发生“骨”方面的深部的气血阻逆，如厥冷、麻木、痛等症。

本经所属腧穴就能主治由“肾”方面所发生的病症：口热、舌干燥、咽部发肿、气上逆、喉咙发干而痛、心内烦扰且痛、黄疸、腹泻、脊柱、大腿内侧后边痛、萎软、厥冷、喜欢躺着，脚心发热而痛。

足厥阴肝经——护身卫体的大将军

子时之后是丑时，就是凌晨 1 ～ 3 时，这个时候肝“值班”，主管全身气血的循行与流注。因为肝是主血的脏腑，所以如果凌晨 1 ～ 3 时没有很好地休养的话，就会伤及肝血。

循行路线

从大趾背毫毛部开始（大敦），向上沿着足背内侧（行间、太冲），离内踝一寸（中封），上行小腿内侧（会三阴交；经蠡沟、中都、膝关），离内踝八寸处交出足太阴脾经之后，上膝内侧（曲泉），沿着大腿内侧（阴包、足五里、阴廉），进入阴毛中，环绕阴部，至小腹（急脉；会冲门、府舍、曲骨、中极、关元），夹胃旁边，属于肝，络于胆（章门、期门）；向上通过膈肌，分布胁肋部，沿气管之后，向上进入颃颡（喉头部），连接目系（眼球后的脉络联系），上行出于额部，与督脉交会于头顶。

它的支脉：从“目系”下向颊里，环绕唇内。

它的支脉：从肝分出，通过膈肌，向上流注于肺（接手太阴肺经）。

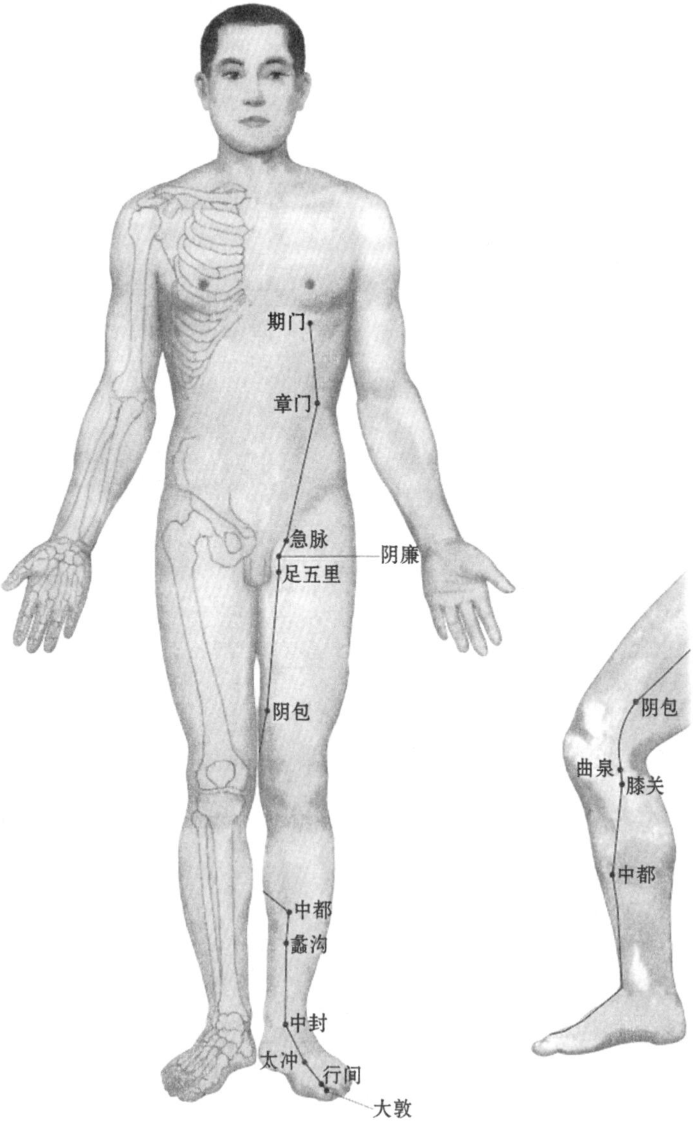

期门
章门
急脉
阴廉
足五里
阴包
中都
蠡沟
中封
太冲
行间
大敦

阴包
曲泉
膝关
中都

联络脏腑

肝位于上腹部，横膈之下。肝脏是人体内最大的腺体，有很多重要的功能。

肝主疏泄

肝主疏泄，泛指肝气具有疏通、条达、升发、畅泄等综合生理功能。古人以木气的冲和条达之象来类比肝的疏泄功能，故在五行中将其归属于木，故《素问·灵兰秘典论》说："肝者，将军之官，谋虑出焉"，《素问·六节脏象论》说："肝者，罢极之本，魂之居也"。肝主疏泄的功能主要表现在调节精神情志，促进消化吸收，以及维持气血、津液的运行三方面。

（1）调节精神情志：中医认为，人的精神活动除由心所主外，还与肝的疏泄功能有关。肝的这一功能正常，人体就能较好地协调自身的精神、情志活动，表现为精神愉快、心情舒畅、理智灵敏；疏泄不及，则表现为精神抑郁、多愁善虑、沉闷欲哭、嗳气太息、胸胁胀闷等；疏泄太过，则表现为兴奋状态，如烦躁易怒、头晕胀痛、失眠多梦等。

（2）促进消化吸收：肝的疏泄功能有助于脾胃的升降和胆汁的分泌，以保持正常的消化、吸收功能。如肝失疏泄，可影响脾胃的升降和胆汁的排泄，从而出现消化功能异常的症状，如食欲不振、消化不良、嗳气泛酸，或腹胀、腹泻等，中医称为"肝胃不和"或"肝脾不调"。

（3）维持气血、津液的运行：肝的疏泄功能直接影响着气机的调畅。如肝失疏泄，气机阻滞，可出现胸胁、乳房或少腹胀痛。气是血液运行的动力，气行则血行，气滞则血瘀。若肝失疏泄，气滞血瘀，则可见胸胁刺痛，甚至症积、肿块，女子还可出现经行不畅、痛经和经闭等。

肝的疏泄功能还有疏利三焦、通调水道的作用。故肝失疏泄，有时还可出现腹水、水肿等。

肝主藏血

肝有贮藏血液和调节血量的功能。当人体在休息或情绪稳定时，机体的需血

量减少，大量血液贮藏于肝；当劳动或情绪激动时，机体的需血量增加，肝就排出其所储藏的血液，以供应机体活动的需要。如肝藏血的功能异常，则会引起血虚或出血的病变。若肝血不足，不能濡养于目，则两目干涩昏花，或为夜盲；若失于对筋脉的濡养，则筋脉拘急、肢体麻木、屈伸不利等。

肝开窍于目

目的视觉功能主要依赖肝之阴血的濡养；肝的经脉又上联目系。因此，肝的功能正常与否常常在目上反映出来。例如：肝血不足可出现视物模糊、夜盲；肝阴亏损，则两目干涩、视力减退；肝火上炎，则目赤肿痛。

在体合筋，其华在爪

肝主筋：筋的活动有赖于肝血的滋养。肝血不足，筋失濡养可导致一系列症状，如前所述。若热邪炽盛，灼伤肝的阴血，可出现四肢抽搐、牙关紧闭、角弓反张等，中医称之为“肝风内动”。

“爪”包括指甲和趾甲，有“爪为筋之余”之说。肝血充足，则指甲红润、坚韧；肝血不足，则爪甲枯槁、软薄，或凹陷变形。

足厥阴肝经的穴位

本经一侧有14个穴位（左右两侧共28穴），其中2穴分布于腹部和胸部，12穴在下肢部。首穴大敦、行间、太冲、中封、蠡沟、中都、膝关、曲泉、阴包、足五里、阴廉、急脉、章门、末穴期门。

大敦穴

【位置】在足（足母）趾末节外侧，距趾甲角0.1寸（指寸）

【功能】疏调肝肾，熄风宁神。

【主治】疝气，遗尿，崩漏，阴挺，经闭；痫。

行间穴

【位置】在足背，当第二、二趾间，趾蹼缘的后方赤白肉际处。

【功能】调理肝肾，清热熄风。

【主治】目赤肿痛，青盲，失眠，癫痫；月经不调，痛经，崩漏，带下；小便不利，尿痛。

太冲穴

【位置】在足背，当第一、二蹠骨结合部前方凹陷处。

【功能】疏肝利胆，熄风宁神，通经活络。

【主治】头痛，眩晕，目赤肿痛，口眼歪斜；郁证，胁痛，腹胀，呃逆；下肢痿痹，行路困难；月经不调，崩漏，疝气，遗尿；癫痫，小儿惊风。

中封穴

【位置】在足背侧，商丘与解溪连线之间，胫骨前肌腱的内侧凹陷处。

【功能】疏肝利胆，通经活络。

【主治】疝气，腹痛，遗精，小便不利。

蠡沟穴

【位置】在小腿内侧，当足内踝尖上 5 寸，胫骨内侧面中央。

【功能】疏泄肝胆，调经利湿。

【主治】外阴搔痒，阳强，月经不调，带下，便不利，疝气，足肿疼痛。

中都穴

【位置】在小腿内侧，当内踝尖上 7 寸，胫骨内侧面的中央。

【功能】疏肝理气，消肿止痛，调经通络。

【主治】两胁痛，腹胀，腹痛，泄泻，恶露不尽；疝气。

膝关穴

【位置】在足小腿内侧，当胫骨内上髁的后下方，阴陵泉后 1 寸，腓肠肌内侧头的上部。

【功能】散寒除湿，通关利节。

【主治】膝部肿痛，下肢痿痹，咽喉肿痛。

曲泉穴

【位置】在膝内侧，屈膝，当膝内侧横纹头上方凹陷中，股骨向上髁的后缘，半腱肌、半膜肌止端的前凹陷处。

【功能】散寒除湿，舒筋活络。

【主治】小腹痛，小便不利，遗精，阴挺，阴痒，外阴疼痛，月经不调，赤白带下，痛经；膝股内侧痛。

阴包穴

【位置】在大腿内侧，当股骨内上踝上 4 寸，股内肌与缝匠肌之间。

【功能】疏肝调经，清热利湿。

【主治】腰骶引小腹痛，小便不利，遗尿，月经不调。

足五里穴

【位置】在大腿内侧，当气冲直下 3 寸，大腿根部，耻骨结节的下方，长收肌的外缘。

【功能】疏肝理气，清利下焦。

【主治】小腹胀痛，小便不利；阴挺，睾丸肿痛；瘰疬。

阴廉穴

【位置】在大腿内侧，当气冲穴直下 2 寸，大腿根部，耻骨结节的下方长收肌的外缘。

【功能】疏肝调经，通经止痛。

【主治】月经不调，带下，小腹胀痛。

急脉穴

【位置】在耻骨联合的外侧，当气冲穴外下方腹股沟股动脉搏动处，前正中线旁开 2.5 寸处。

【功能】疏理肝胆，通调下焦。

【主治】子宫脱垂，疝气，睾丸鞘膜积液，阴部肿痛。

章门穴

【位置】在侧腹部，当第十一肋游离端的下方。

【功能】疏肝健脾，化积消滞。

【主治】腹胀，泄泻，胁痛，痞块。

期门穴

【位置】在胸部，当乳头直下，第六肋间隙，前正中线旁开 4 寸。

【功能】疏肝理气，健脾和胃。

【主治】郁证，胸肋胀痛；腹胀，呃逆，吞酸。

养生常用穴位

太冲穴—最值得人心生敬畏的穴位

肝血不足，眼睛就酸涩，视物不清。肝火太旺，眼睛就胀痛发红，夜里总做噩梦，两三点钟便会醒来，再难入睡。

我们可以向太冲穴寻求帮助，它可解决很多问题。还可以在你发热时帮你发汗，可以在你紧张的时候帮你舒缓，可以在你昏厥的时候将你唤醒，可以在你抽搐的时候帮你解痉。

什么人用太冲穴好呢？最适合那些爱生闷气、有泪往肚子里咽的人，还有那些郁闷、焦虑、忧愁难解的人。但如果你是那种随时可以发火、不加压抑、发完马上又可谈笑风生的人，那么太冲穴对你就意义不大了。揉太冲穴，从太冲揉到行间，将痛点从太冲转到行间，效果会更好一些。

人有时候会发一阵无名之火。从某种角度上来说，发脾气并不是一件坏事。那么这种气又是如何产生的呢？从根源上来讲是由情志诱发而起的。其实这种气起初是人体的一股能量，在体内周而复始地运行，起到输送血液周流全身的作用。肝功能越好的人，气就越旺。肝帮助人体将能量以气的形式推动全身物质的代谢和精神的调适。这种能量非常巨大，如果我们在它生成的时候压抑了它，如

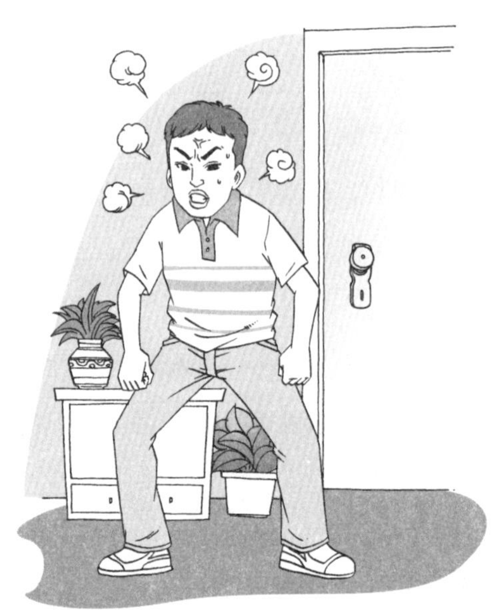

果生气的时候强压下怒火，使它不能及时宣发，那么这时它就成了体内一种多余的能量，就是我们经常说的“上火了”。“气有余便是火”，这火因为没有正常的通路可宣发，就会变成了像在西班牙斗牛节上斗红眼了的牛，在体内横冲直撞了。这种火上到头就会头痛，冲到四肢便成风湿，进入胃肠则成溃疡。

有一种人爱哭，你可别阻止他（她），有烦心、委屈的事能随感而发，将体内的郁结及时疏解，真是痛快！不是有一首歌叫作《男人哭吧哭吧不是罪》吗？“肝之液为泪”，这是上天赐予我们每个人的自然解毒法，可以迅速化解肝毒，为何不用呢？有些人大哭了一场，将多年的积郁一涌而出，顿时无毒一身轻。所以这是最高明的治疗方法。哭也会消耗大量的气血，因为浊气不会自行排出，需要调动大量气血将它赶出来。所以大哭之后通常疲惫不堪，困倦思睡，这时就要及时补充气血。另外，也不可总是哭哭啼啼，像红楼梦里面的那个林妹妹，整天哭泣个没完没了，那就又会造成气血两伤了。所以凡事要恰到好处，过犹不及。

说到肝火，说到生气，就不得不提到太冲这个奇妙的穴位。

太冲穴是肝经的原穴，原穴的含义有发源、原动力的意思，也就是说，肝脏所表现的个性和功能，都可以从太冲穴找到形质。可见太冲穴的作用之大。

在中医里面，肝被比做是刚直不阿的将军，“肝为刚脏，不受怫郁”。是说这个脏器阳气是很足的，火气是很大的，是不能被压抑的。“肝主筋，易生内风”。卒中后遗症的患者通常都是手脚拘挛，按照俗话说，就是筋抽在一起了，这就证明肝已受伤了。“肝开窍于目”，眼睛的问题主要是由肝来决定的：肝血不足眼睛就酸涩，视物不清了；肝火太旺，眼睛就胀痛、发红。

太冲穴可以解决这如此众多的问题，所以一定要善加利用。

失眠的原因是魂不守神——太冲穴来帮忙

按照身体十二经的气血循行来看，肝经的经气在丑时最旺，就是凌晨 1 ～ 3 时。这个时候我们都在睡觉呢，但是有些人就是睡不着。工作和生活有压力的人还能理解，有些人什么压力都没有，也睡不着，有些人倒是能睡着，但是经常做噩梦，搞得每天起来都无精打采或者莫名烦躁。这是什么原因引起的呢？有一个成语叫“魂不守舍”，就是魂不能踏踏实实地在肝脏这个屋子里呆着，非要跑出来。有的人整天精神涣散，思想难以集中，就像丢了魂一样，这就是肝气虚弱造成的。还有人夜里总做噩梦，两三点钟便会醒来，再难入睡，这都是肝脏郁结的浊气在作怪。

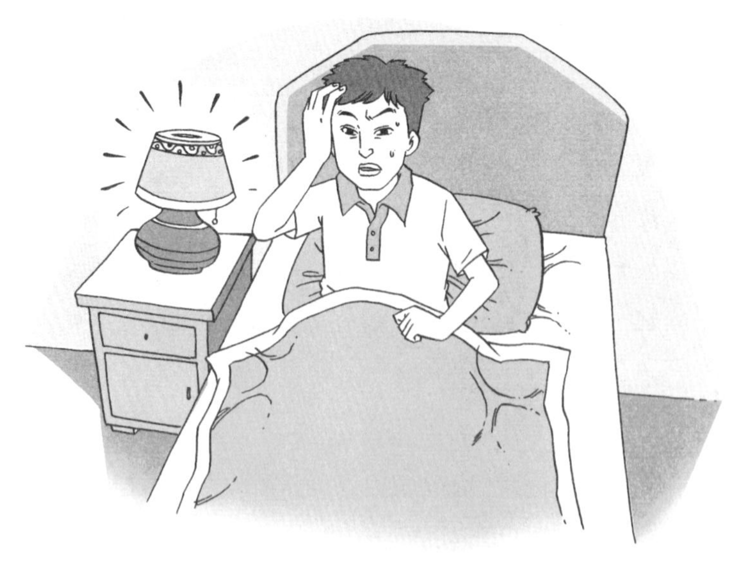

中医里讲心主神、肝主魂。本来到晚上的时候，这个神和魂都该回去的，但是神回去了魂没有回去，这就叫“魂不守神”。中医经常说有的人没魂儿了，没魂的人他能好好睡觉吗？所以中医的解决办法就是让魂回去。怎么让肝魂回去？除了找有经验的老中医开些平肝潜阳的药之外，每晚临睡前一定要花 10 分钟刺激肝经上的太冲，点揉肝经循行路线上的重要穴位，哪里痛、酸、麻木就按哪里，有些人是脾气大，火气特旺，这时只要点点穴，消消火儿，几分钟后人就感到心平气和了，自然也就能安然入睡了。

女性的好帮手——太冲

太冲是肝经上最重要的穴位，是治各类肝病的特效穴位。能降血压、平肝清热、清利头目，和中药中菊花的功效很像，而且对女性的月经不调也很有效。它的位置在脚背上大拇趾和第二趾结合的地方向后，在足背最高点前的凹陷处。那些平时容易发急，脾气比较暴躁的人一定要重视肝经上的太冲，每天坚持用手指按揉太冲 2 分钟，要产生那种明显的酸胀感，用不了一个月就能感觉到体质明显地好转。

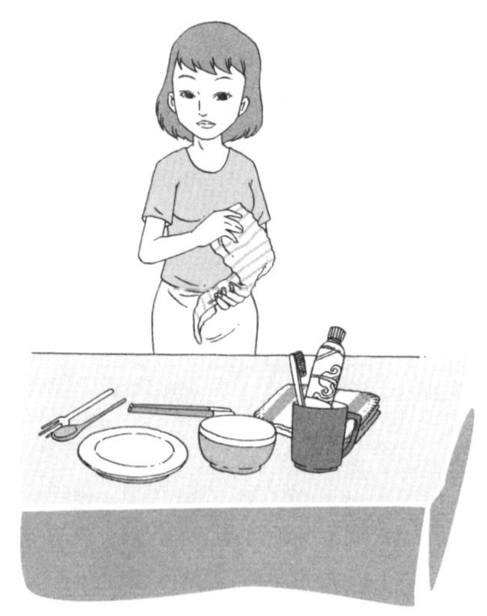

很多女性的月经总是提前或者经期延长，老是没有规律。月经的颜色深红，而且莫名地发热，经前几天特别烦躁不安，想发脾气。这在中医里面讲就是肝的

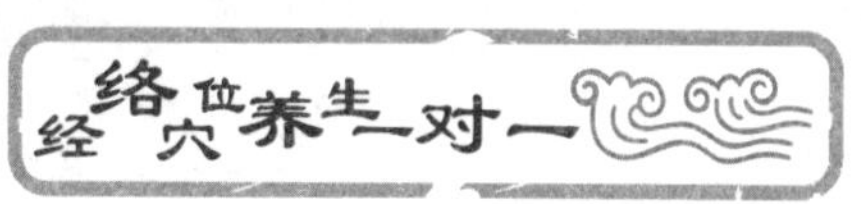

问题，因为肝主藏血，还有就是肝经有热导致的。这个时候一定要点太冲，不是在经期点，要在月经来临之前5天就开始每天点揉太冲，每次3～5分钟，每个月经周期前都坚持做。不到两个月，就会有明显的效果。经期开始恢复正常了，经前的紧张、烦躁也没有了，痛经的也不痛了。

妇科病的救星——蠡沟穴

蠡沟的蠡是一个什么意思？蠡字上边是一个缘份的缘右半边，同时也是盖房椽字的右半边，底下两个虫字，就是虫子在嗑木头。沟是什么意思？沟就是沟渠，沟也就是细小的水道的意思，其实这个里边有深刻的含义。沟，细小的水道，这里暗指妇女的阴道。古人不会把妇女的阴道标在穴上，这是很禁忌的，但会隐藏在里边。为什么这里说蠡沟，为什么虫子会在沟这块爬，就告诉你这个穴位，是治疗女性阴道瘙痒的，所以你要点这个穴，妇科的月经不正常，还有白带不正常，还有月经湿疹，揉蠡沟穴会产生明显的效果。当然，阴道瘙痒的内因是源于肝胆湿热，最好再加上去湿要穴“曲泉”与“阴陵泉”，平日再喝些绿豆薏米粥，以解肝毒，除湿热，才是治本之道。

拯救肝脏的功臣——期门穴、行间穴

肝病中最具有代表性的是各种类型的肝炎。比如急性、慢性肝炎等，会容易

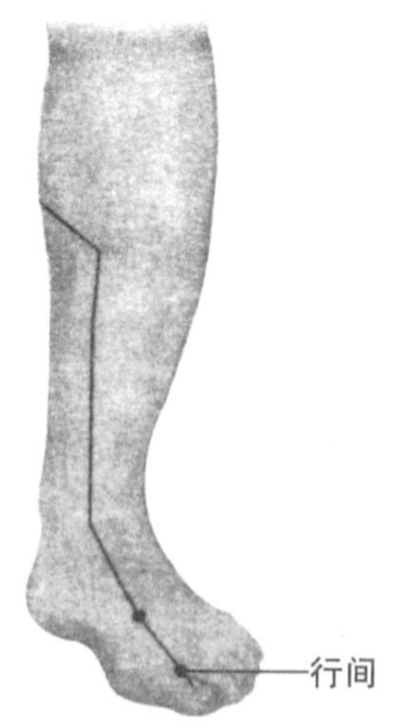

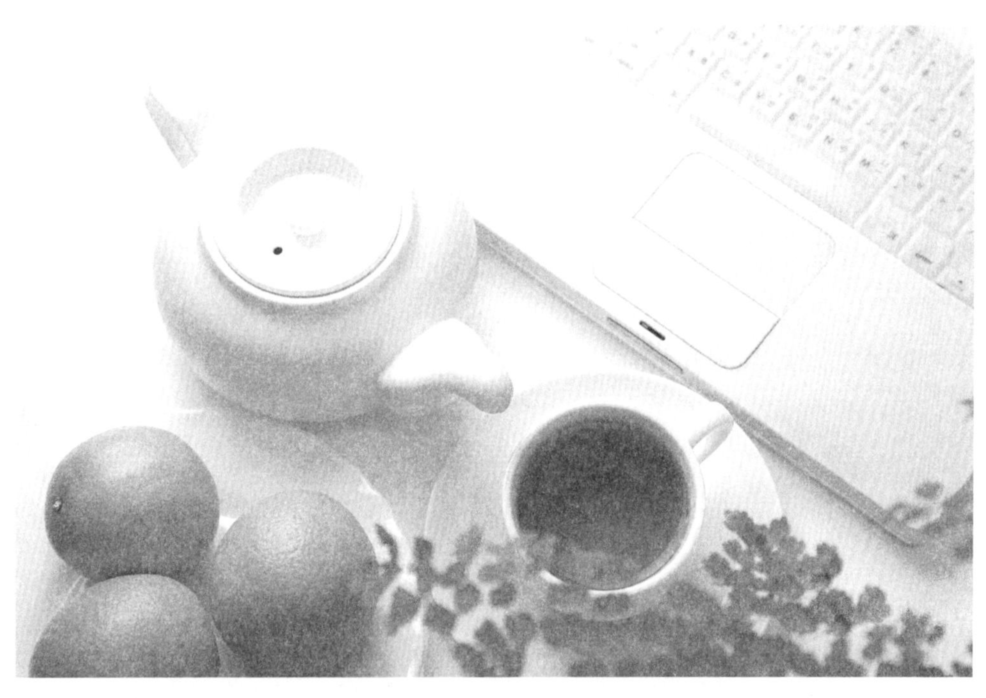

疲劳、没有食欲、想吐等，而且治疗上十分麻烦。

如果家中有人患有肝炎，那就需家中每个人都要注意个人卫生，食具、牙具、修面用具及其他盥洗用品要分开。多人一起就餐时，要使用公筷公勺，将食物取放在自己的碗碟中食用；或采用分食制，每人 1 份。家庭用具和食具要经常消毒。

患者在生活中还需注意：一是必须忌酒。人体感染了肝炎病毒，肝功能已受到损害，体内对酒精（乙醇）代谢的酶类活性减低，解毒功能也随之降低，即使少量饮酒也有害无益。二是不可多食糖，糖会使体内脂肪类物质增多，将引发高血脂和脂肪肝，加重炎症。三是适量补充蛋白质及热量。肝炎病初发期，应给予流质或半流质食物，如稀粥、牛奶、豆浆、面条、藕粉、馄饨等。经过治疗，患者食欲也随之好转，这时要适量补充蛋白质及热量，如瘦肉、鸡蛋、鱼类、豆制品等。当转入康复阶段，可按口味配膳，无需特定限制，对脂肪类食物，也不必严格控制，因为脂肪可增加热量。四是多食含维生素食物，如蔬菜水果、海藻、蘑菇及五谷杂粮等微量元素丰富的食物。

另外，坚持按揉肝经上的一些重要穴位，若能每天坚持刺激，将在很大程度上改善肝炎带来的危害。

期门穴、行间穴等穴对肝病十分有效。要找期门穴时，请先找巨阙穴。在心窝上端，从左右肋骨相交之处起，往下二指宽处即是巨阙穴。然后，从乳头往下画一条平行线，在此线所经过的肋骨和肋骨之间，与巨阙穴同样高度上的，就是期门穴。

行间穴在脚上。从脚的大拇趾和第二趾根部之间的中央起，稍靠近大拇趾侧之处，在脚的表面交接处上就是行间穴。施压，会强痛，在这些穴道上每天两次指压，每次 30 下的强烈刺激即可。而有肝硬化和酒精肝、脂肪肝则用香烟或艾炷每天灸 20 次。坚持按揉与艾灸以上穴位和与注意上面所述的注意事项，治疗效果一定显著。

脏腑经络病候

足厥阴肝经主要联系着肝、胆、肺、胃、肾、脑等部位。如果足厥阴肝经出现异常，那么人体就会出现腰痛不能俯仰，胸胁胀满、小腹疼痛、疝气、巅顶痛、咽干、眩晕、口苦、情志抑郁或易怒等症状。通过调理足厥阴肝经，能够治疗和调理肝病、妇科疾病、前阴病，以及这条经脉循行部位上的其他病症，如腰痛、胸满、呃逆、遗尿、小便不利、疝气、少腹肿等疾病。

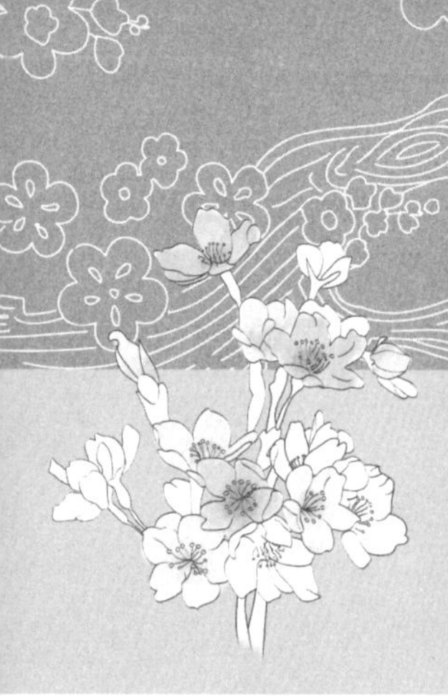

第五章：督脉和任脉

督脉——主男性生殖功能

督脉总督全身的阳经，称为“阳经之海”。人体的阳经全都分布在身体的外侧面，担负着机体的运动与护外功能。督脉不通，阳气不能集聚与流通，抗病护外功能就会虚弱。督脉又是管理人体五脏六腑生理功能的中枢，督脉不通，五脏六腑功能下降，人体气血生成不足，生命整体机能低下。

循行路线

督脉起于胞中，下出会阴，后行于腰背正中，循脊柱上行，经项部至风府穴，进入脑内，再回出上至头项，沿头部正中线，经头顶、额部、鼻部、上唇，到唇系带处。

分支：从脊柱里面分出，络肾。

分支：从小腹内分出，直上贯脐中央，上贯心，到喉部，向上到下颌部，环绕口唇，再向上到两眼下部的中央。

基本功能

督脉的“督”字，有总督、督促、统率之意。

1. 督脉对全身阳经脉气有统率、督促的作用及调节阳经气血，故称

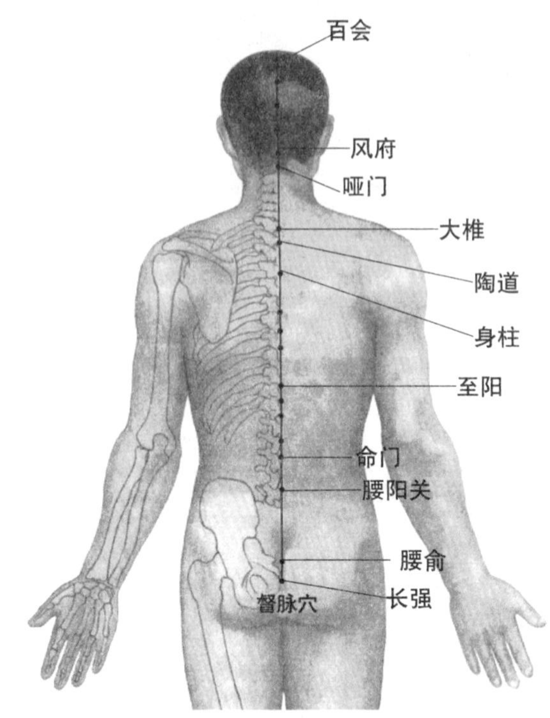

“总督诸阳”、“阳脉之海”：督脉行于背部正中，其脉多次与手足三阳经及阳维脉相交会，如督脉与手足三阳经会于大椎；与足太阳会于百会、脑户等；与阳维脉会于风府、哑门。所以督脉与各阳经都有联系，对全身阳经气血起调节作用。

2. 反映脑、髓和肾的功能：因督脉循行于脊里，入络于脑，与脑和脊髓有密切的联系。《本草纲目》称：“脑为元神之府”，经脉的神气活动与脑有密切关系。体腔内的脏腑通过足太阳膀胱经背部的腧穴受督脉经气的支配，因此，脏腑的功能活动均与督脉有关。《素问·骨空论》说：“督脉为病，脊强反折。”《难经·二十九难》说：“督之为病，脊强而厥。”“脊强”和“厥”是脊髓和脑的病变，皆归督脉，与督脉的循行过脊络脑有关。督脉又络肾，故与肾也有密切关系。肾为先天之本，主生殖，所以历代医家多认为精冷不孕等生殖系统疾患与督脉有关，常以补督脉之法治之。

督脉上的穴位

本经穴，1名1穴，计28穴，分布于头、面、项、背、腰、骶部之后正中线上。本经脉腧穴有长强、腰俞、腰阳关、命门、悬枢、脊中、中枢、筋缩、至阳、灵台、神道、身柱、陶道、大椎、哑门、风府、脑户、强间、后顶、百会、前顶、囟会、上星、神庭、素髎、水沟、兑端、龈交共28穴。

长强穴

【位置】在尾骨端下，当尾骨端与肛门连线的中点处。

【功能】镇痉熄风，清热利湿，固脱止泻。

【主治】泄泻，痢疾，便秘，便血，痔疾，癫狂，脊强反折，癃淋，阴部湿痒，腰脊、尾骶部疼痛。

腰俞穴

【位置】在骶部、当后正中线上，适对骶管裂孔。

【功能】调经通络，清热利湿。

【主治】腰脊强痛，腹泻，便秘，痔疾，脱肛，便血，癫痫，淋浊，月经不调，下肢痿痹。

腰阳关穴

【位置】在腰部，当后正中线上，第4腰椎棘突下凹陷中。

【功能】强腰补肾，调经通络。

【主治】腰骶疼痛，下肢痿痹，月经不调，赤白带下，遗精，阳痿，便血。

命门穴

【位置】在腰部，当后正中线上，第2腰椎棘突下凹陷中。

【功能】壮阳益肾，强壮腰膝。

【主治】虚损腰痛，脊强反折，遗尿，尿频，泄泻，遗精，白浊，阳萎，早泄，赤白带下，胎屡坠，五劳七伤，头晕耳鸣，癫痫，惊恐，手足逆冷。

悬枢穴

【位置】在腰部，当后正中线上，第 1 腰椎棘突下凹陷中。

【功能】温补脾肾，强壮腰脊。

【主治】腰脊强痛，腹胀，腹痛，完谷不化，泄泻，痢疾。

脊中穴

【位置】在背部，当后正中线上，第 11 胸椎棘突下凹陷中。

【功能】健脾利湿，益肾强脊。

【主治】腰脊强痛，黄疸，腹泻，痢疾，小儿疳积，痔疾，脱肛，便血，癫痫。

中枢穴

【位置】在背部，当后正中线上，第 10 胸椎棘突下凹陷中。

【功能】健脾利湿，益肾强脊。

【主治】黄疸，呕吐，腹满，胃痛，食欲不振，腰背痛。

筋缩穴

【位置】在背部，当后正中线上，第 9 胸椎棘突下凹陷中。

【功能】止痉熄风，健脾调中。

【主治】癫狂，惊痫，抽搐，脊强，背痛，胃痛，黄疸，四肢不收，筋挛拘急。

至阳穴

【位置】在背部，当后正中线上，第 7 胸椎棘突下凹陷中。

【功能】宽胸理气，清热利湿，健脾调中。

【主治】胸胁胀痛，腹痛黄疸，咳嗽气喘，腰背疼痛，脊强，身热。

灵台穴

【位置】在背部，当后正中线上，第 6 胸椎棘突下凹陷中。

【功能】宣肺止咳，清热解毒。

【主治】咳嗽，气喘，项强，脊痛，身热，疔疮。

神道穴

【位置】在背部、当后正中线上，第5胸椎棘突下凹陷中。

【功能】养心安神，熄风止痉，清热通络。

【主治】心痛，惊悸，怔忡，失眠健忘，中风不语，癫痫，腰脊强，肩背痛，咳嗽，气喘。

身柱穴

【位置】在背部，当后正中线上，第3胸椎棘突下凹陷中。

【功能】祛风退热，宣肺止咳，宁心镇痉。

【主治】身热头痛，咳嗽，气喘，惊厥，癫狂痫证，腰脊强痛，疔疮发背。

陶道穴

【位置】在背部，当后正中线上，第1胸椎棘突下凹陷中。

【功能】宣肺解表，熄风止痉，镇惊安神。

【主治】头痛项强，恶寒发热，咳嗽，气喘，骨蒸潮热，胸痛，脊背痠痛，疟疾，癫狂，角弓反张。

大椎穴

【位置】在后正中线上，第7颈椎棘突下凹陷中。

【功能】解表清热，疏风散寒，熄风止痉，肃肺宁心。

【主治】热病，疟疾，咳嗽，喘逆，骨蒸潮热，项强，肩背痛，腰脊强，角弓反张，小儿惊风，癫狂痫证，五劳虚损，七伤乏力，中暑，霍乱，呕吐，黄疸，风疹。

哑门穴

【位置】在项部，当后发际正中直上0.5寸，第1颈椎下。

【功能】熄风止痉，通络开窍，疏风活络。

【主治】舌缓不语，音哑，头重，头痛，颈项强急，脊强反折，中风尸厥，癫狂，痫证，癔病，衄血，重舌，呕吐。

风府穴

【位置】在项部，当后发际正中直上 1 寸，枕外隆凸直下，两侧斜方肌之间凹陷处。

【功能】疏散风邪，清心开窍，通利机关。

【主治】癫狂，痫证，癔病，中风不语，悲恐惊悸，半身不遂，眩晕，颈项强痛，咽喉肿痛，目痛，鼻衄。

脑户穴

【位置】在头部，后发际正中直上 2.5 寸，风府上 1.5 寸，枕外隆凸的上缘凹陷处。

【功能】散风清热，开窍止痉。

【主治】头重，头痛，面赤，目黄，眩晕，面痛、音哑，项强，癫狂痫证，舌本出血，瘿瘤。

强间穴

【位置】在头部，当后发际正中直上 4 寸（脑户上 1.5 寸）。

【功能】散风通络，宁心安神。

【主治】头痛，目眩，颈项强痛，癫狂痫证，烦心，失眠。

后顶穴

【位置】在头部，当后发际正中直上 5.5 寸（脑户上 3 寸）。

【功能】散风通络，宁心安神。

【主治】头痛，眩晕，项强，癫狂痫证，烦心，失眠。

百会穴

【位置】在头部，当前发际正中直上 5 寸，或两耳尖连线中点处。

【功能】平肝熄风，升阳益气，醒脑宁神，清热开窍。

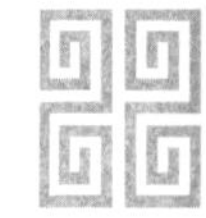

【主治】头痛，眩晕，惊悸，健忘，尸厥，中风不语，癫狂，痫证，癔病，耳鸣，鼻塞，脱肛，痔疾，阴挺，泄泻。

前顶穴

【位置】在头部，当前发际正中直上3.5寸（百会前1.5寸）。

【功能】平肝潜阳，清热熄风。

【主治】癫痫，头晕，目眩，头顶痛，鼻渊，目赤肿痛，小儿惊风。

囟会穴

【位置】在头部，当前发际正中直上2寸（百会前3寸）。

【功能】平肝潜阳，清热熄风，醒神镇惊。。

【主治】头痛，目眩，面赤暴肿，鼻渊，鼻衄，鼻痔，鼻痈，癫疾，嗜睡，小儿惊风。

上星穴

【位置】在头部，当前发际正中直上1寸。

【功能】清肝明目，宣通鼻窍。

【主治】头痛，眩晕，目赤肿痛，迎风流泪，面赤肿，鼻渊，鼻衄，鼻痔，鼻痈，癫狂，痫证，小儿惊风，疟疾，热病。

神庭穴

【位置】在头部，当前发际正中直上0.5寸。

【功能】清肝明目，熄风止痉，通窍安神。

【主治】头痛，眩晕，目赤肿痛，泪出，目翳，雀目，鼻渊，鼻衄，癫狂，痫证，角弓反张。

素髎穴

【位置】在面部，当鼻尖的正中央。

【功能】清热宣肺，宣通鼻窍，苏厥救逆。

【主治】鼻塞，鼻衄，鼻流清涕，鼻中肉，鼻渊，酒鼻，惊厥，昏迷，新生

儿窒息。

水沟穴

【位置】在面部，当人中沟的上 1/3 与中 1/3 交点处。

【功能】开窍启闭，苏厥救逆，清热化痰，宁神镇痛。

【主治】昏迷，晕厥，暑病，癫狂，痫证，急慢惊风，鼻塞，鼻衄，风水面肿，齿痛，牙关紧闭，黄疸，消渴，霍乱，温疫，脊膂强痛，挫闪腰疼。

兑端穴

【位置】在面部，当上唇的尖端，人中沟下端的皮肤与唇的移行部。

【功能】清泻胃热，定惊止痛。

【主治】昏迷，晕厥，癫狂，癔病，消渴嗜饮，口疮臭秽，齿痛，口噤，鼻塞。

龈交穴

【位置】在上唇内，唇系带与上齿龈的相接处。

【功能】清热明目，宣通鼻窍。

【主治】齿龈肿痛，口臭，齿衄，处鼻渊，面赤颊肿，唇吻强急，面部疮癣，两腮生疮，癫狂，项强。

养生常用穴位

强腰补肾来壮阳——命门

命门在腰部后正中线上，第二腰椎棘突下的凹陷处，与肚脐在同一水平高度，可以沿着肚脐向后找，到了背后正中的棘突下面的凹陷就是了。

命门有什么作用呢？命门在腰部，可以壮腰补虚，温补脾肾，可以治疗腰部虚冷疼痛、遗尿、腹泻、男性的遗精、阳痿，以及女性虚寒性的月经不调、习惯性流产等。前面我们说了，督脉是“阳脉之海”，那它就能补阳气。现在，各种广告上保健品的壮阳功效吹嘘得无比神奇，实际上那种所谓的“壮阳”其实就是

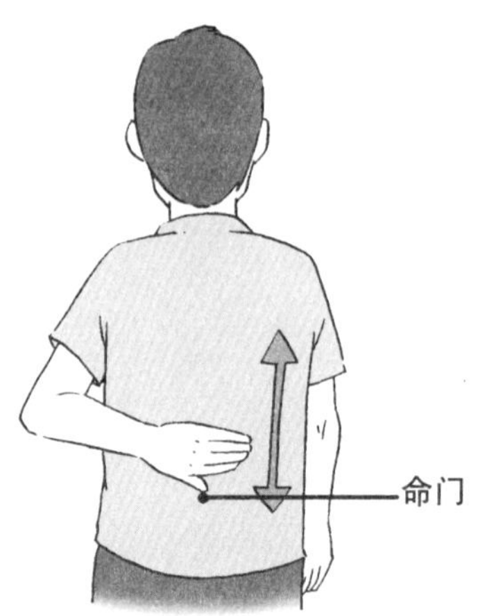

拔苗助长。而按揉穴位或者灸才是真正的壮阳之道，每天花 3 分钟用手掌来回擦命门，直到有一股热感透过皮肤向里渗透为止，这种擦法其实连膀胱经的穴位也一起刺激了，效果非常好。如果再加上摩揉任脉的关元、气海，最多 1 个月，就会有很好的效果。

祛除头痛太轻松——风府

风府在后发际正中以上一横指的凹陷中，顺着脖子后面正中间向上摸，到脖子和头交接的地方有个凹陷的“坑儿”，就是了。

风府穴对外感风寒引起的头痛、头重等，以及高血压引起的头痛、眩晕，颈椎病引起的颈部神经、肌肉疼痛等都有作用。此穴是督脉穴，与脑相通，也可以治中风、癫痫等神志病。如果你有颈椎病或高血压，或者低头工作太久颈部酸痛、头晕眼花，或者不明缘由地突然头痛，试试点揉风府或胆经的风池穴，或者沿前额的神庭、头顶的百会穴、风府穴按揉，瞬间就能轻松许多。

《针灸资生经》里说：“风府者，固伤寒所自起也；北人皆以毛裹之，南人怯弱者，亦以帛护其项。”所以我们平时要注意风府穴的保暖，尤其是在秋冬季节这种“虚邪贼风”正盛的时候。

降血压不健忘，提升阳气防下陷——百会

找此穴时，首先，将大拇指插进耳洞中，两手的中指朝头顶伸直。然后，像

是环抱头顶似的，两手手指按住头部。此时，两手中指指尖相触之处，就是百会穴。用指施压，会感到轻微的疼痛。

百会有“三阳五会”之称，即足三阳经与督脉、足厥阴肝经的交会穴，是人体阳气汇聚的地方。其功能是开窍醒脑，回阳固脱，升阳举陷。主治头痛、眩晕、中风失语、癫狂、泄泻、健忘、不寐、阴挺等。现在，治疗中风、记忆力下降等老年病时都要选百会穴。

◆百会还有以下一些妙用

（1）降血压。手掌紧贴百会穴呈顺时针旋转，每次做36圈，可以宁神清脑，降低血压。

（2）美发。将食指或中指按压在百会穴上，逐渐用力深压捻动或做轻柔和缓的揉动，然后用空拳轻轻叩击百会穴，每次进行3分钟。可以促进血液循环，增强头皮的抵抗力，从而减少脱发、断发。它和正确的梳头方式一样关键，比如梳头时应顺着毛囊和毛发的自然生长方向，切忌胡乱用力拉扯。因为头部有督脉、膀胱经、胆经等多条经脉循行，所以最好顺着经络的循行梳头，这样轻而易举就能调理多经。

还有就是灸百会，虽然自己操作时有点难度，但还是可以做的。因为百会可以升提阳气，所以对那些脱肛和子宫脱垂以及胃下垂的病很有作用。因为这些病

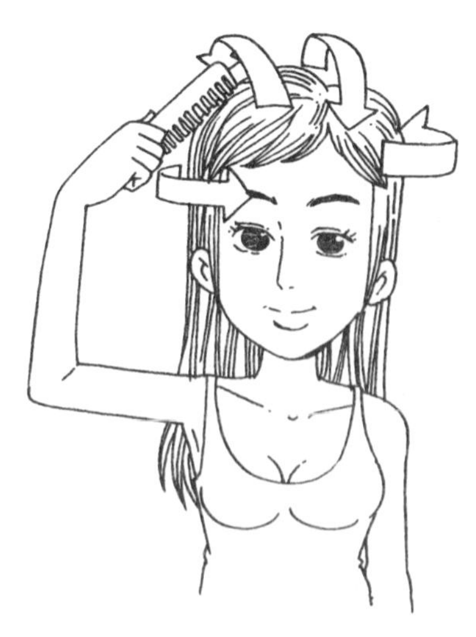

的病因在中医看来是一样的，统称“中气下陷”，就是本来有东西向上提托着这些脏器，现在提东西的没劲儿了，它们就往下坠了。

百会穴对治疗头痛十分有效，古时候就有评定。“顶门一针”这句谚语大家都知道吧，“抓住致病处，痛下针砭”是这句话的意义，就是用针刺头顶上的百会穴后，头痛立马好转。至今有关史料仍保存着古代皇帝头剧痛，因针刺百会穴而治愈的记载。唐高宗时就曾请御医为自己的头部扎针放血，从而治愈了头痛的顽疾。

安神醒脑不眩晕——神庭

神庭在前发际正中直上 0.5 寸（一寸为一横指）。

前面讲风府穴时提过，神庭对头痛、眩晕有效，此外，神庭穴之“神”并非徒有虚名，它在治疗精神、心理等疾病方面有显著的疗效。那么，我们在日常生活中怎样使用神庭穴呢？用两手的食指或者中指的指肚交替从印堂穴向上推至神庭，并在印堂和神庭上加重力度点按，可以宁神定志，治疗失眠、心悸、缓解疲劳。像工作久了头昏脑胀，从印堂到神庭向上推几次，马上就缓解，整个头都会感到轻松得不得了。坚持每天睡前揉上 20 次，像什么多梦、失眠都会远离我们。

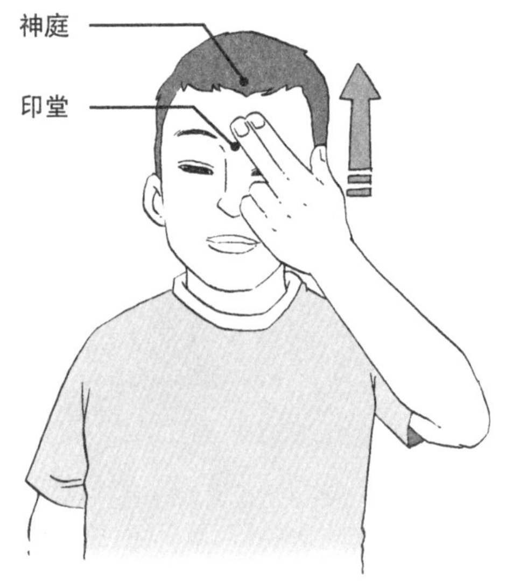

水样带请找命门与肾俞

带下量多，清稀如水，淋漓不断，小腹发凉，有下坠的感觉，腰酸疼，头晕，耳鸣，夜尿多，大便稀，平时手脚发凉。

有一些人天生体质不好，肾阳虚损，大多是父母遗传的或者胎儿的时候失养；还有些人是因为经期或者产后受到了冷刺激，比如淋雨、做家务时碰了冷水，最后损伤肾阳。肾阳又叫命门之火，生殖系统的活力全靠它。

火不足了，体内的寒湿就盛，带脉没力气约束，所以带下变多，清冷如水；肾在后腰，小腹和腰是“近火楼台”，火不旺了，这儿就会发冷、酸疼；唇亡齿寒，小腹内的膀胱、肠道也是一派寒相。体内火不足，所以身体特别怕冷。

中医诊断为肾虚带下，可分为肾阳虚与肾阴虚两种。补命门之火就要找命门穴、肾俞穴。

命门，可以解释为“生命的门户”，它是督脉上的穴位，对应两肾中间。《黄帝内经》认为两肾之间是生命之源，是男女生殖系统的精华所在。所以命门穴是补肾培阳、补命门之火首选。它在身体后正中，第二腰椎下的凹陷，与肚脐处在同一高度上。

肾俞，是肾的背俞穴，它可以补肾阳，治肾虚，还能检验肾是不是有问题。它在命门旁 1.5 寸，也就是两个手指的宽度，里面对应的正是肾脏。

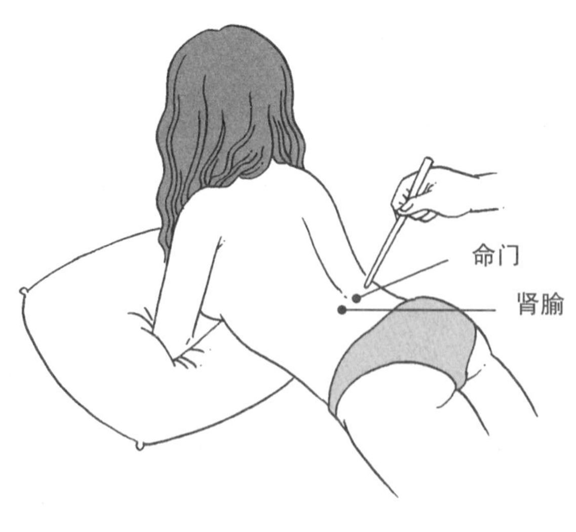

操作方法：最好的方法就是艾灸，下午 3 ～ 5 时先艾灸关元和带脉，再艾灸命门和两侧肾俞，每个穴 3 分钟。平时经常用两手掌来回搓肾俞或者命门，直到暖烘烘的，也是很好的辅助方法，而且时间、地点不拘，很方便。

痔疮患者常按腰俞穴

腰俞穴位于腰部，臀沟分开处即是。俗话说，十男九痔，而用指压腰俞穴可以防治痔瘘、痔核、裂痔等疾病。治疗痔时，首先指压陶道穴。陶道穴位于第一胸椎和第二胸椎之间的凹处。指压时，一面缓缓吐气一面强压 6 秒钟，如此重复 10 次。其次是指压腰俞穴，指压时一面缓缓吐气一面强压到感到疼痛程度 6 秒钟，如此重复 10 次（若请人代劳时，代劳者呼吸法与被压者相同），此时将肛门用力夹紧，效果会更佳。

阳痿、遗精的克星——腰阳关

腰阳关位于腰部，当后正中线上，第 4 腰椎棘突下凹陷中。有遗精、阳痿等症的男性都可取该穴治疗。按摩时可找家人或朋友来帮助，用两手拇指同时按放在腰阳关穴处，以指腹用力，向两侧推擦，连做 3 分钟。经常坚持按摩，有壮阳补肾、舒利关节的作用。

经络病候

督脉循身之背，入络于脑。如果督脉脉气失调，就会出现“实则脊强，虚则头重”的病证。这是因督脉经络之气受阻，清阳之气不能上升之故。由于督脉统一身之阳气，络一身之阴气，脉气受阻，不仅发生腰脊强痛，而且致“大人癫疾、小儿惊痫”。同时，督脉的别络由小腹上行，如脉气失调，亦发生从少腹气上冲心的冲疝，以及癃闭、痔疾、遗尿、女子不育等证。

据《针灸大全》载八脉八穴，后溪通于督脉，其主治证有手足拘挛、震颤、抽搐、中风不语，痫疾、癫狂、头部疼痛、目赤肿痛流泪、腿膝腰背疼痛、颈项强直、伤寒、咽喉牙齿肿痛、手足麻木、破伤风、盗汗等。

任脉——主女性妊娠之能

任脉在我们身体正面的一条中线上。任脉与督脉相同，也是身体的奇经八脉之一，任有‘妊养’的意思，它总管一身阴经，与女子经、带、胎、产的关系万分密切。

循行路线

任脉起于胞中，下出会阴，沿阴阜、腹部和胸部正中线上行，至咽喉，上行至下颌部，环绕口唇，沿面颊，分行至目眶下。

分支：由胞中别出，与冲脉相并，行于脊柱前。

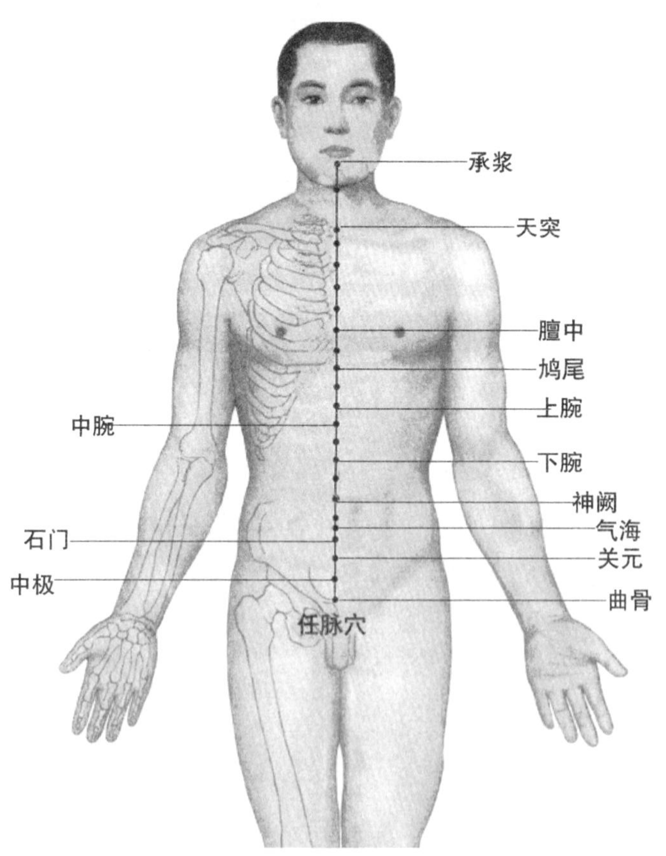

基本功能

任脉的“任”字，有担任、妊养的含义。

（1）调节阴经气血，为“阴脉之海”：任脉循行于腹面正中线，腹为阴，说明任脉对全身阴经脉气有总揽、总任的作用。故有“总任诸阴”和“阴脉之海”的说法。其脉多次与足三阴经及阴维脉交会。如任脉与足三阴会于中极、关元；与足厥阴会于曲骨；与足太阴会于下脘；与手太阴会于上脘；与阴维脉会于廉泉、天突等。

（2）任主胞胎：《太平圣惠方·卷一》说：“夫任者妊也，此是人之生养之本。”任脉起于胞中，与女子月经来潮及妊养、生殖功能有关。它所经过的石门穴，别名称为“丹田”，为男子贮藏精气，女子维系胞宫之所，又为“生气之原”。

任脉上的穴位

任脉起于会阴穴，止于承浆穴，1穴1名，共24穴，会阴、曲骨、中极、关元、石门、气海、阴交、神阙、水分、下脘、建里、中脘、上脘、巨阙、鸠尾、中庭、膻中、玉堂、紫宫、华盖、璇玑、天突、廉泉、承浆。

会阴穴

【位置】会阴穴，男性当阴囊根部与肛门连线的中点，女性当大阴唇后联合中与肛门连线的中点。

【功能】调经补肾，清利湿热。

【主治】小便不利，痔疾，遗精，月经不调，癫狂，产后昏迷，阴痒，阴痛，小便难，大便结，闭经，溺水。

曲骨穴

【位置】在下腹部，当前正中线上，耻骨联合上缘的中点处。

【功能】利肾培元，调经止带，清利湿热。

【主治】小便不利，遗尿，遗精，阳痿，月经不调，带下，小便淋沥，阴囊湿疹。

中极穴

【位置】下腹部，前正中线上，脐下 4 寸。

【功能】补肾培元，通利膀胱，清利湿热，调经止带。

【主治】遗尿，小便不利，疝气，遗精，阳痿，月经不调，崩漏，带下，阴挺，不孕，癃闭，痛经，产后恶露不止。

关元穴

【位置】在下腹部，前正中线上，当脐中下 3 寸。

【功能】温肾益精，回阳补气，调理冲任，理气除寒。

【主治】遗尿，小便频数，尿闭，泄泻，腹痛，遗精，阳痿，疝气，月经不调，带下，不孕，虚劳羸瘦，少腹痛，吐泻，痛经，尿频，中风脱症。

石门穴

【位置】下腹部，前正中线上，脐下 2 寸。

【功能】温肾益精，调经止带。

【主治】少腹痛，水肿，疝气，小便不利，泄泻，经闭，带下，崩漏，泄痢，阴缩，遗精，阳痿。

气海穴

【位置】在下腹部，前正中线上，当脐中下 1.5 寸。

【功能】益肾固精，升阳补气，调理冲任。

【主治】少腹痛，泄泻，便秘，遗尿，疝气，遗精，月经不调，经闭，虚脱，大便不通，泄痢不止，癃淋，阳痿，崩漏，中风脱症，气喘。

阴交穴

【位置】下腹部，前正中线上，脐下 1 寸。

【功能】温肾益精，调理冲任。

【主治】腹痛，腹满水肿，疝气，月经不调，带下，绕脐冷痛，泄泻，奔豚，血崩。

神阙穴

【位置】腹中部，脐中央。

【功能】培元固本，回阳救逆，补益脾胃，理气和肠。

【主治】绕脐痛，泄泻，脱肛，水肿鼓胀，虚脱，泄痢，五淋，中风脱症，尸厥，风痫。

水分穴

【位置】在上腹部，前正中线上，当脐中上 1 寸。

【功能】健脾化湿，利水消肿。

【主治】水肿，小便不通，腹痛，泄泻，反胃吐食，绕脐痛，腹胀，肠鸣。

下脘穴

【位置】上腹部，前正中线上，脐上 2 寸。

【功能】健脾和胃，消积化滞。

【主治】腹痛，腹胀，泄泻，呕吐，食谷不化，痞块，虚肿。

建里穴

【位置】上腹部，前正中线上，脐上 3 寸。

【功能】健脾和胃，消积化滞。

【主治】胃痛，呕吐，食欲不振，腹胀，水肿，腹痛，呕逆。

中脘穴

【位置】上腹部，前正中线上，脐上 4 寸。

【功能】健脾和胃，消积化滞，理气止痛。

【主治】胃痛，呕吐，吞酸，腹胀，泄泻，黄疸，癫痫，腹痛，呕逆，食不化，便秘。

上脘穴

【位置】在上腹部，前正中线上，当脐中上5寸（内为肝下缘及胃幽门部）。

【功能】健脾和胃，和中降逆，理气化湿，宁神定志。

【主治】胃痛，呕吐，腹胀，癫痫，黄疸，腹痛，呕逆，食不化，泄泻。

巨阙穴

【位置】上腹部，前正中线上，脐上6寸。

【功能】和中降逆，宽胸化痰，宁心安神。

【主治】胸痛，心悸，呕吐，吞酸，癫痫，胃痛，反胃，腹胀，呕逆，惊悸，黄疸。

鸠尾穴

【位置】在上腹部，前正中线上，当胸剑结合部下寸。

【功能】和中降逆，清心化痰，宽胸宁神。

【主治】腹痛，腹胀，癫痫，胸闷，咳嗽，心悸，心痛，呕逆，惊狂。

中庭穴

【位置】胸部，前正中线上，胸剑结合部。

【功能】宽胸理气，降逆理中。

【主治】胸、胁胀满，心痛，呕吐，小儿吐乳，胸、腹胀满，噎嗝。

膻中穴

【位置】在胸部，当前正中线上，平第四肋间，两乳头连线的中点。

【功能】宽胸理气，宁心安神。

【主治】咳嗽，气喘，胸痛，心悸，乳少，呕吐，噎嗝，胸闷，气短，咳唾脓血，心痛。

玉堂穴

【位置】胸部，前正中线上，平第3肋间。

【功能】宽胸理气，止咳化痰。

【主治】咳嗽，气喘，胸痛，呕吐，气短，心烦。

紫宫穴

【位置】在胸部，当前正中线上，平第二肋间。

【功能】宽胸理气，清肺利咽。

【主治】咳嗽，气喘，胸痛，胸、胁支满，喉痹。

华盖穴

【位置】胸部，前正中线上，平第 1 肋间。

【功能】宽胸理气。

【主治】咳嗽，气喘，胸、胁胀满，胸痛，喉痹。

璇玑穴

【位置】在胸部，当前正中线上，天突下 1 寸。

【功能】宽胸理气，止咳利咽。

【主治】咳嗽，气喘，胸痛，咽喉肿痛，胸、胁支满，喉痹。

天突穴

【位置】颈部，前正中线上，胸骨上窝中央。

【功能】宽胸理气，化痰利咽。

【主治】咳嗽，哮喘，胸痛，咽喉肿痛，暴喑，瘿气，梅核气，噎嗝。

廉泉穴

【位置】在颈部，当前正中线上，结喉上方，舌骨上缘凹陷处。

【功能】清热化痰，开窍利喉舌。

【主治】舌下肿痛，舌缓流涎，舌强不语，暴喑，吞咽困难，舌根缩急，舌纵涎出，舌干，口舌生疮，中风失语。

承浆穴

【位置】面部，颏唇沟正中凹陷处。

【功能】祛风通络，疏调任督。

【主治】口歪，齿龈肿痛，流涎，暴喑，癫痫。

养生常用穴位

第一性保健大穴——关元

人体前正中线上，肚脐眼正下方四横指（拇指除外）就是关元穴了。

对于关元穴，前人有“当人身上下四旁之中，故又名大中极，为男子藏精，女子蓄血之处也”的说法。此穴同时为任脉穴位、小肠募穴和足三阴会穴，所以对足三阴、小肠、任脉这些经行部位发生的病都有疗效，有培补元气、肾气，暖下元的作用，治病范围广泛，包括妇科的白带病、痛经、各种妇科炎症，男科的阳痿、早泄、前列腺疾病等。刺激此穴用灸比较好，如果每天坚持灸 15 ~ 20 分钟，顶多两个星期，就会感觉性功能有明显的提高，对那些老是感觉腰部发凉、阳痿、早泄，及体质虚弱导致的眩晕、无力、怕冷的人效果最好，还可以治疗突发的昏厥。从古至今，此穴都作为人体保健大穴，与足三里齐名。

有人长期灸关元穴，感觉后腰两肾部位有明显的发热感，有热气自关元穴斜向两侧上方，有像冬天里晒太阳的感觉，非常舒服。还有，灸关元对失眠的效果也很好，很多上了年纪的人老是睡不着，不要老吃安眠药，去灸一段时间的关元穴，就能改善了。

人体性命之祖——气海（丹田）

身体前正中线上，肚脐正中下 1.5 寸。可以先四指并拢取脐下 3 寸（关元穴），中点即是气海穴。

所谓“气沉丹田”，这里的“丹田”就是指气海穴。丹田穴与人的元气相通，是元阳之本、真气生发之处，更是人体生命动力之源泉。此穴能鼓舞脏腑经络气血的新陈代谢，使之流转循环自动不息，生命因此得以维持，故又有“性命之祖”之称，也称之“十二经之根”、“五脏六腑之本”。又因为丹田是“呼吸之门”又是任、督、冲三脉所起之处，全身气血汇集之所，故此也称为“气海”。

古书记载此处为男性“生气之海”，也就是说它是精力的源泉。因此“气海”如果充实，则百病可治，永葆强壮。

古代医家十分重视丹田的作用，认为丹田之气由精产生，气又生神，神又统摄精与气。精是本源，气是动力，神是主宰。丹田内气的强弱，决定了人的盛衰存亡。在武侠小说中，形容武功大成者每每丹田之气涌动，力量忽如排山倒海般而出，纯属夸张。

气功中所谓“气降丹田”，其实就是腹式呼吸，将所吸入的氧气运至丹田深处并逐渐下降到小腹肚脐下，这时会感到有一团热气汇聚在丹田处，热气再往下沉至会阴间，这样的呼吸能使全身血液鼓荡，加速流通。本穴主治性功能衰退。对妇科虚性疾病，如月经不调、崩漏、带下，或者男科的阳痿、遗精，以及中风脱症、脱肛都有很好的防治作用，特别对中老年人有奇效。

刺激此穴除了用按揉或艾灸的方法外，还可以通过调整呼吸达到保健功效。日常生活中，人们采用的多是胸式呼吸，靠胸廓的起伏达到呼吸的目的，这样肺

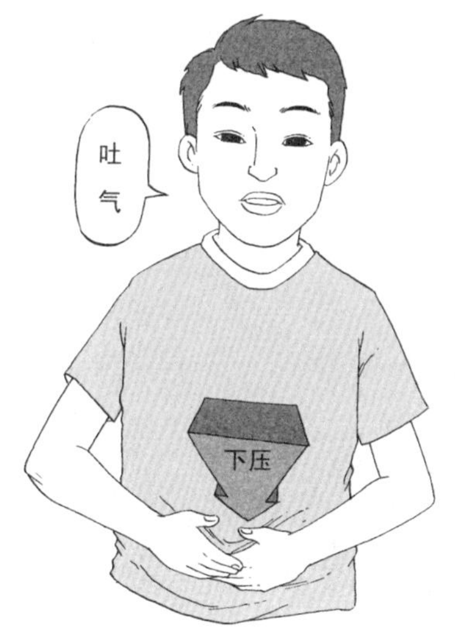

的中下部就得不到充分的利用，同时也限制了人体吸入的氧气量。而腹式呼吸是加大腹肌的运动，常有意识地使小腹隆起或收缩，从而增加呼吸的深度，最大限度地增加氧气的供应，就可以加快新陈代谢，减少疾病的发生。气功中的吐纳一般都要求腹式呼吸，以达到深、匀、缓的效果。呼吸规律是人类自然的动律，调之使气息细长乃是顺应其功能而延伸之，以达到强健人体、延年益寿之功。

怎么让气海充实呢？正确的腹式呼吸是怎样的呢？首先放松腹部，用手抵住气海，徐徐用力压下。在压时，先深吸一口气，缓缓吐出，缓缓用力压下。6 秒后再恢复自然呼吸。如此不断重复，则精力必然日增。

◆丹田解释：

（1）穴位，关元、阴交、气海、石门四个穴位位于腹部脐下，都叫做丹田。

（2）人体的部位，分上丹田、中丹田和下丹田。

上丹田在头顶百会穴，有说在两眉间印堂穴。

中丹田在胸部膻中穴，有说巨阙穴。

下丹田在脐下小腹部分，包括关元、气海、神阙、命门等穴位。有说在脐上神阙，又称祖窍，有说为足掌心之涌泉穴，其说不一。

（3）多指人体脐下 3 寸处之关元穴。

丹田的概念原是道教内丹派修炼精气神的术语，现在已被各派气功广为引用。《东医宝鉴》引《仙经》之文，不仅指出丹田的所在，而且还阐述了丹田的功能："脑为髓海，上丹田；心为绛火，中丹田；脐下 3 寸为下丹田。下丹田，藏精之府也；中丹田，藏气之府也；上丹田，藏神之府也"。古人称精、气、神为三宝，视丹田为贮藏精气神的所在，因此很重视丹田的意义，把它看作是"性命之根本"。

我们知道，意守，是练功人将意念集中和保持在自身某一部位或某一事物上以帮助意识进入气功入静状态，并在此基础上发挥意识能动性，主动感知和调整自身功能活动，来达到良好效果的练功方法与过程。意守丹田，是练功人将意念集中并保持在丹田部位的练功方法，是众多意守方法中的一种。更确切地讲，这种方法属于意守自身部位中的意守穴位法。但实际练功时，人们是无法将意念仅仅守在一个穴位上，只能意守在以穴位为中心的一个范围内。因此，将丹田理解为这样一个范围更合适些。

人身虽有三丹田、五丹田之说，但实际练功时，除特殊情况之外，一般所说意守丹田，都是指意守下丹田。古人认为下丹田和人体生命活动的关系最为密切。是“性命之祖”、“生气之源”、“五脏六腑之本”、“十二经之根”、“阴阳之会”、“呼吸之门”、“水火交会之乡”，是真气升降开合的枢纽，是汇集烹炼、储存真气的重要部位。当然，从现代解剖学和生理学的观点看，下丹田所在的部位至今并未发现有特殊的形态和功能。但是，通过意守丹田来促进练功人的意识达到入静状态，取得疗效，则早已被实践所证实。其中的机理，有待于人们进一步研究、揭示。

古人认为丹田是滋养全身的重要部位，故有“无火能使百体皆温，无水能使脏腑皆润，关系全身性命，此中一线不绝，则生命不亡”的说法。

上丹田：为百会所在，亦即泥丸宫、升阳府、昆仑顶、灵台等，道家所指名称甚多，可以说是各自命名，众说纷纭，不过多指脑而言。其中玄关所指在两目两眉与额、鼻骨之十字中心处，道家对此也十分重视，认为是入道之门，或泛指气功基础，认为是天地灵根，是祖窍、祖气，至宝至贵。

上丹田在督脉的循行路上，属于阳性，是阳气集中的地方，是藏神之所，是主管意识活动的神经中枢所在，是练功入静的主要部位。上丹田的作用是锻炼神经系统，控制自己的意识活动，调节、增强神经中枢，抑制整体代谢功能，从而发挥贮能性效应。这有助于休养生息，积聚精力与疾病作斗争，获得健康。所以，练功后感到体力增强，精力充沛，是有道理的。

上丹田在头部，头部为诸阳之会，凡气虚下陷，头部怕风寒，以及脑贫血、低血压患者，可意守上丹田，但初学气功者，不要马上意守上丹田，以免气机上窜引起头晕；阳盛的患者（如心火上炎、肝阳上亢、高血压）也不要意守上丹田。

中丹田：为膻中所在，为自承浆下十二层楼（指喉管）至黄庭（指人体内中虚空窍，或在心之下……），以牛郎代表心为阳，有肝胆脾均各自专职，共同耕种心田，故有“我家专种自家田，可育灵苗活万年……灌溉须凭上谷泉（指舌顶上腭，所谓白头老子眉垂地之津液至上鹊桥），有朝一日功行满，便是蓬莱大罗仙。”

中丹田在胸部，如中气下陷，妇女月经过多，可意守中丹田，但容易引起胸闷，要慎重使用。

下丹田：即正丹田，在脐下，或有称之为气海，藏命之所，以织女代表肾为阴性。

按道家以织女喻肾，为真阴，在卦为坎；以牛郎喻心，为真阳，在卦为离，阴阳合则为真夫妻，阴阳合则生丹药，所以还有坎离交媾，男女媾精阴阳合而生丹药之喻。心肾交，水火交，龙虎交之类等，也都是指练功中之术语。图中“水火交炼池”即喻心肾相交之处所。

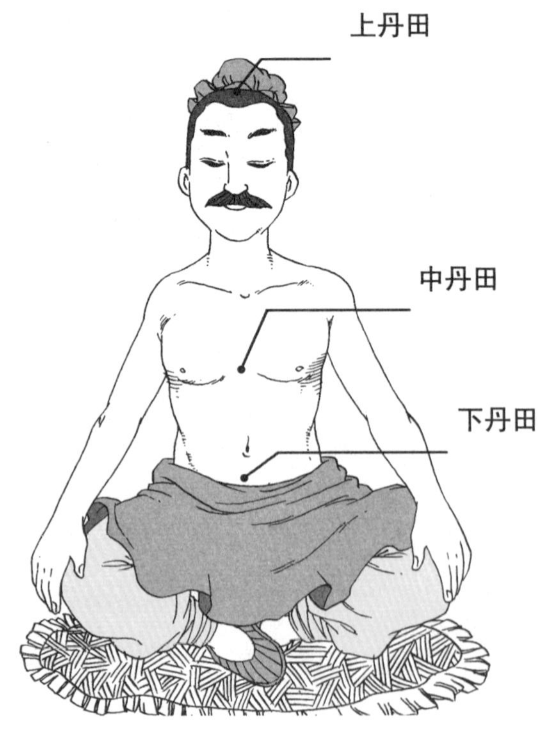

下丹田，是练功诱导得气的主要部位，其作用是锻炼体液系统，激发体内的能量物质，以调节、充实体液循环，提高整体代谢功能，从而发挥激能性效应。这对人体充实下元，防止早衰，健身延年起重要作用。

历代气功家多主张意守下丹田。因为这个部位对人体生命活动的关系最为密切，它位于人体中心，是任脉、督脉、冲脉三脉经气运行的起点，十二经脉也都是直接或间接通过丹田而输入本经，再转入本脏。下丹田是真气升降、开合的基地，也是男子藏精，女子养胎的地方。《难经》认为：下丹田是“性命之祖，生气之源，五脏六腑之本，十二经脉之根，阴阳之会，呼吸之门，水火交会之乡。”所以气功家多以下丹田为锻炼、汇聚、储存真气的主要部位。人的元气发源于肾，藏于丹田，借三焦之道，周流全身，以推动五脏六腑的功能活动。人体的强弱，生死存亡，全赖丹田元气之盛衰。所以养生家都非常重视保养丹田元气。丹田元气充实旺盛，就可以调动人体潜力，使真气能在全身循环运行。意守丹田，就可以调节阴阳，沟通心肾，使真气充实畅通八脉，恢复先天之生理功能，促进身体的健康长寿。

解除前列腺炎的尴尬——曲骨穴

曲骨穴在人体的小腹部，由肚脐从上往下推，会触摸到一个拱形的骨头，这块骨头就是耻骨，在这个拱形边缘的中点的位置就是曲骨穴。

有前列腺问题的朋友，在整个曲骨附近，也就是耻骨的位置上，一定有很多的痛点、结节，只要把这些结节给揉散了，把痛点揉没了，前列腺的问题就解决了。

曲骨。曲，隐秘也。骨，肾主之水也。该穴名意指任脉的水湿在此云集于天之下部。本穴物质为会阴穴提供的阴湿水气，至本穴后，水湿之气聚集于天之下部，如隐藏于天部的肾水一般，故名。

曲骨穴通利小便、调理月经，可以说是治理下焦疾病的一个重要穴位。

说到通利小便，可能很多男性朋友会不自觉地多瞟上一眼。现在前列腺健康的成年男性朋友不多，往往都有这样那样的问题。有的人晚上经常要起来好几

趟，被尿频尿急等问题折磨得有口难言。其实，这时候只要找到身上的曲骨穴就很好办。

每天按摩曲骨穴 50 ～ 100 次，可以很好地缓解前列腺的压力，解决尿频尿急等小便问题。需要注意的一点就是，这个穴离膀胱很近，所以，最好排空小便再来按摩，力度可以相对大一点，刺激到位。

人体命根子的守护神——神阙（肚脐眼）

神阙在肚脐正中，就是我们说的肚脐眼儿。

我们说“神”是心灵的生命力，“阙”是君主所在城池的大门，所以神阙又有“蒂”之称。你看瓜蒂，连着瓜秧和瓜果，没有了它还有瓜吃吗？我们都知道，胎儿在没出生的时候就是靠着脐带从母体里吸收营养的。由此可知，神阙是我们身体中当之无愧的一大要穴了。首先脐是胎儿从母体吸收营养的途径，所以向内连着人身的真气真阳，能大补阳气；另外，它有任、带、冲三脉通过，联系五脏六腑，所以如果各部气血阴阳发生异常变化，可以借刺激神阙穴来调整全身，达到“阴平阳秘，精神乃治”的状态。中医认为脐腹属脾，所以本穴能治疗脾阳不振引起的消化不良，全身性的阳气不足，包括四肢发凉怕冷、男科和妇科等多种生殖系统疾病。

脐疗现在已经发展为一种独立的外治法，对于泌尿生殖系统、消化系统、神经系统等疾病的防治很有效。它主要是把药物制成膏、丹、丸、散，贴在肚脐上，再用纱布或胶带固定，有时还需要艾灸。如果贴上后在 24 小时内有局部发痒或起一些红斑，这是你的皮肤对药物过敏，应立即取下并咨询医生，看是否需要采取有关的措施。

其实脐疗的历史很悠久了，早在春秋战国时代就有肚脐填药的记载，汉代的“医圣”张仲景在《金匮要略》中也记载了脐疗法。晋代的炼丹家葛洪记载治疗霍乱时，是把盐放在脐中，灸二至七壮；明朝龚廷贤在《万病回春》里，用五倍子与醋熬成膏，敷脐治小儿泄泻；李时珍的《本草纲目》也有葱汁敷脐，治疗水肿、尿淋涩的记载；清代吴师机的《理瀹骈文》记载的利用脐疗治病的药方，涵

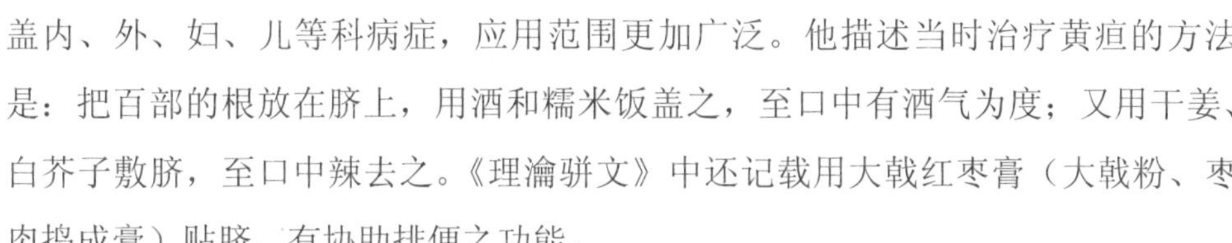

盖内、外、妇、儿等科病症，应用范围更加广泛。他描述当时治疗黄疸的方法是：把百部的根放在脐上，用酒和糯米饭盖之，至口中有酒气为度；又用干姜、白芥子敷脐，至口中辣去之。《理瀹骈文》中还记载用大戟红枣膏（大戟粉、枣肉捣成膏）贴脐，有协助排便之功能。

现代医学也证实了脐疗的科学性，脐在胚胎发育过程中，是腹壁最后闭合之处，表皮角质层最薄，屏障功能最弱，药物易穿透扩散，且脐下无脂肪组织，故渗透力强，所以药物很容易被吸收。脐部皮肤除了具有一般皮肤所具有的微循环外，还有丰富的静脉网和腹下动脉分支，药物可以通过脐部直接进入体循环。而灸神阙穴可以提高自然杀伤细胞的活性，从而达到抗病、强身、保健的作用。下面介绍几个用神阙穴治病保健的简单方法。

◆敷药

小儿腹泻：取云南白药用 75% 乙醇调成糊状，贴敷于神阙穴，24 小时换药一次。

遗尿：用醋调桂枝末，贴敷于神阙穴，24 小时换药一次。

妊娠呕吐：将丁香、半夏、生姜等分别碾成细末，用生姜浓汁调为糊状，敷在脐部，外盖纱布，并用胶带固定，24 小时后取下，连用 3 日。

◆指压保健：中指隔衣压在肚脐上，力度最好是有一定压迫感，又不太难受，然后排除杂念，思想集中在“脐上”，自然呼吸 100 次以上，每天睡前指压一次。这个方法特别适合老年人，简单易行，安全可靠，用此法有补脾虚、振食欲的作用。

◆隔盐灸：取少量食盐放在脐窝，上面放钱币大小的生姜片，再拿艾条灸，其余注意事项同上面关元穴中已经介绍的，在此不再重复。此法有温脾胃、补肾阳的作用。

夏天我们走在大街上，随处可见穿着露脐装、低腰裤的青年女性。青年人体质好，扛得住。如果不加以注意，等过一段时间后麻烦就会找上门来。露脐装其实对身体是很没好处的，虽漂亮一时，但久而久之，不仅会影响自己的经期，还

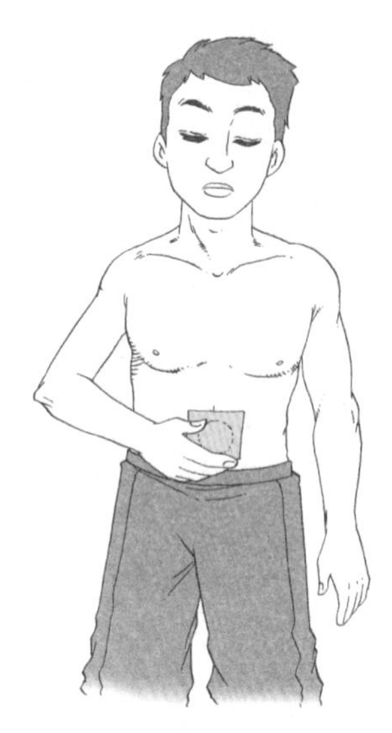

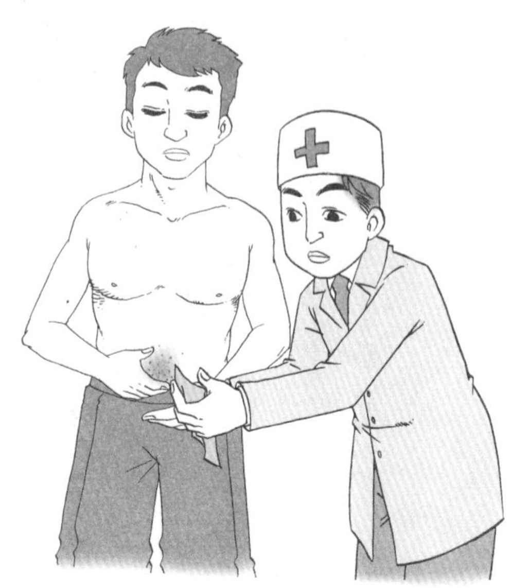

很容易导致痛经，并影响子宫的结构功能。因此我们在平时生活中都要注意脐部的保暖。

脾胃之疾的万能钥匙——中脘穴

中脘在前正中线上，脐上四寸，就是上身前面正中的胸骨最下缘和肚脐眼连线的中点。

中脘虽然是任脉的穴位，但同时也是胃的募穴（募穴是脏腑之气直接输注的地方），还是腑会，所以对六腑（胃、大肠、小肠、胆、三焦、膀胱）的疾病尤其是胃病有很好的疗效。它的作用可以总结为健脾和胃，通腑降气。按揉中脘穴可以防治胃痛、腹痛、腹胀、反胃、恶心、呕吐、泛酸、食欲不振及泄泻等消化系统的胃肠功能紊乱。《循经考穴编》中有一句话说中脘："一切脾胃之疾，无所不疗。"

中脘穴还有一个用途，相信大多数年轻女性一定会喜欢，那就是减肥作用。很多肥胖的人常常会有这样的想法：吃的不多啊，怎么还会胖呢？吃的多少与肥胖并没有直接的关系。实际上，胃肠功能低下是导致肥胖的主要原因之一，这类人节食减肥效果并不明显，反而适得其反。胃肠功能低下会导致部分食物无法在体内消化和水分无法在体内代谢，使多余的食物和水分堆积在体内，而脂肪的分解作用也无法正常发挥。肥胖患者70%～80%都有便秘倾向，吃得多、出得少，怎么会不肥胖呢？所以，为强化肠胃功能，可以掌摩或者按压中脘穴，这样可以解决现代人常有的疲劳性胃障碍，并能提高脂肪的分解作用。另外，如果因为胃受寒或者吃凉东西太多导致胃痛，可以选择掌摩中脘或者艾灸，以温中散寒止痛。注意此穴孕妇不可灸。

宗气聚会之处——膻中穴

膻中穴在前正中线上，两乳头连线的中点。

膻中穴是心包募穴（心包经经气聚集之处），是气会穴（宗气聚会之处），又是任脉、足太阴、足少阴、手太阳、手少阳经的交会穴，能理气活血通络，宽胸理气，止咳平喘。现代医学研究也证实，刺激膻中穴可通过调节神经功能，松弛平滑肌，扩张冠状血管及消化道内腔径等作用，有效治疗各类“气”病，包括呼

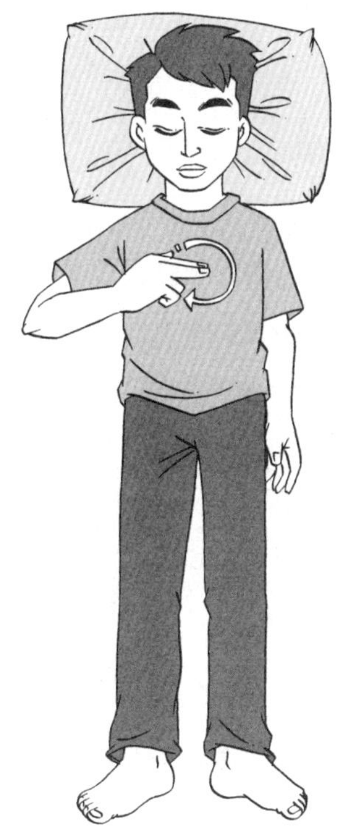

吸系统、循环系统、消化系统病证，如哮喘、胸闷、心悸、心烦、心绞痛等。

许多人在医院针刺按摩该穴后自觉腹内气体流动，胸部舒畅宽松，有的还可听到肠鸣音。其实平时自己按揉就可以收到疏理气机的效果。只要我们掌握其中的奥妙，在没有大的毛病下大可不必去医院，每天揉按膻中穴 100 下，时间 2 ～ 3 分钟，便可达到《普济方》中所说的："气和志适，则喜乐由生。"揉时请注意：四指并拢，然后用指头肚儿轻轻地做顺时针的环形揉动或者从上到下摩，千万别从下向上推！

带下病的治疗穴位选中极、关元和次髎

女性有如下的症状说明可能有带下病——黄带症：带下量多，颜色发黄，黏稠，有臭味，胸闷心烦，食欲不好，口发苦，嗓子冒火，排尿困难。

喜欢吃辛辣油腻或者甜食的女性，时间一长，体内湿热大，还有情绪不好，肝气郁久后生热，湿和热紧紧纠结在一起损伤任脉和带脉。带脉出问题，就有带下病了。湿热，我们可以联想南方的梅雨季节，也就是 7 月下旬到 8 月上旬的天气状况。梅雨季节的气候也经常被称作"桑拿天"，又潮又热，这时四处都黏腻腻的，东西很容易发霉变臭，令人心情烦躁，发闷，食欲也不好……体内有湿热也一样，会出现带下黏稠，有味儿；心情不好，胸闷，吃不下饭等症状。口发苦，嗓子冒火，排尿困难，这些都是邪火上身的表现。

中医诊断为湿热带下，根据这些症状就需要清热利湿止带。

穴位选中极、关元和次髎。中极在任脉上，跟关元一样，是足三阴跟任脉的交会穴。湿热带下的根本是肝热脾虚，影响任脉和带脉，所以要选取"一穴调四经"的中极和关元。中极在关元下一个大拇指的宽度，关元在脐下 4 横指。

次髎是膀胱经上的穴位，属于八之一，八两侧各有 4 个，"次"是第二，"髎"指孔隙，它在骶骨后第二孔隙内，能清热利湿。《针灸大成》："主妇人赤白带下。"不管是月经病，还是带下病，这儿都有反应，按下去酸疼或者摸起来不平，好像有条索或者沙砾。

操作方法：每天下午 3 ～ 7 时，从中极按揉到关元 5 分钟，边按揉边慢慢向

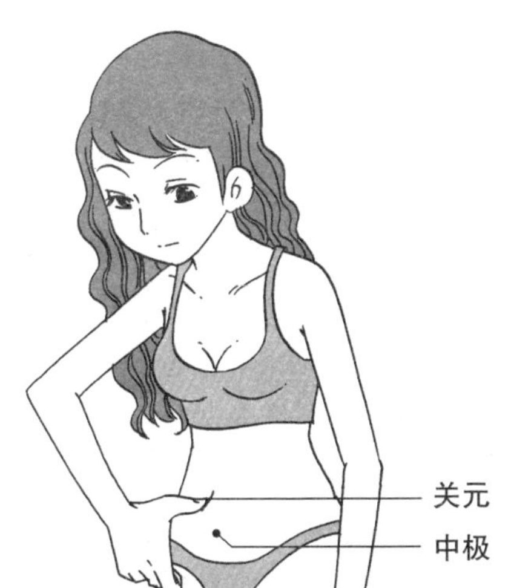

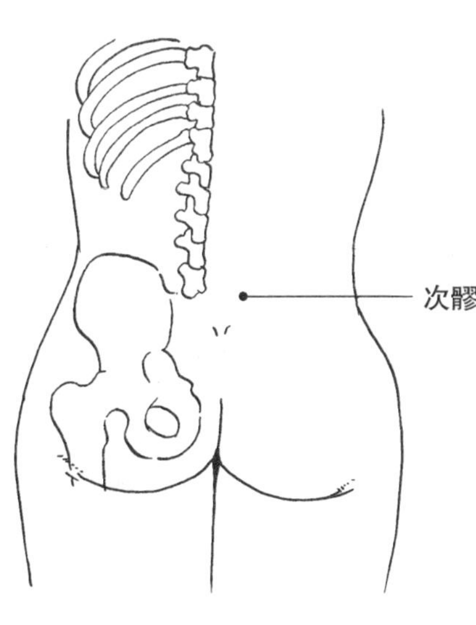

上移，在中极和关元两处重点儿向下按压，可调肝脾肾任四经。然后按压带脉 2 分钟。最后用两手指找后骶的孔隙，按揉或者拨弄条索、沙砾，将其揉散，清热利湿。如果找到四个孔，依次按揉效果更好。

治流口水或口干、六神无主——揉承浆穴

很多人，特别是老年人有一个问题，就是嘴特别干，没唾液，可是睡觉的时候又流口水。流口水是什么原因呢？就是脾虚了。没唾液是什么原因呢？阴血不足了。而一个承浆就能把这两个问题都给解决掉。当你一揉承浆，唾液自然就分泌出来了，就好像琼浆玉液出来一样。

而且，揉承浆还能镇静，本来心里有点儿恐惧、焦虑、六神无主、没着没落的感觉，而一揉承浆，唾液一分泌出来，好像就补充上能量了，这个时候你咽咽唾沫，马上会安静下来。所以我们恐惧的时候，都习惯咽唾沫。但你没唾沫可咽的时候，就赶紧揉揉承浆。

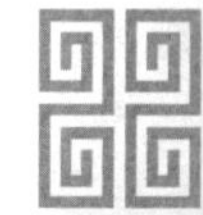

“打通”任督二脉可防病

武侠小说中常将打通任督二脉作为功力提升的一大要件，用中医理论来分析，这两条重要经脉对保健确有功效。因为任脉行走在人体腹部正中，总调全身阴气和气血。督脉穴位有28个，行走在人体背后的正中，督领全身的阳经，统摄全身阳气和真元。由此可见，任督二脉对于统摄全身的气血阴阳有着非常重要的作用。

专家说，任脉上的常用保健穴位有关元、气海等穴位。日常采取揉按、热敷这些穴位，“次数越多越好”，可增强人体免疫力。

经络病候

任脉循行胸腹正中，于小腹部与足三阴交会，如脉气失调，可发生前阴诸病，如疝气、白带、月经不调、不育、小便不利、遗尿、遗精、阴中痛等。

据《针灸大全》所载八脉八穴，列缺通任脉，其主治证有痔疾、便泄、痢疾、疟疾、咳嗽、吐血、溺血、牙痛、咽肿、小便不利、胸脘腹部疼痛、噎嗝、产后中风、腰痛、死胎不下、脐腹寒冷、膈中寒、乳痛、血疾等。

【第三篇】

妙手回春，常见病的经络祛病法

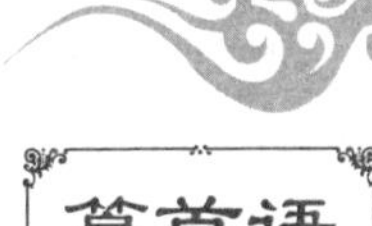

篇首语

根据经络的生理病理特点在相应经脉循经取穴施术，运用不同的治法及药物治疗，再根据经络协调平衡全身阴阳的作用，便可通过各种刺灸方法补虚泻实，调整阴阳，从而达到治疗疾病的目的。

第一章：常见内科疾病的调理法

咳　　嗽

咳嗽是肺、支气管和气管等脏器病变的常见症状之一，常见于急慢性气管炎、哮喘、肺气肿、肺炎等疾病中。咳嗽应有区别，一般认为有声无痰叫咳，有痰无声叫嗽。咳嗽虽多由肺、气管和支气管疾患所引起，但其他脏腑病变也可累及肺、气管和支气管而发生咳嗽。

咳嗽痰黄

痰黄说明是肺热之证，选择的穴位当然要有泻肺热的作用，鱼际是手太阴肺经的荥穴，少商为手太阴肺经的井穴，两穴都有泻肺热的功效。点鱼际穴时，拇指要立起用指尖用力点按，更易出现明显的酸胀感；由于少商穴区窄小，不好用力，故改用指甲掐按，疼痛感较其他穴位为甚，甚至会出现灼热痛感，均属正常。

干咳咽痒

干咳或咽痒，往往肺阴不足的表现，治疗时一方面要止咳，另外一方面还要滋阴，前者治标，后者治本，所以列缺与照海两穴合用，就是标本同治的方法了。列缺是肺经的络穴，功效就是止咳，所以单纯性的咳嗽，没有其他症状时，只按列缺就可以缓解咳嗽的症状了。因列缺位于窄小的骨缝中，所以治疗时需将拇指立起用指尖掐按。每次 3 ～ 5 分钟，每日 5 ～ 10 次。用指尖掐按照海穴，

每次 3 ～！ 5 分钟，每日 5 ～ 10 次。

咳嗽痰白

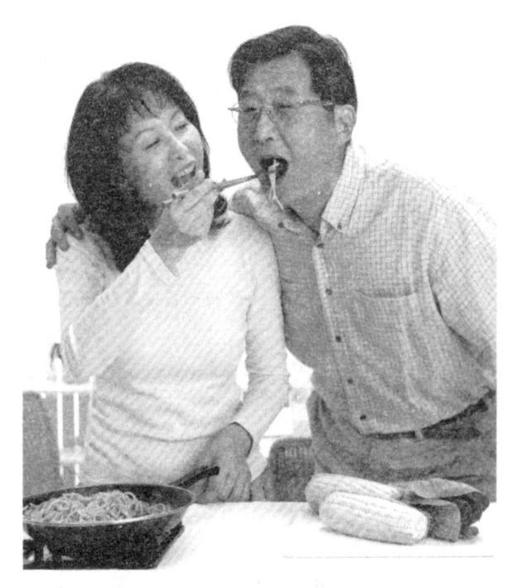

很典型的风寒咳嗽，一般发生在冬天，特点是咳嗽，咽痒，咳痰清稀，痰白稀薄，鼻塞流清涕，舌苔白等，要想防止风寒咳嗽，一定要加强抵御寒气的能力。风寒咳嗽需要选择的穴位是大椎。大椎位于颈后，低头时，最凸起的骨头就是大椎。用手掌搓热颈后的大椎穴，以皮肤发热发红这度，帮助振奋阳气，抗御外邪；或者是在洗热水澡时多冲冲颈后的大椎，亦或用热毛巾捂在大椎上。

哮　　喘

哮喘是一种呼吸系统疾病，以突然发作的呼吸喘促，喉间哮鸣有声，甚至张口抬肩，鼻翼煽动，呼吸困难为特征的疾病，本病分发作期和缓解期，病位主要在肺，与脾肾有密切的关系。肺失宣降、脾失健运、肾失摄纳为本病发病的根本原因。

针对哮喘，选择按摩中府和云门穴可以做到不花钱就能止咳定喘。

云门穴的主要作用是传输肺经的气血物质；调节输入肺经及输入肺经以外部分的物质比例。能肃降肺气，清肺理气，泻四肢热，治疗咳嗽，气喘，胸痛。云门穴下一寸便是中府穴，中府穴为肺经募穴，其功能是募集其他脏腑传来的气血物质再输送给肺经，能肃降肺气，和胃利水，止咳平喘，清泻肺热，健脾补气，治疗咳嗽，气喘，肺胀满，胸痛等。

每天早起后、晚睡前，端坐，以大拇指或食指分别按摩中府穴、云门穴各 10 分钟左右，然后再由中府穴向上直推至云门穴 10 分钟，力度以穴位处有酸麻

胀感为宜，每天 2 ～ 3 次，坚持规律按摩，方可收到效果。

另外，手掌上还有一个神奇的穴位叫哮喘穴，它位于食指中指分岔处的手掌上。该穴是治疗哮喘穴位中最为有效的穴位，哮喘发作时应首选此穴，在家里用香烟灸很有效。感到烫时，把香烟从穴位上方移开，隔一会儿再灸一次，共灸 8 ～ 16 次，一般来说哮喘发作便会止住。

如果讨厌香烟，可用四五根牙签捆成束，刺激此穴也可。用尖头压，每次压 3 秒种，反复压，共压 8 ～ 16 次，需要注意的是刺激不可太强。

上呼吸道感染（感冒）

上呼吸道感染，又称感冒、“伤风”，是一种常见的外感性疾病，一年四季均可发病，以冬春季节更为多见。一般认为，感冒多因病毒或细菌感染上呼吸道所引起。临床症状先有鼻塞、流涕、咽痛、打喷嚏、怕冷，继发头痛、发热、咳嗽、全身酸痛等。

感冒的预防

（1）擦迎香。早晨起床或晚上睡觉前，用双手大鱼际（拇指掌侧肌肉丰富处）在鼻翼两旁的迎香穴处反复擦动 100 次。

（2）浴面。取坐位或者仰卧位，用掌根在面部上下擦动 100 次。

（3）摩百会。取坐位，用掌心盖在头顶中央的百会穴上，慢慢摩动 2 分钟左右。

（4）擦涌泉。取坐位，用小鱼际（小指掌侧肌肉丰厚处）在脚心的涌泉穴摩擦 1 分钟。

感冒的治疗

（1）揉风池。取坐位，双手抱拢头部，用双拇指在颈后的风池穴处揉捻，以酸胀透遍全身为宜，操作 2 分钟。

（2）拿肩井。取坐位，他人用双手提拿肩部肌肉丰满处，以酸胀感遍及全身为宜。

（3）摩背。取坐位，用手掌根在脊柱两侧自上而下缓慢摩动，以产生热感为宜，约 2 ～ 3 分钟。

（4）揉大椎。取坐位，微低头，用中指在颈后大椎穴上（低头时颈椎突出的最高处）用力揉捻，至皮肤潮红为宜，约 2 分钟。

另外，位于食指的二间穴、手掌的鱼际穴、手腕的太渊穴 3 个穴位。在感冒初期，用这 3 个穴位治疗，可很快治愈。把 6 ～ 12 根牙签扎成一束，用强刺手法治疗。

慢性胃炎

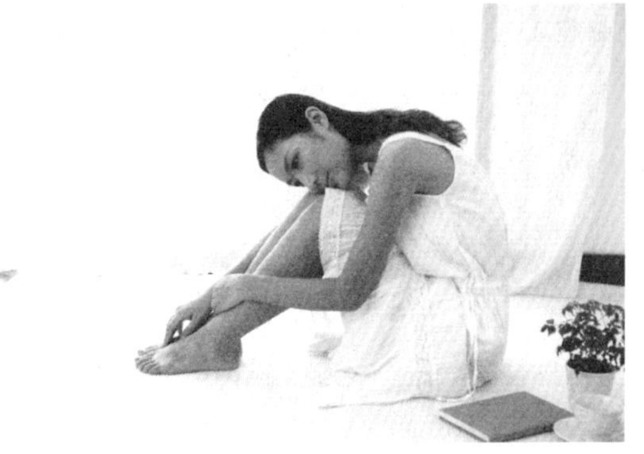

慢性胃炎病程缓慢，多数患者有不同程度的消化不良、食欲不振、上腹部胀痛，进食后明显。还有的患者出现恶心、呕吐、呕血、大便呈黑色等。还可有贫血、消瘦、舌炎、舌萎缩、腹泻等症状。

慢性胃炎首选的穴位是中脘穴。中脘穴是四条经脉的会聚穴位，同时号称胃的“灵魂腧穴”，具有健脾和胃，补中益气之功。主治各种胃腑疾患。

常用的方法是按揉法或摩揉法。摩揉，即是双掌重叠或单掌按压在中脘穴上，顺时针或逆时针方向缓慢行圆周推动。注意手下与皮肤之间不要出现摩擦，即手掌始终紧贴着皮肤，带着皮下的脂肪、肌肉等组织做小范围的环旋运动。使腹腔内产生热感为佳。操作不分时间地点，随时可做，但以饭后半小时做最好，

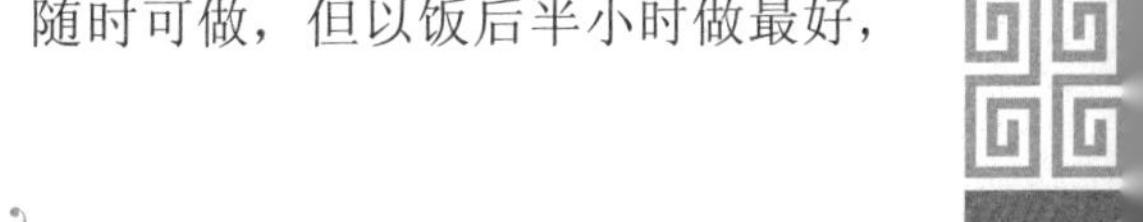

力度不可过大，以免出现疼痛和恶心。

另外，过酸性胃炎的话可以指压“阳陵泉”。它位于膝盖呈直角时外侧腓骨小头之下，刺激时一面吐气一面压 6 秒钟，如此重复 10 次，会使制酸作用活泼，不会打酸嗝。

减酸性胃炎的话，只要指压足三里。指压要领同前，重复 10 次就可促进胃酸分泌，使胃感到舒服。如果弄错过酸性和减酸性，会产生反效果，因此必须多加注意。

呃　　逆

呃逆，俗称打嗝。指气逆上冲，致喉咙间呃呃有声，虽短而频，不能自控的疾患。主要表现为胸口气逆上冲、喉咙间呃呃连声、声音短促、频频发出，不能自己控制等，同时可伴有胸部胀闷、胃部不适、情绪躁动等症状。

打嗝找天突穴。天突穴位于胸骨窝上方的正中处，也就是我们喉咙的下面，两锁骨中间凹陷的地方，通常情况下一摸就能摸到。天突穴就是相当于肺与自然相通的通道，清气从这里进入肺，浊气又从这里呼出来。因此，按压天突穴能够更好地导气，从而缓解症状，治打嗝。打嗝时，将右手拇指放置于天突穴处，然后由轻渐重、由重到轻地揉按该穴 0.5 ～ 1 分钟，便可止嗝。

掐内关穴也是不错的止嗝方法。在打嗝时，用拇指指腹重力按压内关穴（此穴位于手腕内侧 6 ～ 7 厘米处，即第一横纹下约 2 横指的距离）5 ～ 10 分钟；如果依旧打嗝不止，可用牙签刺激或艾灸内关穴 6 ～ 15 次，打嗝自会停止。

在打嗝发作时，用拇指按压少商穴，使酸痛感持续半分钟，打嗝即可停止。

翳风穴治疗呃逆也有很不错的效果。翳风穴位于耳后与耳垂平齐的地方，高骨和下颌角之间的凹陷中，当我们张嘴时就可以摸到一个凹陷，即为该穴。在进行指压按摩前，要先分清呃逆的类型，以采取不同的手法和力度：如果只是偶尔打几下嗝，用双手食指点按此穴就可以了，力度要轻柔些，以穴位产生酸胀感为

宜，反复点按 1 分钟，即可止嗝；如果是顽固性呃逆，即呃声频频，连续不止，饮食、睡觉均受影响，那么就应该以顺时针方向旋转按压此穴，手法一定要重，不要怕疼，坚持旋压数次，长期坚持的话，呃逆基本上是可以治愈的。

便　　秘

排便次数和粪便状态虽因人而异，但是一旦次数比平日少，粪便干硬不易排出，通常称为便秘。慢性便秘时，常常是排便次数减少，即使每次排便，粪便却很硬，或一次只排出一点。因而产生排便不全的残余感，或是腹胀、腹痛。此种状态如果一直持续，肠内就会发生异常发酵，积存气体产生压迫感，导致食欲不振、反胃、恶心和头痛等症状。便秘时会产生肿包，或是肛门破裂，容易造成痔疮。偶尔也可能有全身疲倦或失眠的现象。导致便秘的原因很多。紧张引起的肠管痉挛、内分泌失调或其他的内脏疾病，都可能产生便秘，不过机会比较少。大多是因某些原因，使肠道蠕动慢所致的习惯性便秘。

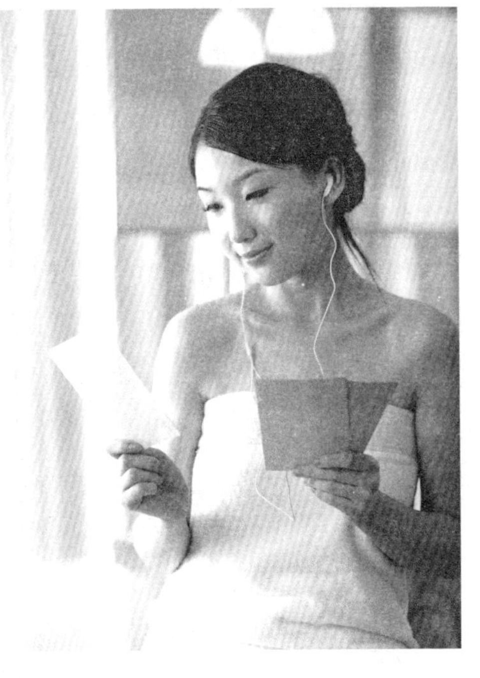

胃肠蠕动减慢是所有便秘的共同特点，所以每天摩腹和按揉两侧天枢应该是最重要的。每顿饭后 40 分钟左右开始顺时针摩腹，每次 10 分钟。

天枢是足阳明胃经的穴位，同时也是大肠的募穴，是大肠经的经气在腹部的聚集处。而且天枢的位置向内对应的就是大肠，所以每天按揉它可以很好地改善胃肠蠕动。每天吃过饭摩腹之后，开始用手指按揉两侧天枢，每穴 3 分钟。

中冲穴对于便秘也有很好的疗效。此养生穴位位于双手中指尖，是手厥阴心包经的一个养生穴位。临床发现，便秘时用拇指指端按摩中冲穴，有缓解紧张、促进排便的作用。此法也可用于防治便秘，特别适应于老年人。

另外，请伸开你的五指试试，用力撑五指，也许会感到中指和食指间胀痛吧，胀痛部位是第二二间穴，该穴利于通便，伸五指这里出现胀痛，就是反映便秘的症状。按压第二二间穴。能促进通便，在按压揉搓该穴的同时，加揉食指的大肠穴和手碗的神门穴。只要揉到好处，即使是顽固的便秘，也能很快治愈。

腹　泻

腹泻是指排便次数比正常多，粪便呈稀薄、水样或脓血样。对于正常人，食物进口后，经过胃肠道消化，残渣自肛门排出，一般需要 24 ～ 48 小时；腹泻时，则比这个时间短。正常人排便，一般每日 1 次，但亦有每日 1 ～ 2 次或 2 ～ 3 日 1 次者。腹泻时，每日排便次数比正常增加，可多至十几次。

中医认为，腹泻的主要病变在脾胃与大小肠，致病因素可分为外因和内因两大类。外因可由寒、湿、暑、热等饮食不节，过分肥甘，影响脾胃的正常功能，造成水湿相夹并走致使大肠发病；内因可由素体脾胃虚弱，复因情志所伤，致使脾胃气机失调而病久不愈，更伤及脾肾阳气而导致泄泻缠绵不止。

腹泻首选穴位是下痢穴。下痢穴是人体穴位之一。取定穴位时，可采用正坐或仰卧，跷足的姿势，此穴位于足背部位，脚拇趾和第 2 趾中间向里 2 厘米处。指压此穴，对于治疗下痢非常有效。指压时一面缓缓吐气一面用拇指用力压 6 秒钟，左右脚各 1 次，如此重复 15 次。下痢穴是特效穴中的特效穴，用手指用力按压此穴，便意会立即消失。出现严重腹泻时，刺激此穴，症状也会减轻。

特效穴位中还有一处穴位为“天枢”。它位于肚脐向左右三指宽处。指压时先放松筋肉，深吸一口气，一面缓缓吐出一面同时轻压 6 秒钟，气吐尽时才将手离开，如此重复 10 次。对腹泻也有很不错的疗效。

另外，梁丘穴对于腹泻也很有特效。梁丘穴有清热消积，和胃降逆之功效，因此在临床中常被用于治疗腹泻。梁丘穴在人体的膝盖骨附近，膝髌上外缘上 2 寸处。找穴时将膝盖伸展，筋肉凸出的凹陷处即是该穴，用力压一下试试，会有一种震动感。梁丘穴是人体足阳明胃经上的重要穴道之一，具有调整胃肠的功能，尤其能够及时缓解一些突发性疾病，比如胃痉挛、腹泻等。因此，当你刚露出一点儿腹泻的苗头，如肚子疼、便稀时，就可以哈下腰按摩该穴：将你的双手拇指置于梁丘穴上，重力按揉 3 ～ 5 分钟，腹泻症状就可以缓解。当腹泻怎么也止不住时，可用一半米粒大小的灸，在两腿的梁丘穴上灸治 10 ～ 30 壮（燃烧完一次艾草称为 1 壮）。若是轻微的腹泻，10 状左右即可止泻。

泌尿系统感染

泌尿系感染简称尿路感染，是由细菌直接侵入尿路而引起的炎症。感染可累及上、下泌尿道，因定位困难统称为尿路感染。上尿路感染：肾盂肾炎、输尿管；小尿路感染：膀胱炎、尿道炎，亦有无症状性菌尿者。

刮痧疗法

采用刮痧疗法针对泌尿系统感染有很不错的效果。可选取的穴位有背部的肾俞、膀胱俞、下髎；胸腹部的水道、中极，以及下肢部的脾经阴陵泉至三阴交。

操作手法为：先刮拭肾俞、膀胱俞、下髎，再刮拭脾经阴陵泉至三阴交（本段以压痛明显处为主），手法由轻到重，以皮肤出现潮红为度；最后用刮痧板的角点揉腹部的水道、中极。

拔罐疗法

拔罐疗法也能有效治疗泌尿系统感染。可选取的穴位有颈背部的大椎、脾俞、肾俞、次髎以及胸腹部的中极和关元。

操作手法为：选择大小合适的拔罐，对大椎、脾俞、中极采用留罐法，每次

10 ～ 15 分钟。下次对肾俞、次髎、关元采用同样的方法留罐，每日 1 次；也可对中极、水道、脾俞、肾俞采取走罐、闪罐、加灸、放血的辅助疗法，效果会更好。

艾灸疗法

采用艾灸疗法治疗泌尿系统感染，所选用的穴位有肾俞、膀胱俞、八髎、神阙，中极、关元、三阴交、太溪、阿是穴。

操作手法为： 每穴隔姜灸 3 ～ 5 壮，或者温灸，灸至皮肤潮红，以不灼伤皮肤为度。治疗每日 1 次，10 次为 1 疗程。成人施灸时间，肾俞、膀胱俞、八髎、神阙，中极、关元，阿是穴整体不低于一个小时，三阴交，太溪，每个穴位 20 分钟。

糖尿病

初期的糖尿病患者会觉得口渴，需要大量的水分，所以尿量和次数均会增多，且极易饥饿，特别想吃甜食。稍微有病症发生后，就会变瘦、容易疲劳。继续恶化，则会减弱对疾病的抵抗力，引起血管或视力障碍等并发症。

糖尿病是因为胰腺分泌的胰岛素不足，产生糖分代谢异常所致。因此必须接受专科医生的治疗。不过，糖尿病不能仅以药物治疗，生活方式对病情也有极大影响。最重要的是接受医生指导，摄取定量的热能并控制血糖。另外，亦需注意充足睡眠，力求消除疲劳，避免紧张。

穴道刺激对初期的糖尿病患者非常有效。每天持续不断进行，可预防病情恶化。进行相当时日后，甚至可以消除不舒服的症状，减轻并发症。

前面我们已经讲述了关于糖尿病的主要穴位疗法，针对上、中、下消选取不同的穴位。下面我们主要讲述按摩疗法对糖尿病的辅助治疗。

按摩选取的穴位有头部的太阳、神庭、攒竹、印堂、率谷、风池、桥弓，胸腹的中脘，背部的肩井、肺俞、肝俞、脾俞、肾俞，上肢的曲池、合谷、内关，下肢的足三里、三阴交、太溪、太冲、涌泉等穴。

按摩的方法是：用双手拇指背节处交替推印堂至神庭20次；用双手拇指指腹分推攒竹至两侧太阳穴30次；用双手大鱼际按揉太阳穴30次；以率谷为重点轻摩头侧面左右各30次；用拇指指端按揉肺俞、肝俞、脾俞、肾俞各50次；按揉中脘、足三里、三阴交、太溪、太冲各30～50次；拿捏风池、内关、合谷、曲池、肩井各10～20次，以局部有轻微的酸胀感为佳；用拇指指腹向下直推桥弓，先左后右，每侧10次；摩擦涌泉100～200次，以热为度。

高血压

动脉血压高于正常叫做高血压。正常人的血压随年龄升高而升高，在不同生理情况下有一定波动。世界卫生组织最新规定成年人收缩压（高压）＜18．66千帕（140毫米汞柱）、舒张压（低压）＜12千帕（90毫米汞柱）为正常血压。收缩压≥18．66千帕（140毫米汞柱）、舒张压≥12千帕（90毫米汞柱）为高血压。如连续3次测血压（不在同一天内）都超过正常标准就可能患了高血压病。

高血压起病隐匿，病程进展缓慢，早期仅在精神紧张、情绪波动或过度劳累之后出现暂时和轻度的血压升高，去除原因或休息后可以恢复，称为波动性高血压。患者可出现头痛、头晕、头胀、耳鸣、眼花、失眠、健忘、注意力不集中、胸闷、乏力、心悸等症状。长期的高血压易并发心、脑、肾的损害。

高血压的特效穴位首选高血压点。高血压点位于脚的大拇趾趾根上，有粗的横纹。在其中央是称为“高血压点”的穴位。高血压点穴的主治疾病为：指压此穴位，对于治疗高血压很有疗效。方法为慢慢地吐气，用两手的大拇指强力按压此处6秒钟。在两脚的穴位各做3次。一天请做10次。每月不间断的做此指压法一年，无论多高的血压，亦可有很显著的疗效。

按揉公孙和丝竹空穴。公孙穴位于足内侧边缘，在第一跖骨基底部的前下方。抬起左脚放在右腿上，用右手握住脚背，利用大拇指指尖垂直按压公孙穴，

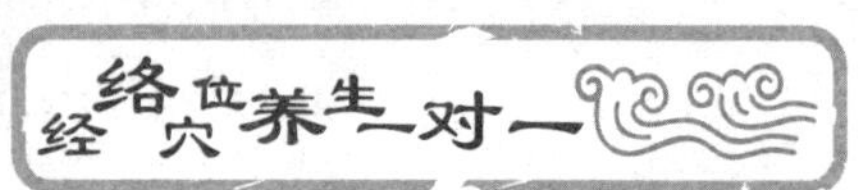

感觉酸、麻、痛。每天早晚各掐按 1 次，每次 2 分钟。

丝竹空穴位于脸部眉梢凹陷处。首先正坐，双臂高举，四指并拢伸直指尖朝上，手掌心向内，再用大拇指指腹揉按两边眉毛外端凹陷处的穴位，感觉酸、胀、痛。每天早晚各揉按 1 次，每次 2 分钟。

中风后遗症

中风是以突然昏倒、意识不清、口渴、言蹇、偏瘫为主症的一种疾病。它包括现代医学的脑出血、脑血栓、脑栓塞、短暂脑缺血发作等病，是死亡率较高的疾病。中风后遗症是指中风发病 6 个月以后，仍遗留程度不同的偏瘫、麻木、言语蹇涩不利、口舌歪斜、痴呆等。

按摩法治疗中风后遗症的主要方向是溶栓和止血，以解除颈脑血管痉挛和降低颅内压，疏通肢体脉络。按摩时，要注意不要只局限于手脚部位的按摩，神经系统更加集中的头颈部及腰腹部也应该同时按摩，采用系统按摩的方案，以保证效果。而且治疗中风后遗症的按摩手法与日常保健不同，按摩时间要长，可达 1 个小时，按摩力度也应该适当加强。除了穴位按摩，还有一些简单有效的保健方法，如干梳头法、抓球法等。

按摩所选择的穴位有：头部的百会、曲鬓穴；肩部的肩井穴；背部的天宗、厥阴俞；上肢的曲池、手三里、内关、外关、合谷穴；下肢的阳陵泉、足三里、昆仑、涌泉、足心等穴。

操作手法为：按压百会穴、肩井穴、厥阴俞、天宗穴各 30 ～ 50 次，力度适中，以有酸痛感为佳；按揉曲鬓、阳陵泉、足三里、昆仑穴各 30 ～ 50 次，力度稍重，以有酸痛感为佳；掐揉内关、外关、合谷、曲池、手三里各 30 ～ 50 次，力度稍重；揉搓涌泉、足心各 100 次，以有气感为佳。

另，可选择刮痧的方法治疗。刮痧所选择的穴位为：面部的水沟；上肢部的极泉、曲池、外关、合谷；下肢部的环跳、风市、阳陵泉、足三里、三阴交、

太冲。

操作方法为：先用刮痧板的角点按面部的水沟，然后刮拭腋窝的极泉，再刮拭上肢部位的曲池至外关、合谷处，以皮肤出现潮红为度；刮拭臀部的环跳、下肢的风市、阳陵泉、足三里、三阴交处，力量由轻到重，最后刮拭足部的太冲，太冲可不出痧。

心绞痛

心绞痛是由于心肌暂时性和可逆性缺血、缺氧而产生的心前区及其附近部位不适症状。它是冠心病最常见症状或首发症状。

本病以 40 岁以上男性多见，常见诱因为劳累、情绪激动、饱食、天气变化、急性循环衰竭等，中医学将心绞痛因症状不同分别列入“心悸”、“胸痹”、“心痛”等症。发病主要与年老体虚、饮食、情志失调及寒邪内侵等有关。发病机理有虚实两方面。虚为心脾肝肾亏虚、心脉失养；实则为寒凝、气滞、血瘀、痰阻等痹阻心阳，阻滞心脉。

如果心绞痛忽然发作，身边又没有医生药物的情况下，应该怎么做呢？这里介绍一种“自我急救三穴法”，可起到即时减轻作用。三穴包括中冲、极泉、至阳三个穴位。

中冲穴位在中指指端末处，可用大拇指按压；

极泉穴位在腋窝动脉应手处，按穴时用大拇指往腋窝上直接按压；

至阳穴在背部两肩胛的下缘连线中点，按压时应在第七胸椎棘实下陷中。

心绞痛有甚者可配经处奇穴“痛灵”（位于手背 3、4 掌指关节下一寸处）。急救时按压穴位应连续用力刺激，频率约为每分钟 100 次。按压穴位力度正确时，一般在 40 秒后即可见效。

平稳期可选择三个黄金穴位，对于缓解心绞痛有奇效。这三个黄金穴位为：膻中、至阳、内关。

膻中穴是心包募穴（心包经经气聚集之处），是气会穴（宗气聚会之处），又是任脉、足太阴、足少阴、手太阳、手少阳经的交会穴，能理气活血通络，宽胸理气，止咳平喘。现代医学研究也证实，刺激该穴可通过调节神经功能，松弛平滑肌，扩张冠状血管及消化道内腔径等作用。按摩方法是用拇指点按膻中穴 18 次；顺时针揉 36 次，逆时针揉 36 次。也可用右手掌按在膻中穴上，顺逆时针各按揉 100 次。

至阳穴为督脉经阳气隆盛之处，该穴有振奋宣发全身阳气，疏通经血、利湿热、宽胸膈、安和五脏、补泻兼施之功，经过多年临床研究证明，至阳穴埋元利针法可以起到疏通局部经络气血、祛邪扶正、缓解疼痛的作用，该方法起效快、疗程短、无副作用，已通过临床试验证明其确切疗效。至阳穴的按摩方法为病人坐位或俯卧，术者站在病人左侧，用右手拇指或两手拇指叠加，按压至阳。用力幅度以病人能耐受为宜。一般 3 分钟左右心绞痛可缓解。为了能巩固疗效，防止复发，可每天按压 3 分钟，持续两三周。也可用五分硬币代替手指按压。也可病人自己以至阳穴对准桌子角做按压。

心痛、心悸、胸痛是中老年人常见疾病。经常按摩内关穴，就可以起到一个保护心脏的作用，能够宁心安神、理气止痛，还可以治疗晕车、晕船等，对怀孕前 3 个月恶心、呕吐的妊娠反应疗效也很好。按摩内关穴时，可沿着手腕上下方向或用硬币侧轮滚动按揉，每天按揉半小时。

失　眠

失眠，也叫不寐，是指经常不能获得正常的睡眠。程度轻的入睡困难，睡不实，醒后不容易入睡；严重的可导致整夜睡不着。原因比较复杂，一般认为由于情绪紊乱、精神过度紧张、神经衰弱，外界环境干扰、没有良好的卫生习惯，睡觉时间不规律所致。另外，过饮过饱及肝气郁滞等导致消化功能不调也是主要原因。其症状是：多梦、易醒、易惊醒，常伴有头痛、头晕、胸闷、心烦意乱、情

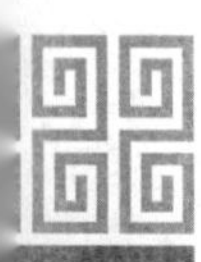

绪低落、易激动发怒、疲乏、记忆力明显减退，及对声、光的刺激特别敏感，疑心太大等等。

失眠首选穴位为失眠穴。失眠穴，经外穴名。顾名思义，即为治疗失眠的穴位。位于足底跟部，当足底中线与内、外踝尖连线相交处，即脚跟的中心处。失眠穴的主要功能为主治失眠、脚底痛等。失眠穴是解决失眠症的特效穴位。夜里无法熟睡的人，可躺在床上，在床单上慢慢摩挲刺激该穴。具有镇定亢奋的神经，使人进入深度睡眠的功效。此外，也可以用拳头敲击此穴。

第二要选择的穴位为百会穴。百会在头顶，前发际直上正中5寸。大家看看人体经络穴位图就知道，百会是手三阳经、足三阳经、足厥阴经、督脉的交会处，通常所说的“三阳五会”就是百会。治疗失眠，单独灸百会就能起到良好的效果。可以在晚上临睡前做一做。先将百会周围的头发分开，让头皮露出来，然后将艾条点燃，置于离头皮2厘米左右处温和灸，以头皮感觉到温热为度。如果感觉有点儿烫，可以将艾条移远一点儿。每天晚上灸15分钟左右，有利于入睡。这个方法对妇女产后失眠效果尤其好，患产后失眠的人，使用这个方法，每天灸1次，一般连续灸四五天就能治愈失眠问题。

还有一个经外奇穴，叫安眠穴。专家称，安眠穴是一个常用的穴位，位于项部，当翳风穴（耳后凹陷处）与风池穴（枕骨下凹陷处）连线的中点。此穴能平肝息风，宁神定志，有效纾缓紧张的情绪，帮助入睡。方法是用手摸到耳朵后面的一块硬骨，硬骨下面有一小坑儿，即为中医所讲的安眠穴。用食指轻轻按摩安眠穴，顺便按摩脖子两边的“大筋”，最后再把食指轻按在这个穴位上，这样会不知不觉地进入梦乡。

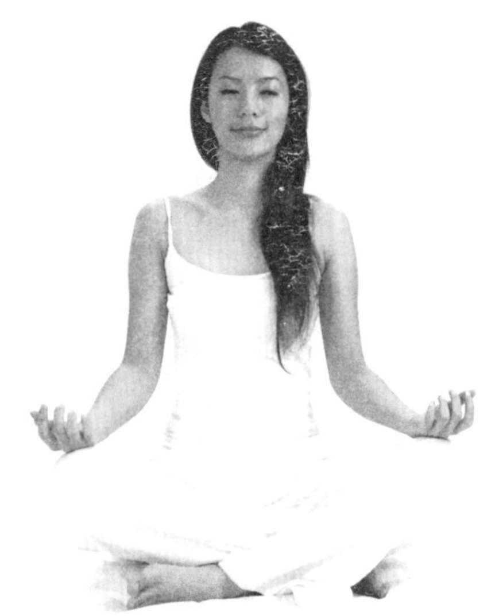

第二章：常见外科疾病的调理法

肩周炎

肩周炎又称肩关节周围炎、“五十肩”。肩周炎为慢性疾病，发病过程较长，一般在数月或一二年，其临床症状肩部疼痛、僵硬、沉重、困倦，严重时，手臂不能活动，生活无法自理。此病与年老体衰、气血不足、筋脉失养有关。此外，本病与肩部负重过度，肩关节活动过频、过剧或过少，牵拉过强或突然扭转以及与外物直接撞击亦有密切关系。损伤后，局部瘀血肿痛，运动受限。若治疗不及时，就会形成组织粘连。有粘连的肩关节，若再做过重劳动就会重复损伤，如此恶性循环，病情逐日加重，形成广泛的粘连。若再感受风寒，就会出现感觉和运动的严重障碍。

肩周炎的必用穴——肩贞。之所以能成为肩周炎的克星，主要是因为肩贞穴是小肠经气血上行必经的地方，如果肩周痛的时候揉一揉小肠经里的肩贞穴，气血通了，就把肩痛的问题都解决了。另外，按摩肩贞穴的时候最好同时把心经也揉了，因为心经和小肠经是相表里的，心经把血液源源不断供应给小肠经，小肠经的气血一充足，血虚就不会发生了，肩膀也就不会感到疲劳和酸痛了。

肩周炎的特效穴位——肩髎。此穴位于肩关节的后方，当胳膊向外展开时在肩后有一个“小窝”，后面的位置相当于肩的位置。它主要用来治疗肩周炎，《针灸甲乙经》上面记载说：“肩重不举，臂痛，肩主之。”可见它治肩病的历史有多悠久了。知道了穴位的主治和位置后自己每天就可以花 5 分钟进行按揉，双手一定要交替进行，因为即使只有一侧患病，这样交替进行的同时也是对肩关节功能活动的一个锻炼。

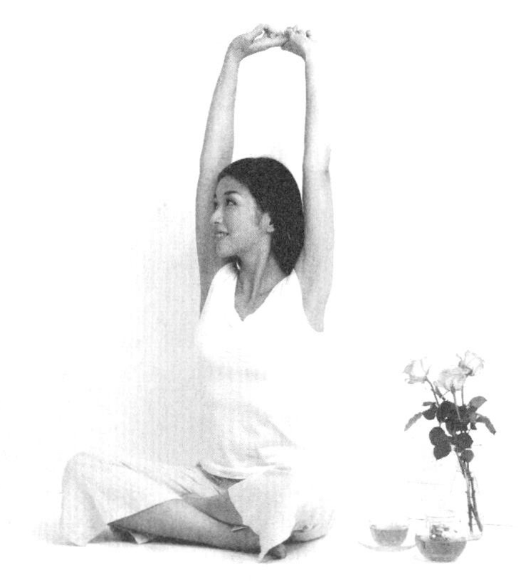

拔罐利用穴位联合治疗有很不错的效果。选用的穴位有：肩部的肩髃、肩贞；背部的天柱、肩井、天宗；上肢部的曲池。

操作方法为：采用留罐法。对于上述穴位采用单纯拔罐法，留罐 10 ～ 20 分钟，以皮肤出现红晕为度；起罐后，如果对上述穴位再加上艾灸的话，效果会更加明显。

颈椎病

颈椎病，又称颈椎综合征，是中老年人的常见病和多发病，以长期从事低头伏案工作的文职人员多见，常为职业病。近年来，临床发病显示低龄化趋势。随着年龄的增长，颈椎及其周围韧带、肌腱、关节囊、椎间盘等软组织可发生退行性变化或损伤，压迫和刺激颈部的神经根、椎动脉、交感神经和脊髓等而出现一系列临床症状。颈椎病可分为颈型颈椎病、神经根型颈椎病、脊髓型颈椎病、椎动脉型颈椎病、交感神经型颈椎病，不同类型的颈椎病会有不同症状。颈椎病患者轻者头、颈、项、肩、臂疼痛，麻木，肌肉萎缩等；重者疼痛难忍，转头、俯仰不能，甚至瘫痪等。

颈椎病首选的穴位是风池穴。风池穴的准确位置是在入后发际 1 寸，最简单的取穴方法就是把我们的手大拇指、中指放在头的枕部两侧，轻轻地往下滑动，这样就会感觉到两边有个窝窝，这就是风池穴。按摩风池穴位手法：用双手中指指腹按压风池穴，用力方向由下向上，每日按摩 2 次，每次按摩 2 分钟。

其次，风府穴也是治疗颈椎病的重要穴位。风府穴属于督脉穴位图，风府穴位于人体项部，在枕后区，当后发际正中直上 1 寸，枕外隆凸直下，两侧斜方肌之间凹陷处。找到之后，用大拇指的指腹按住穴位，用力按 3 ～ 5 分钟。用力应适当，不可过重。如果你自己操作不方便，可以请你的朋友或者家人帮忙按一按。

最后，最后一个治疗颈椎病的特效穴是大椎穴。取穴时需要你正坐，将肩端平，低下头，这时你颈后与肩平齐出会出现一个高突，它就是第 7 颈椎，在它下面的凹陷处即为大椎穴。按摩的时候，将右手中指指腹放于这个穴位上，食指、无名指、小指等附于穴位旁，适当用力按揉 3 ～ 5 分钟，以产生酸胀感为宜。

穴位联合的话可选用刮痧的方法。选择头部的风池；颈背部：肩井、天柱、大椎、膈俞；下肢部：血海、三阴交。

操作方法：先刮拭肩颈部的风池、肩井、天柱、大椎，再刮拭背部的膈俞，手法由轻到重，以皮肤出现潮红为度；最后刮拭下肢部的血海、三阴交，首付略重，以微出痧为度。

腰椎间盘突出

腰椎间盘突出症是好发于青壮年、以腰腿痛为主要表现的病症，尤其是体力劳动者较多见。由于持续及强度较大的体力劳动，体位需要随时变换，腰背部肌肉较长时间处于紧张状态，椎间盘受到挤压、牵拉及扭转的机会较多，容易引起脊椎内外的平衡失调，造成纤维破裂、髓核突出，形成神经根、马尾或脊髓的压迫症状。疼痛可随步行、弯腰、伸腰、坐起及咳嗽、喷嚏等加剧。严重者，影响

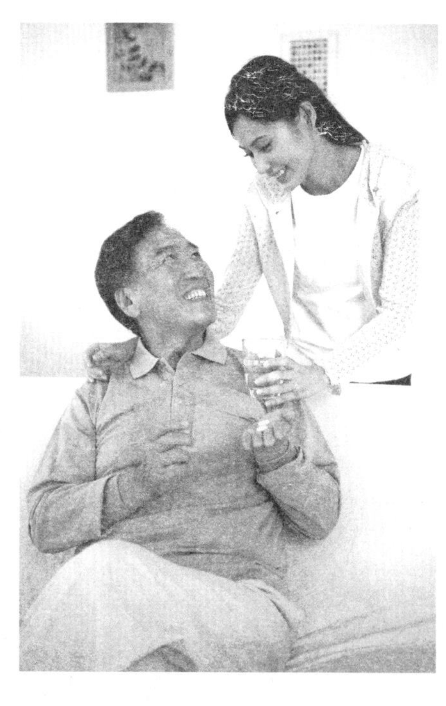

坐卧翻身、站立，甚至出现步态跛行。疼痛的出现，可以呈持续状，也可以呈间歇状。

由于人体下腰部的活动最多，负重也最大，所以临床中以腰4、5椎及腰5骶1椎间盘突出的发病率最高。

按摩方法可选用的穴位有：背部的肾俞、大肠俞，臀部的承扶、环跳，下肢的委中、承山、昆仑、阳陵泉、足三里、悬钟、太冲等穴。

操作方法：用滚法在腰部操作10分钟左右；用拇指指端弹拨腰椎两侧的肌肉各10～20次。用掌根按揉腰椎两侧的肌肉1～2分钟；按压大肠俞、肾俞、承扶、环跳、委中各20～30次；拿捏委中、阳陵泉、悬钟、承山、昆仑、足三里、太冲各10～20次。

刮痧方法可选用的穴位有：背部的肾俞、气海俞、次髎；下肢部的秩边、环跳、委中、承山、风市、阳陵泉；其他如腰3～5夹脊、阿是穴。

操作方法：先刮拭背部的肾俞、气海俞、腰3～5夹脊、次髎，力度由轻到重，以皮肤出现痧痕为度；刮拭秩边、环跳、阿是穴、委中、承山、风市、阳陵泉，以皮肤出现潮红为度。

痔　疮

痔疮是成年人极为常见的疾病，会随年龄增长而令发病率增高。痔疮是在肛门或肛门附近因为压力而伸出隆起的血管，这些由于扩大、曲张所形成的柔软静脉团，类似腿部的静脉曲张，但痔疮常常会产生出血、栓塞或团块脱出。得痔疮

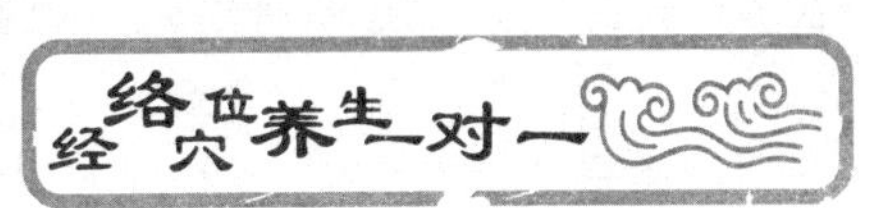

的原因很多，如习惯性便秘，妊娠和盆腔肿物，年老久病，体弱消瘦，长期站立或久坐，运动不足，劳累过度，食辛辣饮食过多，冬季缺乏蔬菜，肠道慢性炎症等。其中不良饮食习惯是引致持续便秘及造成痔疮的主因，

也可能因为用力排便而使压力增加造成团块。其他因素包括：怀孕、遗传、长期便秘或是腹泻。

孔最穴，自古以来即是治疗痔疮的穴位而广为人知。痔痛难耐的患者，请务必试试本穴看看。“孔”是毛孔，“最”是最大。孔最穴的意思就是身体里所有跟孔有关的问题都归它来管理。上至鼻窍，下至肛门，都跟孔有关，所以孔最穴管的地方特别多。孔最穴属于手太阴肺经穴，孔最穴位于人体前臂掌面桡侧，当尺泽穴与太渊穴连线上，腕横纹上 7 寸。按摩孔最穴的手法：用双手拇指指腹按压孔最穴并做环状运动，每次 3 分钟，每日 2 次。

指压承山穴也能有效缓解痔疮痛，患者不妨一试。取穴：微微施力垫起脚尖，小腿后侧肌肉浮起的尾端极为承山穴。取穴时应采用俯卧的姿势，承山穴位于人体的小腿后面正中，委中与昆仑穴之间，当伸直小腿或足跟上提时，腓肠肌肌腹下出现的尖角凹陷处即是。为腿部转筋，肛门疾患的常用效穴。以大拇指强力漩涡般旋转按压腓肠肌两肌腹之间的承山穴，按压 1 分钟，停 30 秒钟再按压 1 分钟，反复进行，以病者能承受，感到酸，麻，胀样感向腘窝、小腿、足底部放散或局部胀满为度，直至疼痛缓解或消失。

类风湿性关节炎

类风湿关节炎是一个累及周围关节为主的多系统性炎症性的自身免疫病，其特征性的症状为对称性、周围性多个关节慢性炎性病变，临床表现为受累关节疼痛、肿胀、功能下降，病变呈持续性、反复发作。

刮痧治疗类风湿性关节炎所选用的穴位为：背部的大杼、膈俞、肝俞、脾俞、肾俞、小肠俞；肩部的肩髃、肩贞、肩井；上肢部的曲池、天泽、手三里、

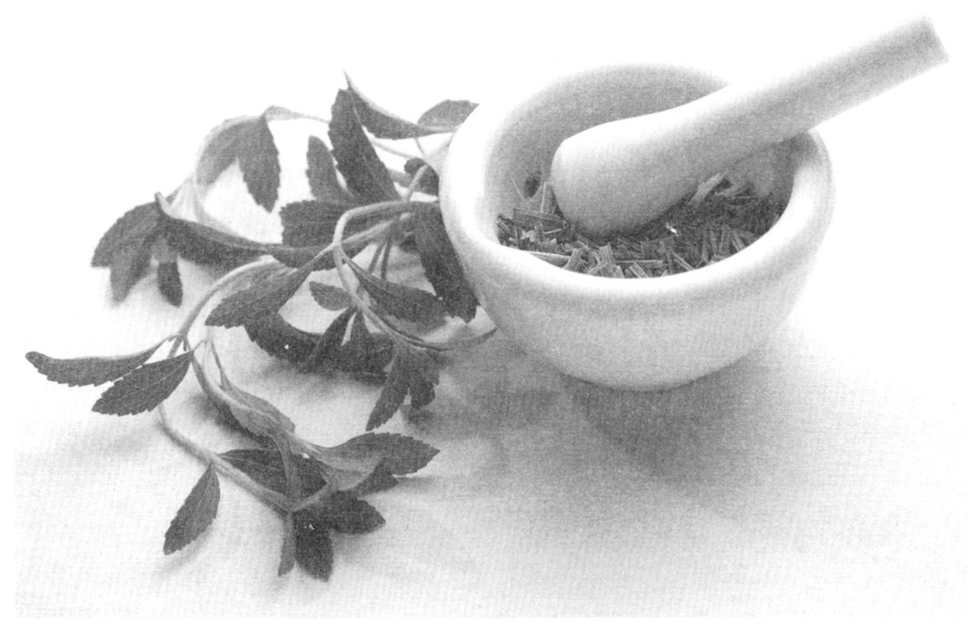

阳池、合谷、大陵；下肢部的环跳、梁丘、委中、阳陵泉、足三里。

操作方法为：先刮拭背部的大杼、膈俞、肝俞、脾俞。肾俞、小肠俞，再刮拭肩部的肩髃、肩贞、肩井，以皮肤出现痧痕为止；刮拭上肢的曲池、天泽、手三里、阳池、合谷、大陵，接着刮拭下肢部的环跳、梁丘、委中、阳陵泉、足三里，以皮肤出现痧痕为止。

拔罐治疗类风湿性关节炎所选用的穴位为：颈背部的大椎、膈俞、脾俞、身柱、腰阳关；腹部的气海；上肢部的血海、外关；下肢部的环跳、昆仑。

操作方法为：发生在上肢部的就在背部的大椎、膈俞、脾俞，腹部的气海，上肢部的血海、外关处采用单纯拔罐法，留罐 10 分钟；发生下肢部，在大椎、膈俞、脾俞、气海配合环跳、昆仑处单纯留罐 10 分钟；腰部的在大椎、膈俞、脾俞血海、气海和身柱、腰阳关留罐 10 分钟。

第三章：男科疾病的调理法

阳　痿

阳痿是指在性交时阴茎不能勃起或举而不坚、不能进行性交的一种性功能障碍病发现象。发生阳痿的原因是多方面的，多数是因为神经系统功能失常而引起，往往有头昏眼花、头痛脑胀、腰酸背痛、四肢无力、失眠、出冷汗等症状。

治疗阳痿是中医的绝术之一。治疗阳痿的特效穴位是手腕掌侧的地神穴，刺激地神穴的关键在于恢复男人的自信心。阳痿的原因是命门气衰，刺激小指第二关节掌侧的命门，有益于恢复生殖器功能。在此基础上，再加刺小指第一关节掌侧的肾穴和无名指第二关节掌侧的肝穴，疗效会更佳。香烟灸是最好的方法，每天睡前灸 8 ～ 12 次。休息时，可用手按压这些穴位，大约持续治疗 6 ～ 12 天，可治愈阳痿。

穴位联合疗法可选择肾俞、命门、关元、气海这四个穴位进行艾灸，一般每个穴位灸 1 ～ 20 分钟，每天早、晚 2 次，艾灸开始时会感觉到穴位处的温热感向四周扩散，时间长了会感觉精神和体力逐渐增强，一个月左右会见到明显的效果。

早　　泄

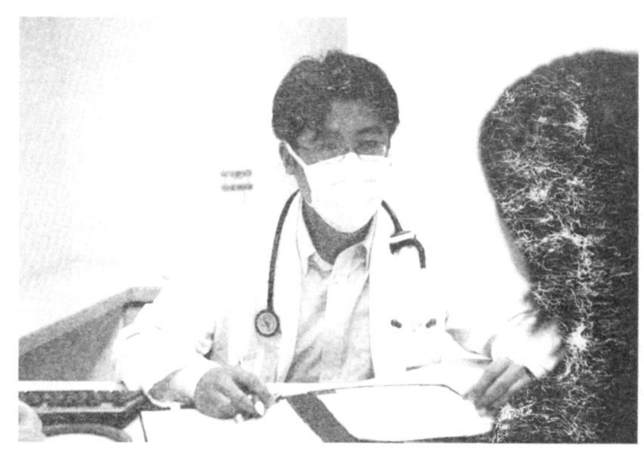

早泄是指同房时，过早射精，随后阴茎即软，不能正常进行性交。中医认为此症多由于房劳过度或频繁手淫，导致肾精亏耗，肾阴不足，相火偏亢，或体虚羸弱，虚损遗精日久，肾气不固，导致肾阴阳俱虚所致。

刮痧治疗早泄所选用的穴位：背部的肾俞、膀胱俞、命门、志室；腹部的关元、中极；下肢部的三阴交、太溪。

操作方法：先从背部的肾俞刮拭至膀胱俞，刮拭命门及志室，手法由轻到重，直至皮肤出现潮红为度；从腹部的关元刮拭至中极，然后刮拭下肢的三阴交，最后刮拭太溪，以皮肤微出痧为度。

拔罐治疗早泄所选用的穴位：背部的命门、肾俞；腹部的关元、中极；下肢部的足三里、三阴交、太溪。

操作方法：患者俯卧位，采用闪火罐法，在命门、肾俞拔罐 3 ～ 5 下，然后留罐 10 ～ 15 分钟；坐位，采用单纯火罐法，在腹部的关元、中极，下肢的足三里、三阴交、太溪留罐 10 ～ 15 分钟。

利用艾灸治疗早泄可选取下列两组处方：

自己做艾灸选用：三阴交、神门、关元、巨阙、章门、京门。

他人帮助艾灸选用：三阴交、神门、心俞、脾俞、肾俞。

艾灸治疗早泄治疗方法：将点燃的艾条在距离穴位 2 厘米处施灸，以局部感到温热为度，局部皮肤可有发红的现象。每穴可灸 10 ～ 15 分钟，每日灸治 1 次，10 次为 1 个疗程，疗程间休息 2 ～ 3 日。

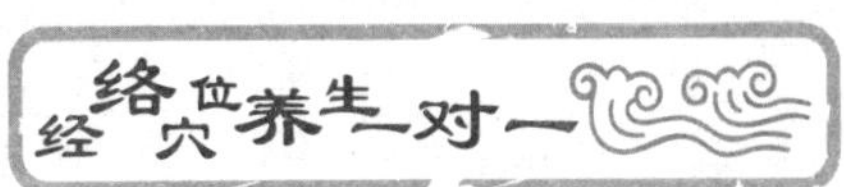

前列腺炎

前列腺炎是男性生殖系统感染中的常见病。本病有急性、慢性之分。急性表现为起病急、高烧寒战、尿频、尿急、尿痛及终末血尿。慢性表现为起病缓慢，有轻度尿频和排尿烧灼感，终末尿浑浊，有白色分泌物流出，常伴有性功能障碍及神经衰弱症状。

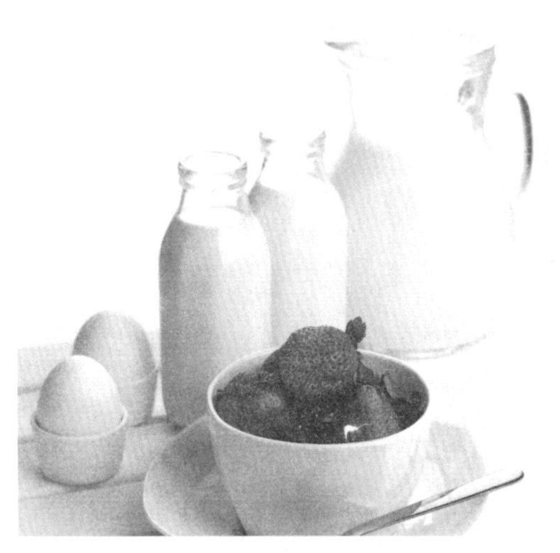

患有前列腺炎首选的穴位是会阴。会阴穴是人体任脉上的要穴。它位于人体肛门和生殖器的中间凹陷处。会阴穴，为人体长寿要穴。会阴穴是人体任脉上的要穴。它位于人体肛门和生殖器的中间凹陷处。会阴穴，为人体长寿要穴。

正确的按揉方法有三种：其一是点穴法：睡前半卧半坐，食指搭于中指背上，用中指指端点按会阴 108 下，以感觉酸痛为度。其二是意守法：姿势不限，全身放松，将意念集中于会阴穴，守住会阴约 15 分钟，久之，会阴处即有真气冲动之感，并感觉身体轻浮松空舒适无比。其二是提肾缩穴法：取站式，全身放松，吸气时小腹内收，肛门上提（如忍大便状），会阴随之上提内吸，呼气时腹部隆起，将会阴肛门放松，一呼一吸共做 36 次。

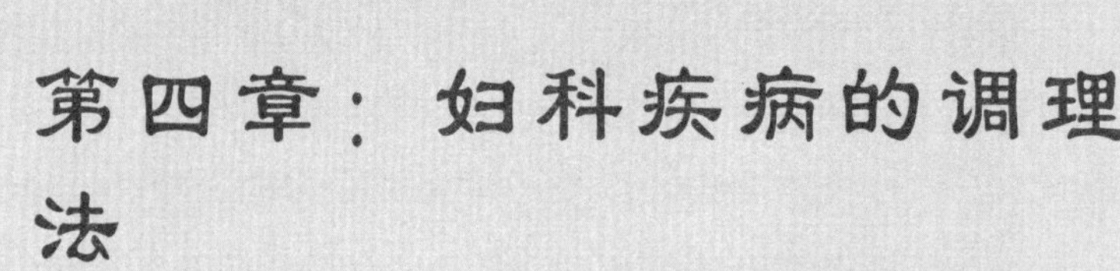

第四章：妇科疾病的调理法

月经不调

有些女性月经常出现错后、提前，或经量过多、过少等异常，脸色晦暗，并且伴有心慌气短、疲乏无力、小腹胀痛、白带增多、腰腿酸软等症状。这些现象均是“月经不调”的表现。

月经不调是指因各种因素导致卵巢、激素调节功能紊乱。中医认为月经不调多因先天肾气亏虚，后天七情外伤所致冲任亏虚，血海不能按期充盈，行经规律失常。月经不调的症状较复杂，有月经先期、错后，经期各种不适表现等。

月经不调的患者首选穴位三阴交。三阴交穴，十总穴之一。所谓“妇科三阴交”，顾名思义此穴对于妇症甚有疗效，举凡经期不顺，白带，月经过多、过少，经前症候群，更年期症候群等，皆可治疗；又此穴为足太阴脾经、足少阴肾经、足厥阴肝经交会之处，因此应用广泛，除可健脾益血外，也可调肝补肾。亦有安神之效，可帮助睡眠。

每天适当用力按揉每条腿三阴交各 5 分钟左右，能保养子宫和卵巢，帮助气血畅通、面色红润、预防宫颈炎。三阴交穴在小腿内侧脚踝骨的最高点往上 3 寸处，自己的手横着放，约 4 根手指横着的宽度。

如果采用艾灸的方法，可配合关元（位于脐下 3 寸处），效果更佳显著。

痛　　经

妇女正值经期或行经前后，出现周期性小腹疼痛，或痛引腰骶，甚则剧痛昏厥者，称为“痛经”，亦称“经行腹痛”。本病的主要特征是，伴随月经周期出现小腹疼痛，一般多发生在行经第一日，或经前几日，经行后逐渐减轻以至消失。

痛经是特效穴位是关元。关元是补元气的穴位，是元气的总闸。气通了，血才能欢快的流动。气血流动，经脉畅通，就不会痛经了，通而不痛就是此理。每天中午11时，脾经的气血运行最旺盛的时候，按揉关元20分钟，可以治疗痛经。如果到药店买艾条熏烤关元20分钟，效果会更好。

大巨穴对痛经所引起的下腹胀痛、腰部酸痛、手足冰冷和体内瘀血很有效；此外，腿部的血海穴亦应多按揉几次，血海穴是促进血液循环、除血排瘀的特效穴，对痛经很有效。

另外，可用承山特效治疗痛经。方法是用3根艾条捆绑在一起，灸承山穴（在小腿肚正中处），5分钟即可止痛，每次灸30分钟。每个经期灸2～3次，连2～3个周期即愈。

闭　　经

女子年满18岁以后，月经仍未来潮，或者曾来潮后又中断3个月以上者，即为闭经。闭经主要有虚、实两种。虚证主要表现为头晕肢软，食欲不振，心悸失眠，精神委靡等；实证主要表现为胸胁胀满、小腹胀痛等。

采用按摩的方法治疗闭经所选用的穴位：颈部的大椎，背部的肝俞、膏肓、胃俞、脾俞、肾俞、下髎，腹部的中脘、归来，下肢的血海、三阴交、复溜等穴。

操作方法：揉法：第1条线——自大椎穴开始向下按至下髎；第2、3条

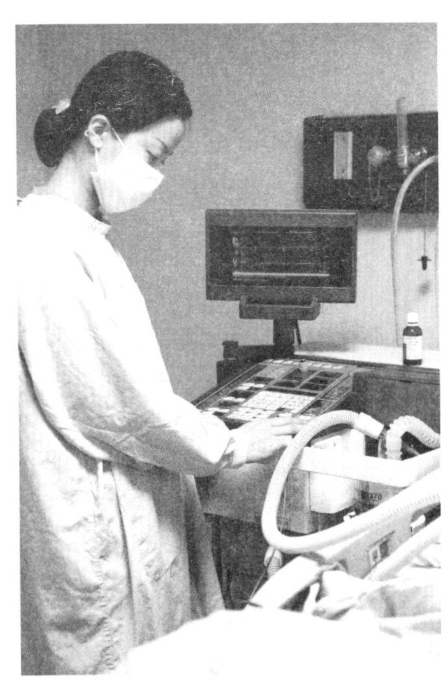

线——椎旁两侧 1 ～ 2 寸，自上而下，反复按揉 3 ～ 4 遍；点揉法：点揉肝俞、脾俞、胃俞、肾俞、膏肓穴，每穴 1 分钟；点揉复溜、三阴交穴，每穴 2 分钟；点按中脘穴、归来穴、血海穴，每穴 1 分钟；按揉腹部 10 分钟。

采用刮痧方法治疗闭经所选用的穴位：背部的膈俞、次髎、肾俞、命门；胸腹部的期门、中极、关元；下肢部的血海、地机、太冲、三阴交、足三里。

操作方法：实证者，先刮拭背部的膈俞至次髎，然后刮拭期门及腹部的中极，最后刮拭下肢部的血海至地机、太冲。虚证者，先刮拭背部的肾俞、命门，再刮拭腹部的关元，然后刮拭下肢部的三阴交，最后刮拭足三里。

带下病

带下是一种常见的妇科疾病，征象为妇女阴道排出一种黏腻的如带一样绵绵不断的分泌物，其色、质、气味异常。如出现带下过多，且色质反常、秽臭，或伴有局部瘙痒、灼热疼痛，或腰酸、小腹胀痛、头晕倦怠等症，称病理性带下。

拔罐所选用的穴位有：背部的脾俞、命门、肾俞、八髎、白环俞、次髎；胸腹部的带脉、气海；下肢部的地机、三阴交。

操作方法：采用留罐法。在带脉、脾俞、肾俞、白环俞、八髎、气海、三阴交处采用闪火法，留罐 10 ～ 15 分钟；刺络拔罐法。取带脉、白环俞、次髎、气海、地机、三阴交，消毒后，用毫针针刺，起针后用闪火法拔罐。

刮痧所选用的穴位有：背部的次髎、肾俞、命门；胸腹部的带脉、中极、关元；下肢部的足三里、阴陵泉。

操作方法：先从背部的肾俞刮拭至命门、次髎处，力度由轻到重，以皮肤出现潮红为度；刮拭胁部的带脉，在再从腹部的关元刮拭至中极，手法要轻；最后刮拭下肢的足三里、阴陵泉，手法稍重。

乳腺增生

乳腺增生，即乳腺小叶增生病，是乳房的一种慢性非炎症性疾病，是女性的多发病之一，发病率10%左右，城市高于农村，常见于青年或中年女性。乳腺增生的发病原因尚未完全清楚，多与精神因素和内分泌紊乱，特别是卵巢功能失调有关。其临床表现为在患者的一侧或两侧乳房可摸到圆形或椭圆形大小不等的

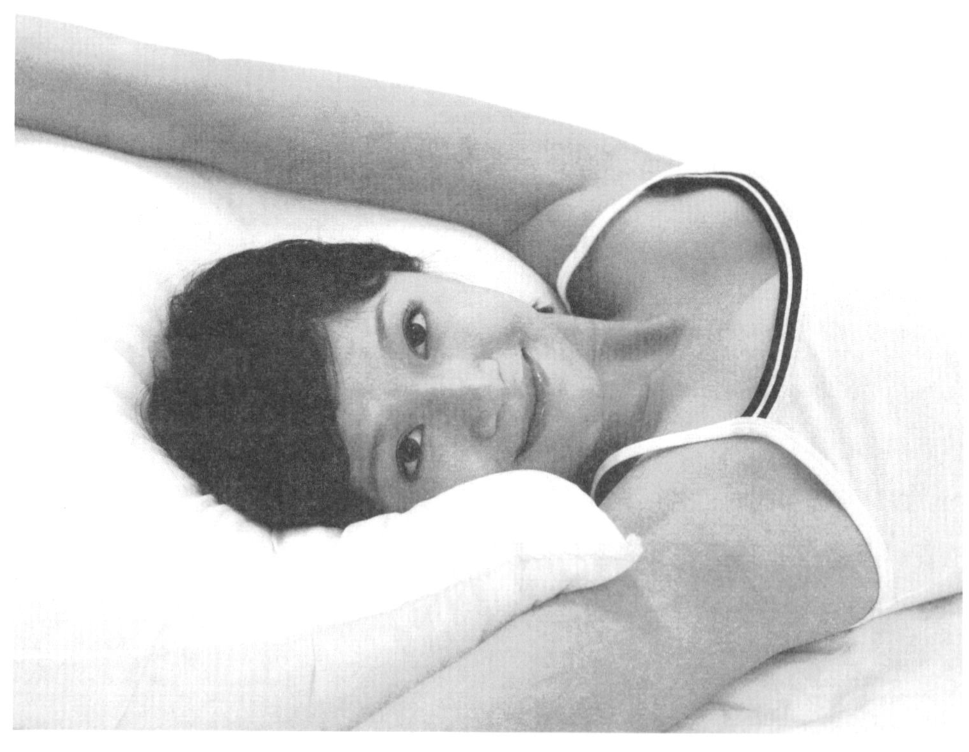

结节肿块，质韧不坚硬，与皮肤及深部组织无粘连，没有明显的边界，可活动；局部常有隐痛、胀痛或刺痛感，尤以月经前疼痛较为明显，经后减轻；常伴有头晕、失眠、烦躁易怒、口苦咽干等症状。

乳腺增生首选的穴位为膻中穴。膻中穴位于胸部，当前正中线上，平第 4 肋间，在两乳头连线的中点。膻中穴主要治疗范围可以概括为两个方面，心肺疾患和乳腺系统相关疾患。由于它归属任脉，临近乳房，是预防治疗乳腺系统相关疾患必用的穴位；故为“妇科要穴”之一。

膻中穴的操作方法为：揉法，拇指或由手掌大鱼际部先顺时针后逆时针方向各按揉 20 次，反复 10 次。推法，两只手掌面自膻中穴沿胸肋向两侧推抹至侧腰部，20 次左右。温灸法：用扶阳罐温灸即可，每次 3 ～ 5 分钟左右。适用于有寒证者或产后缺乳者。通过罐体磁场和红外线刺激该穴位，具有宽胸理气、活血通络、清肺止喘、舒畅心胸等功能。

更年期综合征

更年期综合征是妇女生理过程中的一个阶段性的病症。症状表现为：停经前月经频繁，经血量过多或过少，贫血，头晕目花，心悸，易忘，失眠，冷漠，忧郁，多疑，烦躁，易怒，情绪低落，精神委靡，全身乏力，腰酸，头痛等。

更年期综合征的首选穴位为血海穴。血海穴位于大腿内侧，从膝盖骨内侧的上角，上面约三指宽筋肉的沟，一按就感觉到痛的地方，有称为血海的穴位。（坐在椅子上，将腿绷直，在膝盖内侧会出现一个凹陷的地方，在凹陷的上方有一块隆起的肌肉，肌肉的顶端就是血海穴，或者用自己的掌心盖住膝盖骨（右掌按左膝，左掌按右膝），五指朝上，手掌自然张开，大拇指端下面便是血海穴。）

每天上午的 9 ～ 11 时，做一次舒舒服服的按揉吧。这个时辰是脾经经气运行最旺盛的时候，人体的阳气也正处于上升趋势，所以直接进行按揉就好了。每一侧 3 分钟，要掌握好力道，不易大力，只要能感觉到穴位有微微的酸胀感即可。

子宫脱垂

子宫脱垂是指子宫由正常位置沿阴道下降或脱出阴道口外的一种妇科常见病，常发生于劳动妇女，以产后为多见。本病患者自觉会阴处有下坠感，阴道内有肿物脱出，并伴有腰痛、尿频或尿失禁等症状。

子宫脱垂首选的穴位是子宫穴。子宫穴位于下腹部，当脐中（肚脐眼的中心）下 4 寸，中极旁开 3 寸的地方就是这个穴位。提醒各位女士，此处的寸不是我们平时说的长度“寸”，穴位所用的寸全名为“同身寸”，大约相当于自己中指中间那段指节的长度。只要环境允许，都可以用大拇指按揉此穴三五分钟。

穴位联合的按摩方法选用的穴位有：头部的太阳、百会、风池、安眠，腹部的关元、中极，背部的脾俞、胃俞、肾俞，下肢的足三里等穴。

操作方法：用拇指指端按揉百会 500 次；用指端叩击百会 2 ～ 3 分钟；摩关元 5 ～ 10 分钟；用拇指指端按揉中极 2 ～ 3 分钟；按揉脾俞、胃俞、肾俞、足三里各 50 ～ 100 次；用大鱼际按揉太阳 30 次。轻轻拿捏风池 20 次。按揉安眠穴 20 ～ 30 次；由前向后用五指拿头顶，至头后部改为三指拿，顺势从上向下拿捏项肌 3 ～ 5 遍；用双手大鱼际从前额正中线抹向两侧，在太阳穴处按揉 3 ～ 5 下，再推向耳后，并顺势向下推至颈部。做 3 遍。

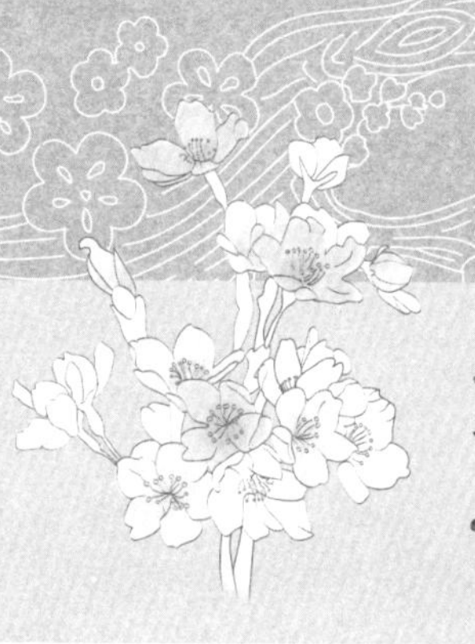

第五章：儿科疾病的调理法

小儿厌食症

小儿厌食症是指小儿较长时间内食欲不振，食量减少，甚至拒食的一种病症。多见于5岁以下小儿，以1～3岁为多。引起原因很多，常见原因有喂养不当、生活环境改变、精神紧张、药物影响、疾病影响等引起胃肠消化功能紊乱，食欲低下而导致厌食。

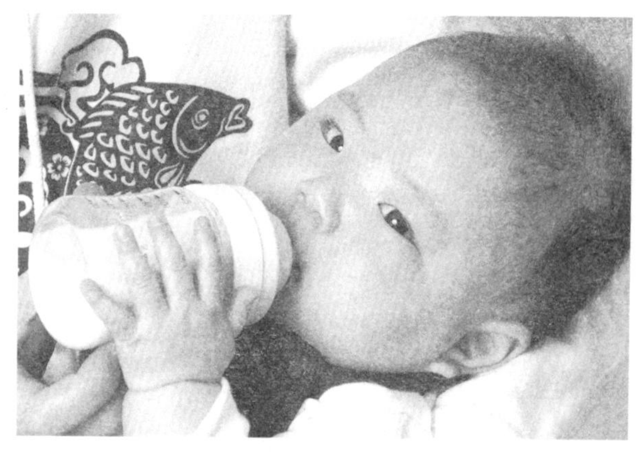

小儿厌食首选四缝穴。四缝穴是经外奇穴，位于第2～第5指掌面，第1～2节横纹中央。术者以双拇指指尖按揉小儿双手四缝穴各5分钟，力量适中，以能忍受为度。每日或隔日1次，可有效治疗小儿厌食。

另外，按摩的穴位分别为神阙、中脘、胃俞、脾俞。家长在给孩子按摩时，先将手搓热，以神阙穴（也就是肚脐）为中心做圆周状的揉动，顺时针逆时针各300圈，3秒为一圈，大约揉15分钟。然后，以拇指依次按压中脘、胃俞、脾俞三个穴位，力度以孩子感觉穴位有酸麻感觉为度，每个穴位按60下，每下持续

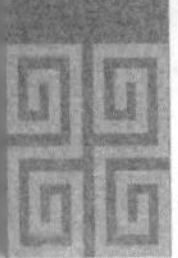

5秒，大约需要15分钟。每天按摩两次，注意要饭后半小时后再进行。晚上也可以睡觉前做，效果更好。

消化不良

消化不良主要是指食物进入体内不能完全消化，而无法吸收的一种病症。轻者可没有痛苦，仅仅表现为腹部不适；重者可出现大便次数增多，便下稀水呈蛋花样，食欲减退，腹胀等，并且因食物未完全消化、吸收，身体长期得不到充足的营养就会体形消瘦。

小儿消化不良可以按揉推四横纹。四横纹穴位于手掌面食、中、无名、小指的第一指间关节横纹处。操作时，操作者左手握住小儿的手指，用右手食指或中指指端分别按揉四横纹穴，约2～3分钟；也可推四横纹穴，将小儿四指并拢，操作者用右手拇指自小儿的食指横纹处推向小指横纹，推50～100次。

中脘穴对于小儿消化不良也有很好的疗效。中脘穴位于脐上4寸，属于任脉穴，常按摩能行气活血，清热化滞，健脾和胃，对于宝宝食积疳积、腹痛胀满、便秘泻泄等有很好的作用。按摩中脘穴益先顺时针后逆时针按摩，以拇指螺纹面施力。

另外，还可以选用足三里和天枢穴。

小儿遗尿

遗尿，俗称尿床，是指3周岁以上的小儿在睡眠中小便自遗，醒后方觉的一种病症。轻者数日一次，重者每夜必遗或一夜数次，病程可由数日到数年不等。如不治愈，也有持续到十余岁，但随年龄增长，精神压力很大，常常处于抑郁状态，从而影响身心健康。

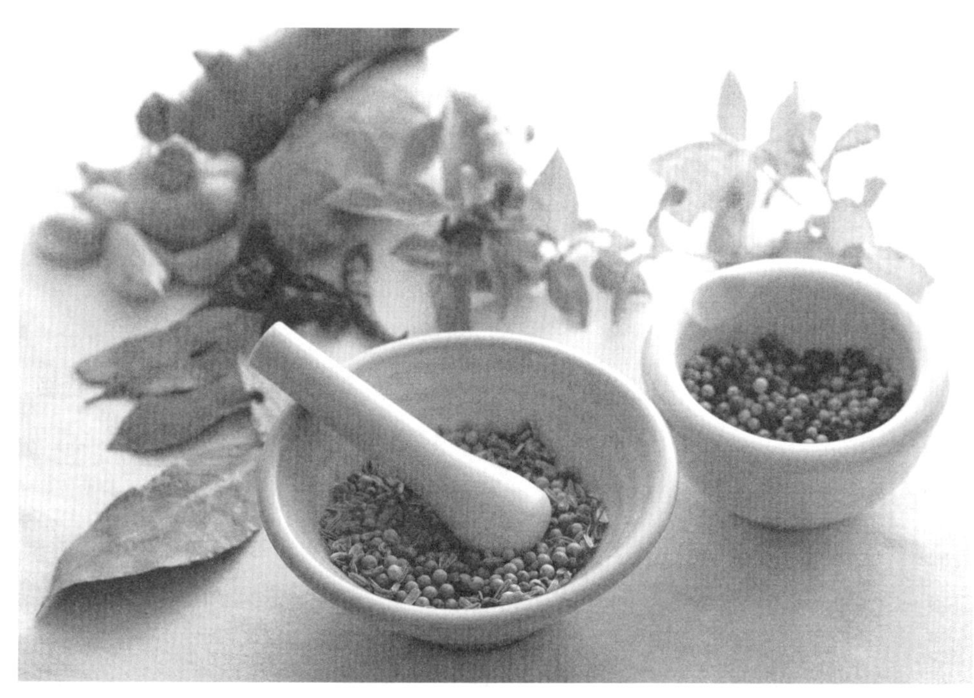

按摩治疗小儿遗尿所选用的穴位有：头顶的百会穴，腹部的水分、气海、关元，背部的肝俞、肾俞、脾俞、胃俞、命门、膀胱俞，手部的曲池、合谷，足部的足三里、涌泉等穴。

操作方法：按压头顶的百会穴，背部的肝俞、脾俞、胃俞、肾俞、命门、膀胱俞各 30 ～ 50 次，力度适中，以稍有酸痛为宜；按揉腹部的水分、气海、关元和下肢的足三里，上肢的曲池穴各 30 ～ 50 次，力度轻缓柔和；掐按手部的合谷穴 30 ～ 50 次，力度适中；揉搓足底的涌泉穴 50 次，力度稍重，以有气感为宜。

需要注意的是：肾俞是小儿遗尿症的特效穴，可促进肾部的血液循环，对先天肾气不足，膀胱虚冷型遗尿症很有效；命门穴对小儿体质虚弱很有效；腹部的水分穴是调整身体水分的重要穴位，对小儿遗尿症特别有效；膀胱俞是小儿遗尿症的特效穴，是泌尿系统治疗特别重要的穴位，应反复刺激此穴；足部的足三里、涌泉穴对足部虚冷很有效，并可调整全身的机能，亦应多按揉几次。

小儿腹泻

小儿腹泻是以大便频数、粪便稀薄或呈水样、蛋花汤样并伴有未消化的乳食及黏液为主要症状的一种常见病。本病多发于夏秋季，以 2 岁以下小儿为多见，如未及时治疗，常会引起小儿体内水及电解质紊乱，影响小儿的生长发育。

小儿腹泻的特效穴位是神阙穴。神阙穴即肚脐，又名脐中，是人体任脉上的要穴。它位于命门穴平行对应的肚脐中。中医认为：神阙穴具有健脾补肾、温通经络、和胃理气、散结通滞的功效。按摩时可采用逆时针按摩神阙穴（即肚脐眼）5 分钟。

另外，敷贴神阙穴也很不错。可将生姜捣成糊状，醋烧热至烫手，取适量用纱布包裹后，用胶布固定于神阙穴，每 2 小时换一次，晚上每 6 ～ 8 小时换一次，能有效地针对小儿腹泻。还可以选用丁香、肉桂各 9 克，五倍子 12 克，白胡椒 5 克，石榴皮 20 克研成极细末，过筛，置瓷瓶或玻璃瓶中，盖紧，勿令漏气受潮。取药粉适量，用生姜汁调成糊状，纳入脐孔，用纱布覆盖，胶布固定，再用绷带围绕脐部缚紧，以防脱落。12 ～ 24 小时后揭去。一般 12 小时吐泻停止，24 小时痊愈，愈后再贴 1 天，巩固疗效。

第六章：五官科疾病的调理法

慢性鼻炎

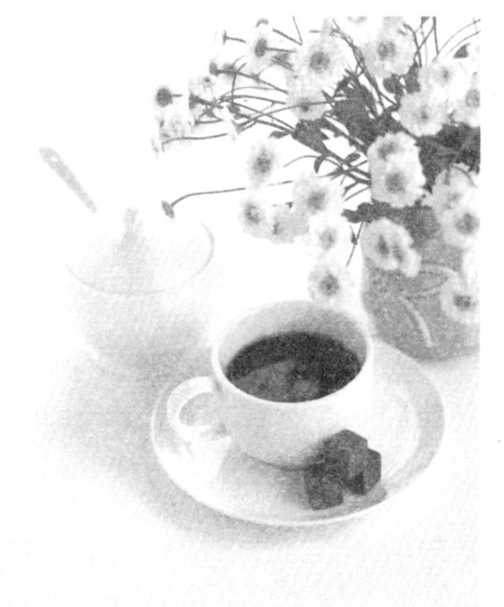

慢性鼻炎是指鼻腔黏膜及黏膜下层的慢性炎症。急性鼻炎反复发作或治疗不彻底是造成慢性鼻炎最常见的原因。此外，慢性扁桃体炎、鼻中隔偏曲、鼻窦炎等邻近组织病灶反复感染的影响，或受外界有害气体、粉尘、干燥、潮湿、高温等长期刺激，以及急性传染性或慢性消耗性疾病，都可导致本病的发生。本病的主要症状有鼻塞、流涕，遇冷空气刺激时加重，鼻腔分泌物为黏液脓性，鼻腔分泌物增多，可伴有嗅觉减退，咽喉干燥，有的患者因鼻塞而发生头痛、头晕等症状。

治疗鼻炎的特效穴位是迎香穴。迎香穴位于面部，在鼻翼旁开约一厘米皱纹中（在鼻翼外缘中点旁，当鼻唇沟中）。在鼻翼两旁，有一个凹陷点，按压的时候有一些酸胀的感觉。按压的时间一般 1 ～ 2 分钟，按摩之后鼻塞的症状会有所缓解。

印堂穴也能有效地缓解鼻炎所带来的鼻塞感觉。印堂穴的位置是两眉头连线的中点。用中指或食指按揉迎香穴半分钟，轻度的急性鼻炎按揉半分钟后就会感觉鼻子已经通了。然后按揉的中指继续向上推经过鼻根，推到印堂穴反复的上下按揉，速度可以快一点，让鼻腔发热，一般做 50 ～ 60 次就可以了。这样就把迎香穴和印堂穴一起按揉了，也可以迎香穴按揉半分钟后再单独按揉印堂穴。接着再从印堂穴反复交际的按揉到发际，不停地按。

近　　视

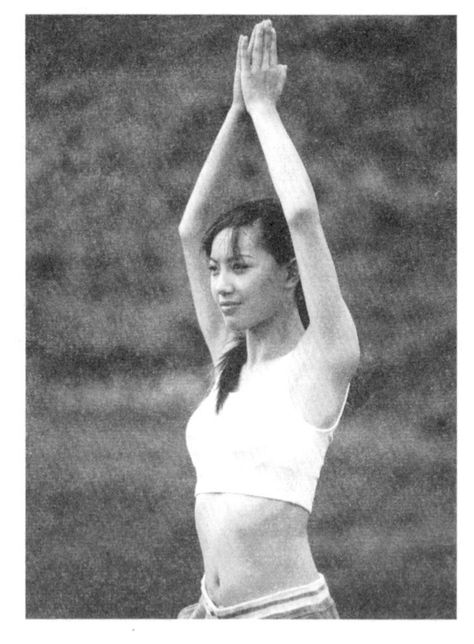

近视是指视远物模糊不清，视近物仍正常。发生近视除遗传因素外，多与青少年时期不注意用眼卫生有关。如灯光照明不良、坐位姿势不良、常躺着看书、在颠簸的车上读报、课程负担过重、印刷品质量太差、看电视时间过长或距离太近等。其他因素有营养不良、微量元素的缺乏、龋齿等都与近视的发生有一定关系。由于眼的调节器官痉挛所引起的近视，称假性近视。

手疗法治疗假性近视的穴位：最有效的穴位，是掌面无名指第一、二节指骨间关节处的肝穴。掌面手心附近、心包区内的劳宫穴。手背侧小指走向下行的腕骨穴。当过度用眼而导致视力下降时，轻缓地揉压以上各穴，每日早、中、晚 3 次，每次连续揉压 108 下，最后一下按压 10 秒左右。在实践中，遇到“眼睛感觉特别舒服”的时候，要稍加精心揉压、细细体会。只要坚持不懈，渐渐就会使视力得到恢复。

穴位联合起来利用按摩的方法所选取的穴位有：头部的百会、率谷、风池、丝竹空、太阳、四白、神庭、攒竹、印堂、睛明、瞳子髎，背部的肝俞、肾俞，足部的光明等穴。

操作手法：用大鱼际按揉太阳30次，方向向后转动；用双手拇指背节处交替推印堂至神庭50遍；用双手拇指指腹分推攒竹，经丝竹空，至两侧太阳穴30～50遍；按揉睛明、攒竹、神庭、四白、丝竹空、瞳子髎、肝俞、肾俞、光明各50次；双手食指微屈，以食指背节处从内向外推抹上下眼眶，上下各50遍；用中指指端叩击后头部2～3分钟；用拇指指腹推下桥弓左右各10遍；用拇指背节处，以率谷穴为中心轻揉头部两侧各30～50次；用力拿捏风池10～20次，以局部产生较强的酸胀感为佳；摇动颈椎左右各10转；轻轻扳动颈椎，左右各1次；由前向后用五指拿头顶，至头后部改为三指拿，顺势从上向下拿捏项肌3～5遍；用双手大鱼际从前额正中线抹向两侧，在太阳穴处重按3～5下，再推向耳后，并顺势向下推至颈部做3遍。

耳　鸣

耳鸣为耳科疾病中常见症状，患者自觉耳内或头部有声音，但其环境中并无相应的声源，而且愈是安静，感觉鸣音越大。耳鸣音常为单一的声音，如蝉鸣声、吱吱声、蒸汽声、嘶嘶声、铃声、振动声等，有时也可为较复杂的声音。

按摩治疗耳鸣所选用的穴位有：头顶的百会，耳部的耳门、听宫、翳风、角孙、窍阴，颈部的风池、天柱，背部的肝俞、胆俞、肾俞，手部的合谷，足部的太溪、太冲等穴。

操作手法：按压头顶的百会穴50次，力度稍重，以胀痛感为宜；按揉耳部的耳门、听宫、翳风、角孙、窍阴各50～100次，力度轻缓平稳。用拇指按揉风池、天柱各50次，以胀痛为宜；按压背部的肝俞、胆俞、肾俞各50次，力度以胀痛为宜；掐揉手部的合谷穴和足部的太溪、太冲穴各50次，力度适中，以

有酸痛感为宜。

另外，也可以利用下面几个方法来治疗耳鸣。

震天鼓法：用双手按住两耳，两手食指分别在后脑的颈项弹击，耳内便会响起如击鼓之声。每天如此弹击 10 分钟，可防治耳鸣和听力下降。

按摩外关穴法：外关穴位于手臂腕背距腕纹线约 5 ～ 6 厘米的尺骨间的凹陷处，与内关穴相对应。经常用拇指按摩外关穴可防治耳鸣、耳聋、听力下降。

牙　痛

牙痛是口腔科牙齿疾病最常见的症状之一。临床上常把牙痛分为实火牙痛和虚火牙痛，实火牙痛表现为疼痛甚剧，牙龈红肿，兼口臭、便秘等症状；虚火牙痛变现为牙痛隐隐，时作时止，齿龈松动，咀嚼无力。

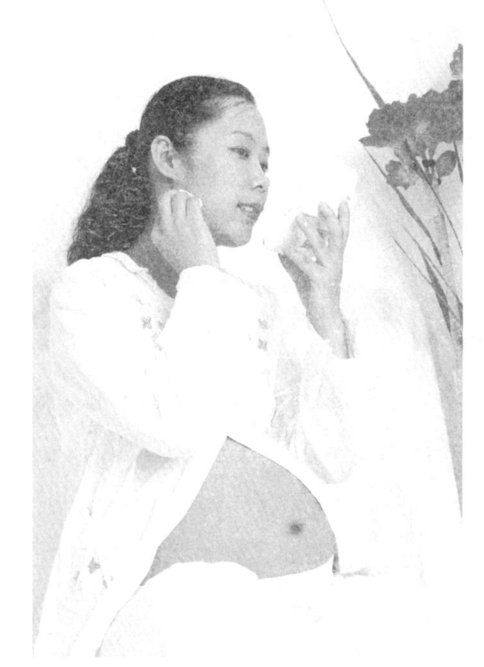

面部的颊车穴，下关穴，配合手部的合谷穴，都是治疗牙痛的常选穴。

颊车穴在面颊部，下颌角前上方约 1 横指，按之凹陷处。当咀嚼时咬肌隆起最高点。主要用于下牙痛。

下关穴在耳屏前，下颌骨髁状突前方，当颧弓与下颌切迹所形成的凹陷中。须闭口取穴。主要用于上牙痛。

合谷在手背，第 1、2 掌骨间，当第 2 掌骨桡侧的中点处。该穴是治疗面部各种病症的要穴。

采用以上穴位，每天按摩 3 ～ 4 次，牙痛症状即可缓解。

咽喉肿痛

咽喉肿痛是口咽部和喉咽部病变的一个主要病症。临床上分为实火和虚火两型。实火症者有干燥灼热感，吞咽不利可伴发热、头痛、腹胀、便秘；虚火症者见咽喉稍见红肿，疼痛较轻，伴口干舌燥，手足心热。

咽喉肿痛的特效穴位是少商穴。少商穴是手太阴肺经腧穴的末穴，别名称“鬼信穴”。肺经井穴，五行属木。少商在大拇指的指角，没办法像平常一样地按摩。我们要刺激这个穴位的话，可以找一根棉棒，或者将牙签倒过来，只要是圆钝头的东西都可以为我们所用。除了按摩之外，少商穴还有一个刺激方法，就是刺血疗法。少商是井穴，在这里放血，可以减轻咽喉的疼痛。

另外，咽喉肿痛还可以选择照海穴。照海穴是八脉交会穴，通阴蹻，在足内侧，内踝尖下方凹陷处。按压时，感到酸、麻、胀就可以。时间也不易太长，5～10分钟即可。为了增强清咽利喉的效果，还可以配合按压列缺穴、太溪穴和天突穴等，几个穴位相互交替，避免因按压过量而造成皮肤、软组织损伤。

慢性咽炎

慢性咽炎是咽部黏膜的一种慢性炎症，多因屡发急性咽炎治疗不彻底而转为慢性，其次是烟酒过度、嗜食刺激性食物、常接触污浊空气、鼻塞而需张口呼吸等，均可诱发本病。主要为咽部不适感，如灼热感、痒感、干燥感或异物感，咽部常有黏性分泌物，不易咳出，早晨刷牙常引起反射性恶心欲吐。中医称本病为“慢喉痹”或“虚火喉痹”，基本病机为肺肾阴虚，虚火上炎，灼伤咽喉。本病当以疏风散热、利咽止痛、养阴润肺、生津利咽为治。

慢性咽炎的刮痧疗法所选用的穴位：头部的翳风、人迎；颈背部的天突、大椎、大杼、风门；上肢部的合谷、曲池、尺泽、列缺、少商、少泽、鱼际；下肢

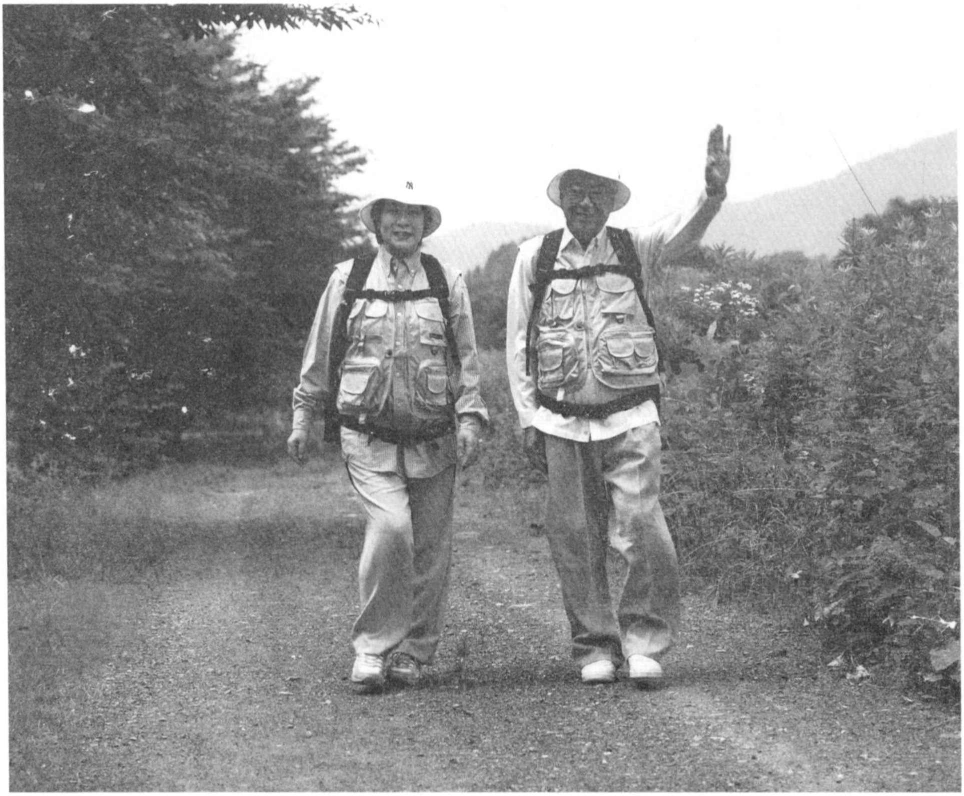

部的内庭。

操作方法：先刮拭大椎、大杼、风门、翳风、天突、人迎；手法由轻到重，以皮肤微出痧为度；然后刮拭合谷、曲池、尺泽、列缺、少商、少泽、鱼际；最后刮拭下肢的内庭，刮拭时间以皮肤见红痧为度。

慢性咽炎的八卦疗法所选用的穴位：颈部的天突、廉泉、扶突；背部的肺俞、肾俞；上肢部的尺泽、太渊、合谷；下肢部的三阴交、太溪、照海。

操作方法：先用三棱针点刺肺俞、肾俞、尺泽、太渊、合谷，然后行闪火法行拔罐使其吸附于上述穴位，留罐 10 ～ 15 分钟；取大小适当的拔罐，拔罐于天突、廉泉、扶突、三阴交、太溪、照海上，留罐 10 ～ 15 分钟。

第七章：皮肤科疾病的调理法

湿　疹

湿疹是一种由多种内外因素引起过敏反应的急性、亚急性皮肤病。其临床特征分别为：

急性湿疹为红斑、丘疹、水疱、脓疮、奇痒等，并在皮肤上呈弥漫性发布。慢性湿疹由急性湿疹演变而来，反复发作，长期不愈。

湿疹的特效穴位是治痒穴。指压此穴，对于治疗湿疹等骚痒类疾病很有疗效。取此穴道时应让患者采用正坐或仰卧的取穴姿势，治痒穴的具体找法：在手腕放下时，从肩膀凹洼，以垂直线而下，该线与乳头的水平线相交处。

止痒、祛除湿疹的穴道之一称为“治痒”，刺激此穴位，有止痒之效。一面缓缓吐气，一面按压 6 秒钟，反复做 10 次，即可止痒。

其次，以和前面相同的要领一面吐气一面按压叫做“太白”，即在脚拇趾下部，大骨外侧的穴位大约按 20 次。如此，因湿疹而引起的红色斑疹便会消失。

也可采用刮痧的疗法治疗，刮痧所选用的穴位：颈背部的大椎、肺俞、脾俞；上肢部的曲池、神门；下肢部的委中、阴陵泉。

操作方法：先刮拭颈部的大椎，然后刮拭背部的肺俞、脾俞，再刮拭前臂的曲池、神门，以皮肤出现潮红为度；在委中穴处放痧，最后刮拭下肢部的阴陵泉，用力要均匀、适中、由轻渐重。

痤　疮

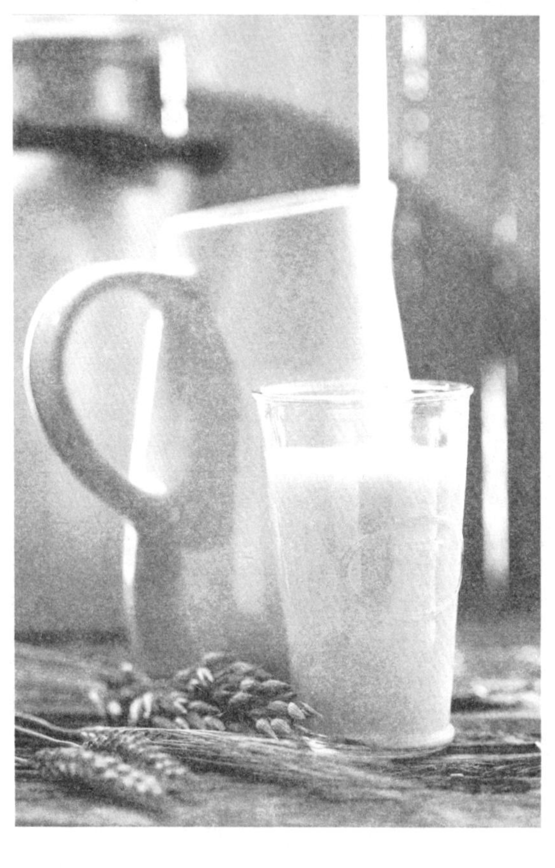

痤疮，俗称粉刺，是青春发育期的毛囊皮脂腺的慢性炎症性疾病。发育成熟后，性激素分泌增加，在雄激素及黄体酮影响下，皮脂腺增大，分泌大量而黏稠的皮脂，同时伴有毛囊口上皮增生及角化过度，致使排泄不畅而阻滞在毛囊及毛囊口内，形成粉刺。病变初期为散在性毛囊性丘疹，顶端有粉刺，若将粉刺挤出，可见其下扩大之毛囊口；如合并感染，则为炎性丘疹，发展为脓疮。

按摩治疗痤疮所选用的穴位：头面部的百会、神庭、攒竹、阳白、率谷、天柱、风池、桥弓、印堂、太阳、四神聪等穴。

操作方法：用双手拇指背节处交替推印堂至神庭30次；用双手拇指指腹分推攒竹，经阳白穴，至两侧太阳穴30次；用拇指指腹向下直推桥弓，先左后右，每侧10次；用拇指指腹按揉百会、风府、印堂、四神聪各50次；用双手大鱼际按揉太阳穴30次，按揉时的旋转方向均向前；以率谷为重点轻搓头侧面左右各30次；拿捏风池各10次，以局部有轻微的酸胀感为佳；用双手大鱼际从前额正中线抹向两侧，在太阳穴处按揉3～5次，再推向耳后，并顺势向下推至颈部。做3～5遍。

荨麻疹

荨麻疹是皮肤出现红赤色或白色的疹块，以突然发作，痒而不痛，时隐时现，消退不留任何痕迹为特征。其发病特点是：皮肤突然出现疹块，大小不一，此起彼消，瘙痒难忍。遇冷风、冷水或冷空气等刺激易发，得热则轻，疹块淡红或苍白。

治疗荨麻疹的首选穴位是曲池穴。曲池穴位于人体曲池穴位于肘横纹外侧端，屈肘，当尺泽穴与肱骨外上髁连线中点。取该穴道时患者应采用正坐，侧腕的取穴姿势，曲池穴位于肘部，寻找穴位时曲肘，横纹尽处，即肱骨外上髁内缘凹陷处。

治疗方法：曲池穴常规消毒后，用 1.5 寸毫针直刺本穴，得气后用捻转提插泻法，强刺激运针 1 ～ 2 分钟，留针 25 分钟，其间反复行针 2 ～ 3 次。临床上全身泛发者，以曲池为主穴，配合风池、合谷、血海诸穴；胃肠积热者加泻中脘、足三里；重症伴发热烦躁者加大椎、委中穴点刺放血；伴腹痛者配天枢穴。

拔罐疗法所选用的穴位：背部的膈俞；腹部的神阙；上肢部的合谷、曲池；下肢部的三阴交。

操作方法：用梅花针针刺膈俞、合谷、曲池、三阴交，然后留针拔罐，留罐 10 ～ 15 分钟；急性发作时，取大小适当的火罐，将酒精棉球点燃，迅速投入罐内，随即取出，乘势将罐扣在脐部神阙穴，待 3 ～ 5 分钟后将火罐取下，再进行第 2 次，连续拔 3 罐。

黄褐斑

黄褐斑主要发生在面部，以颧部、颊部、鼻、前额、颏部，为褐色或棕黑色斑，或深或浅，大小不定，小者如钱币或蝴蝶状，大者满布颜面好似地图，常无

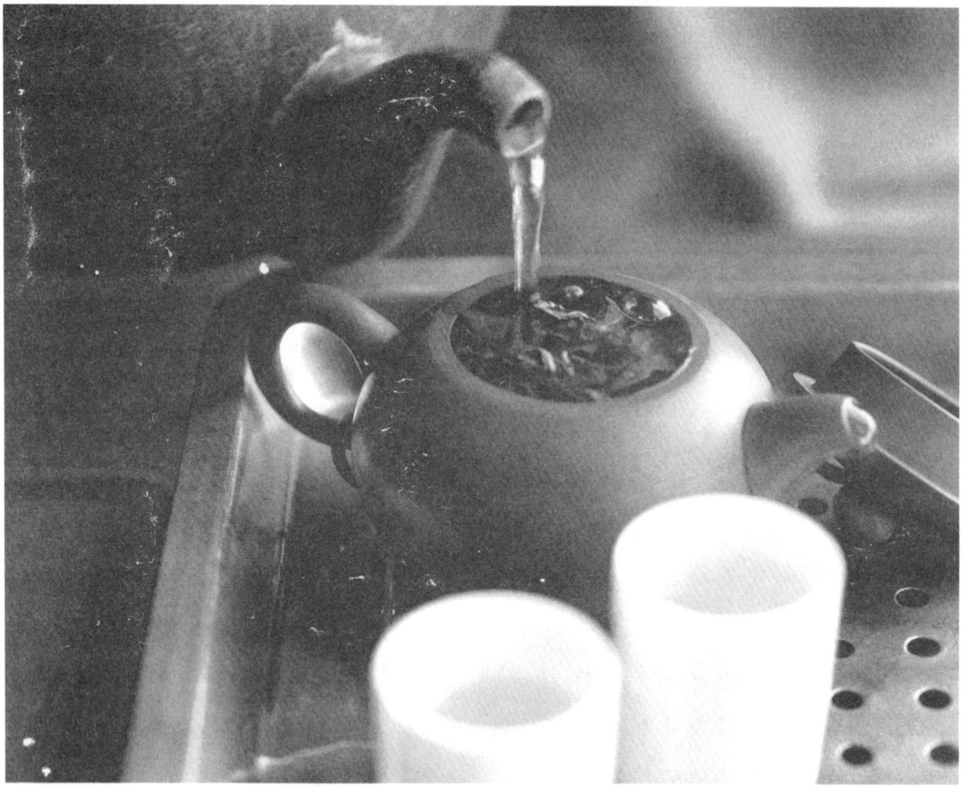

自觉症状。中医俗称“蝴蝶斑”，“肝斑”或者“妊娠斑”。

黄褐斑的治疗方法主要采用艾灸。艾灸所选用的穴位有：神阙和足三里。

操作方法：用鲜姜切片，直径 2 ～ 3 厘米，厚约 0.2 ～ 0.3 厘米，中间刺孔，吸去姜汁，再将其置于灸头处，放在神厥穴及双侧足三里穴附近，灸后皮肤温热。

按摩去除黄褐斑所选用的穴位有：头部的神庭、攒竹、阳白、四白、睛明、丝竹空、承浆、百会、风府、迎香、风池、颊车、印堂、太阳、百劳等穴。

操作方法：用双手拇指背节处交替推印堂至神庭 30 次；用双手拇指指腹肚分推攒竹，经阳白穴，至两侧太阳穴 30 次；用拇指指腹肚按揉百会、风府、迎香、四白、睛明、丝竹空、承浆、印堂、百劳各 100 次；用双手大鱼际按揉太阳穴 30 次，按揉时的旋转方向均向前；拿捏风池 20 次，以局部有轻微的酸胀感为佳；由前向后用五指拿头顶，至后头部改为三指拿，顺势从上向下拿捏项肌3～5次；用双手大鱼际从前额正中线抹向两侧，在太阳穴处按揉3～5次；用拇指指腹分推人中穴至两侧颊车穴10～20次；用双手拇指、食指指腹捏住面颊部的皮肤，轻轻做上提的手法30～50次。捏住的面积要大，上提的力量不要太大，有微痛感即可。

雀　　斑

雀斑是常见的一种皮肤病，其病因一方面与遗传有关，一方面与日光照射有关。日光照射使皮肤上的黑色素增多，形成一个一个芝麻大或米粒大的褐色小斑点，就是雀斑。主要分布于脸颊上部。斑点为圆形或卵圆形，数目多寡不一，长期存在，既不痒，也不痛，但影响美容。按摩半年或一年可使雀斑消除，容颜俏丽。如注意避免日晒，便不复发。

雀斑的首选穴位是血海。血海穴是人体穴位之一，位于膝盖上方。对其按摩或针灸不仅可治疗痛经、荨麻疹、产妇酸痛等症，女士午饭前按摩，还可帮助祛除面部雀斑。

血海穴是生血和活血化瘀的要穴，位置很好找，用掌心盖住膝盖骨（右掌按左膝，左掌按右膝），五指朝上，手掌自然张开，大拇指端下面便是此穴。

具体的做法是：每天坚持点揉两侧血海穴3分钟，力量不宜太大，能感到穴位处有酸胀感即可，要以轻柔为原则。此外，在生活中还要积极预防雀斑。

皮肤瘙痒

皮肤瘙痒症是指皮肤无原发性损害，只有瘙痒及因瘙痒而引起的继发性损害的一种皮肤病。可分全身性皮肤瘙痒症和局限性皮肤瘙痒症。前者周身皆可发

痒，部位不定，此起彼伏，常为阵发性。后者瘙痒仅局限于某一部位，常见于肛门、外阴、头部、腿部、掌部等。

皮肤瘙痒首选穴位为百虫窝穴。百虫窝在大腿内侧，髌底内侧端上 3 寸，即脾经血海穴上 1 寸，正坐屈膝或仰卧取之。按摩百虫窝穴，对防治皮肤瘙痒有较好的疗效。另外，百虫窝穴可针可灸，可埋线，亦可注射，可单独使用，亦可联合其它穴位使用，对治疗皮肤疾病如荨麻疹，皮肤瘙痒症，风湿痒疹，阴囊湿疹，下部生疮等有比较好的效果。

对于皮肤瘙痒有效的穴位还有：尺泽、涌泉和行间。人体尺泽穴位于肘横纹中，肱二头肌腱桡侧凹陷处；涌泉穴是人体足底穴位，位于足前部凹陷处第 2、3 趾趾缝纹头端与足跟连线的前三分之一处，为全身俞穴的最下部，乃是肾经的首穴；行间穴，在足背侧，当第一、二趾间，趾蹼缘的后方赤白肉际处。上述每个穴位每次可用拇指按揉 5 分钟，每天按揉 2 ～ 3 次。